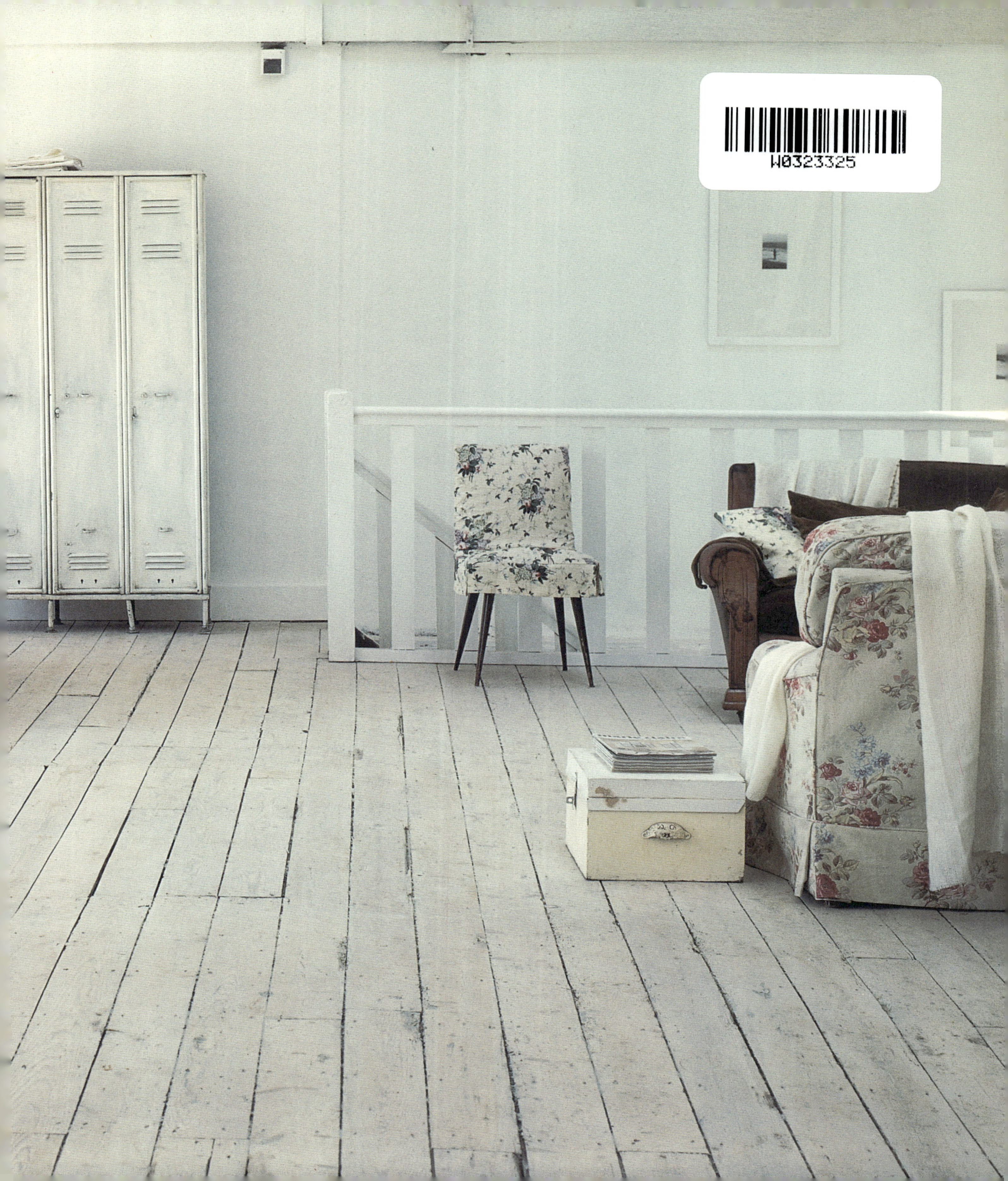

CALLWEY

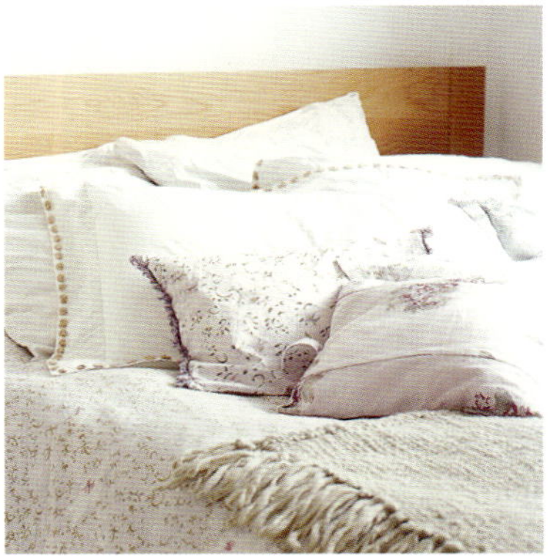

# Glücklich wohnen

Im Oktober 2005

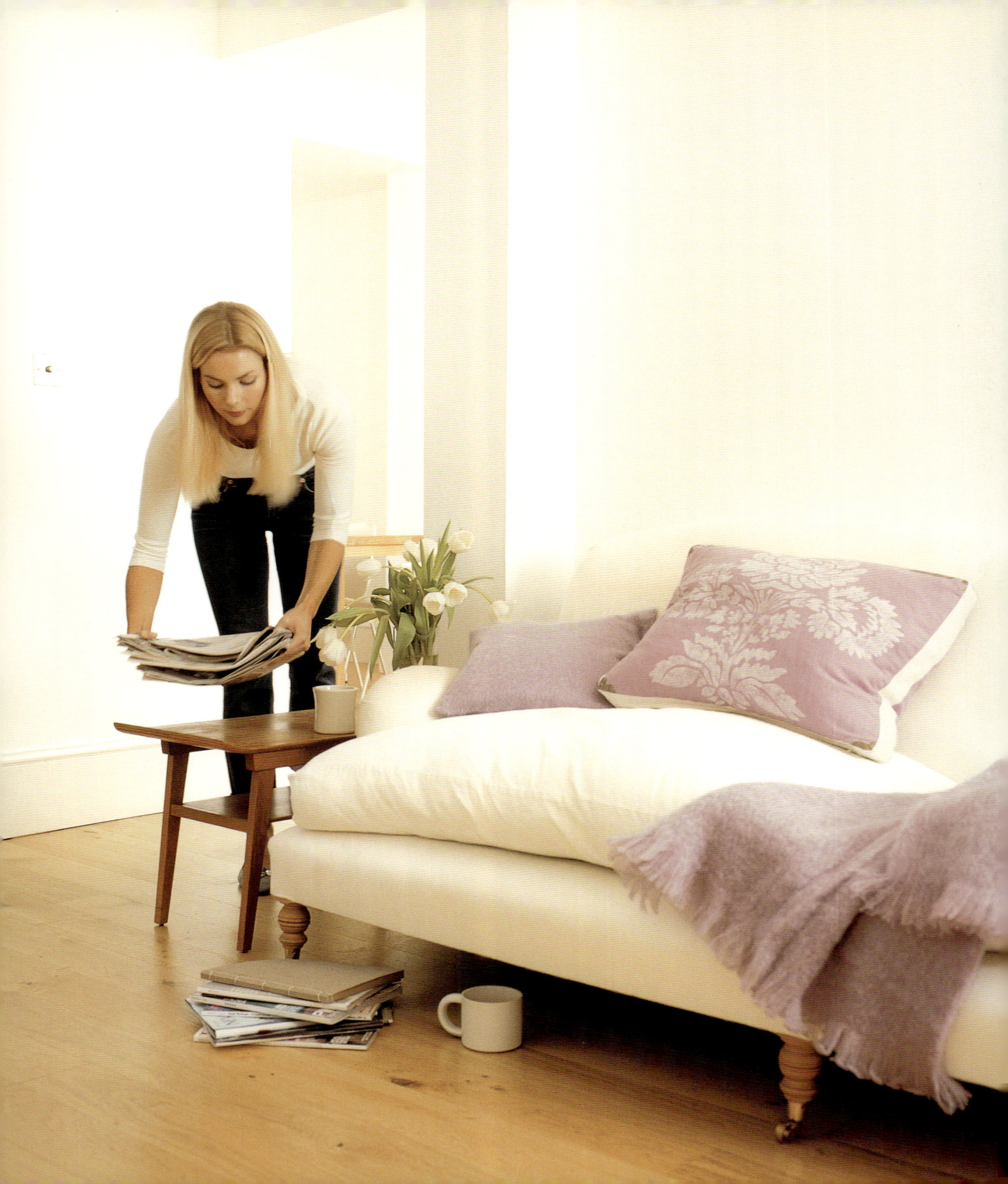

# Glücklich wohnen

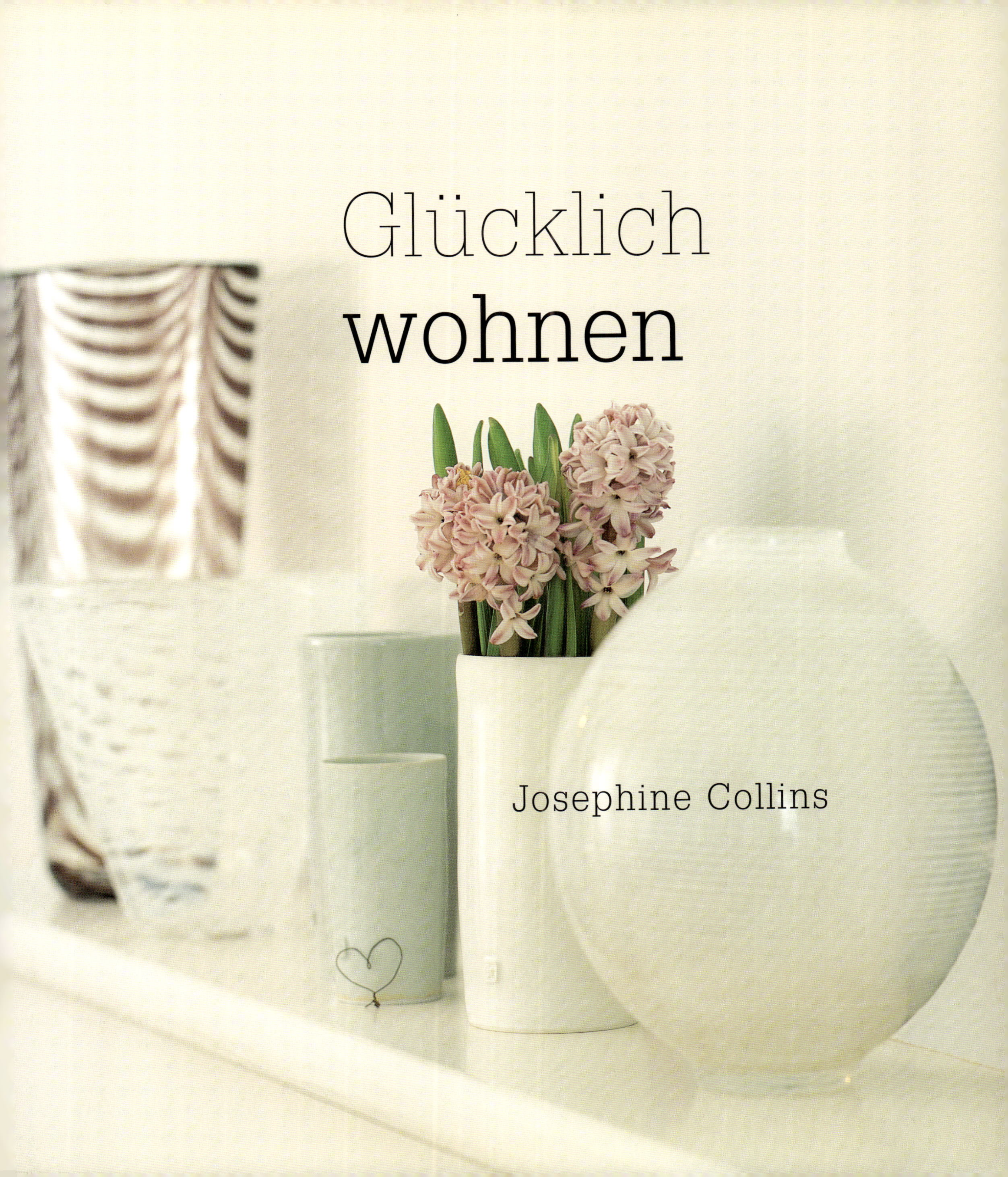

Josephine Collins

Die Originalausgabe erschien 2005 unter dem Titel
Home Sanctuary bei Ryland, Peters & Small Ltd.
20-21 Jockey's Fields, London WC1R 4BW


Verlag Georg D. W. Callwey GmbH & Co. KG,
Streitfeldstraße 35, 81673 München
www.callwey.de
E-Mail: buch@callwey.de

Die Deutsche Bibliothek verzeichnet diese Publikation in der Deutschen Nationalbibliografie; detaillierte bibliografische Daten sind im Internet über http://dnb.ddb.de abrufbar.

ISBN 3-7667-1642-5



Art Director: Gabriella Le Grazie
Layout: Sarah Fraser
Redaktion: Miriam Hyslop

Umschlaggestaltung: XDesign, München
Fotos Cover und Umschlagrückseite:
Jan Baldwin
Übersetzung aus dem Englischen:
Wiebke Krabbe
Redaktion und Satz der deutschen Ausgabe:
Delius Producing München

Printed and bound in China

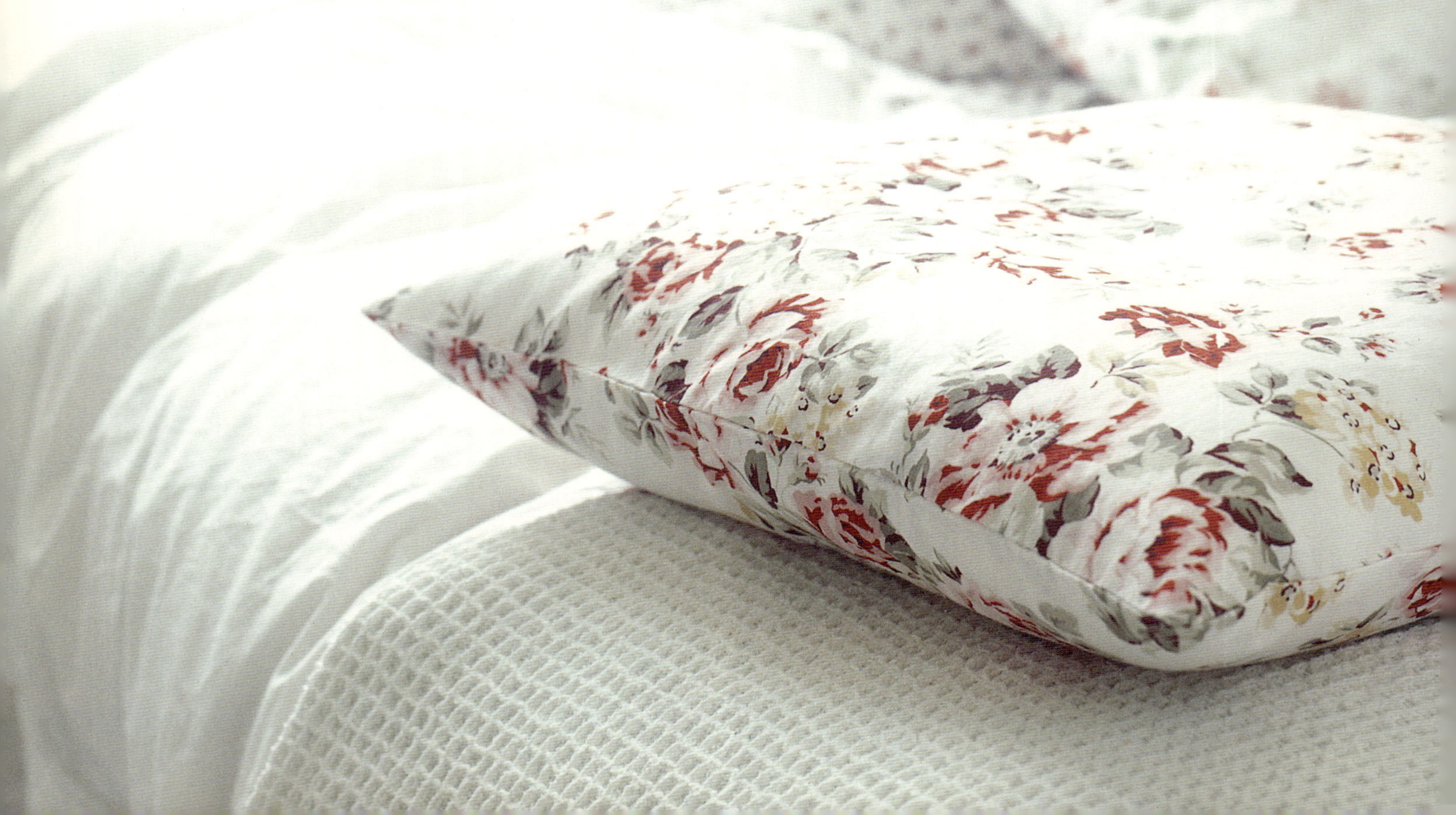

# Inhalt

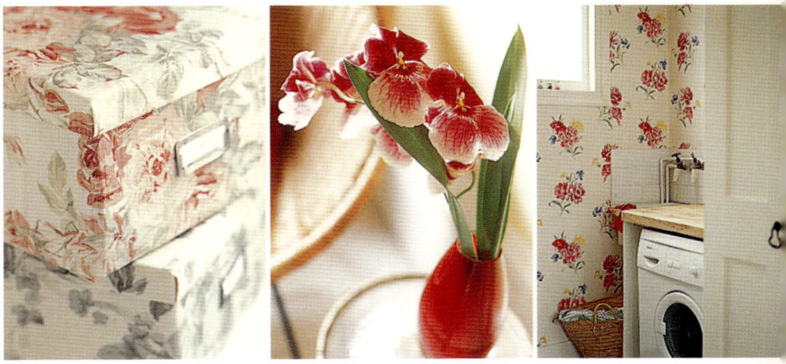

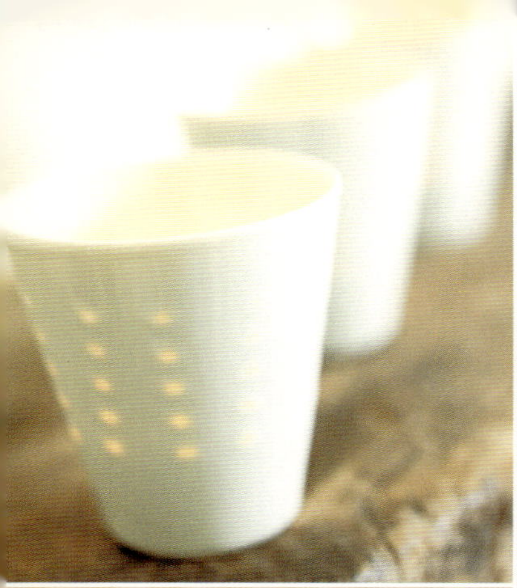
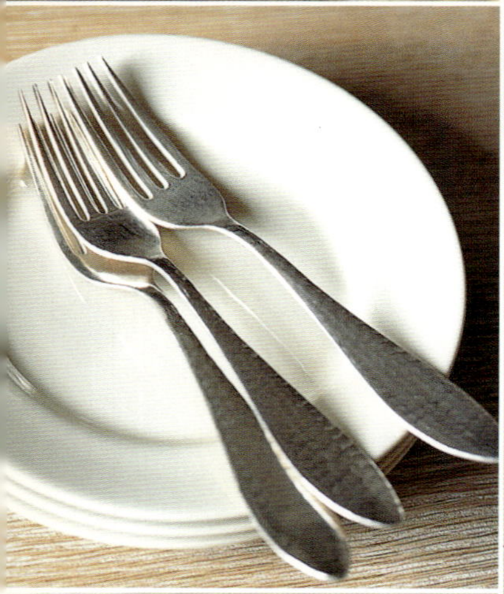
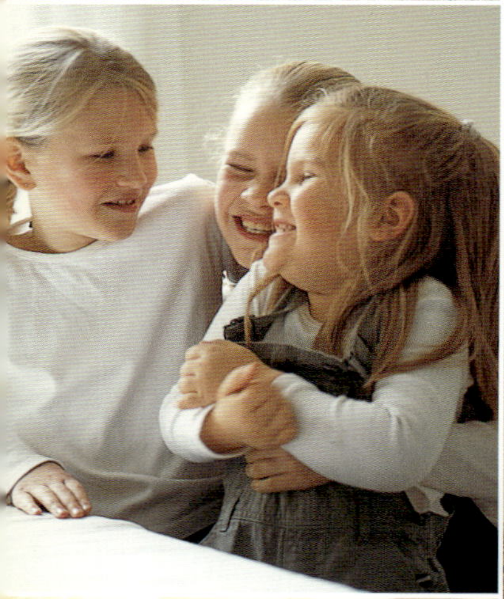

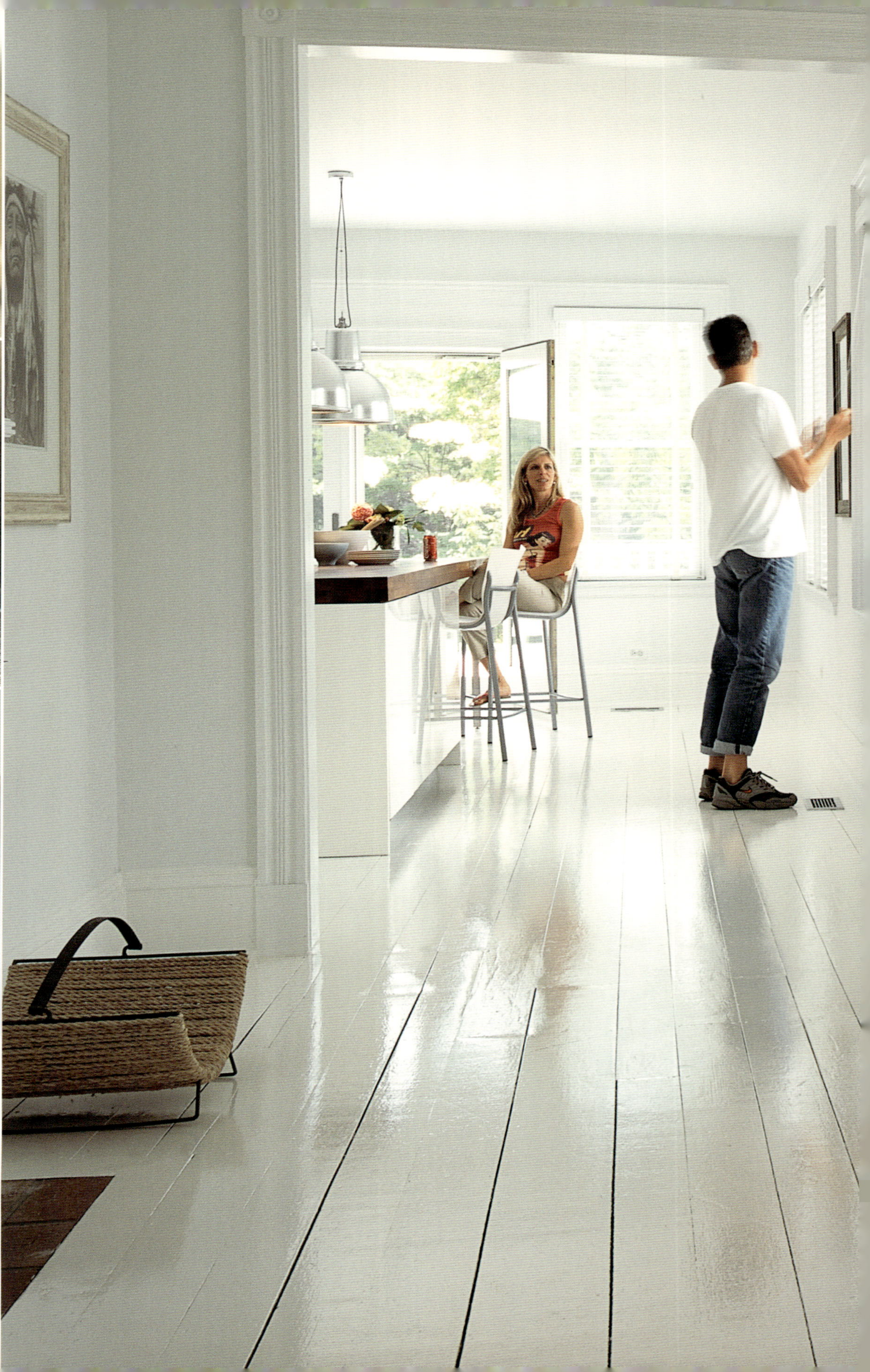

# Ich und mein Zuhause

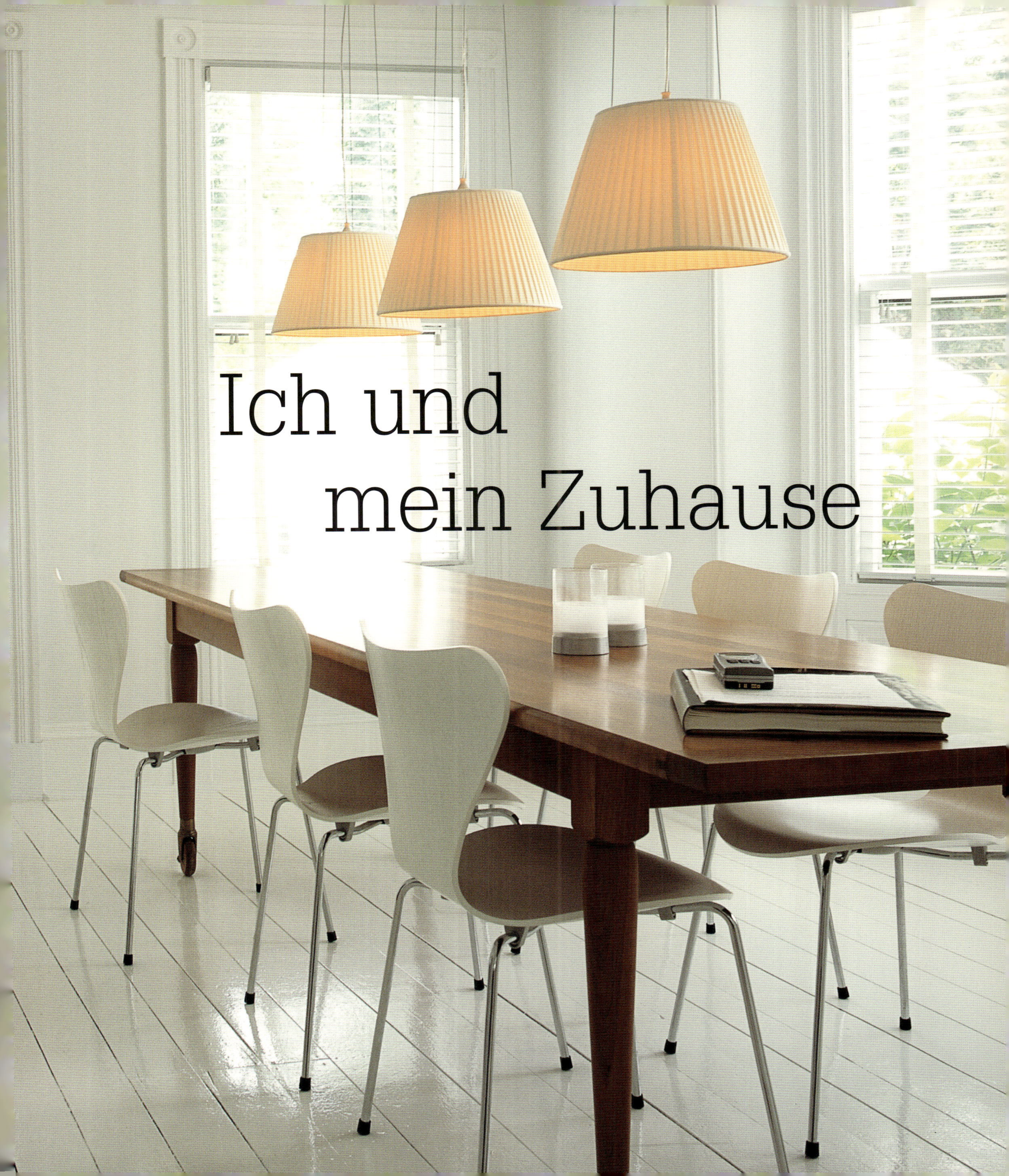

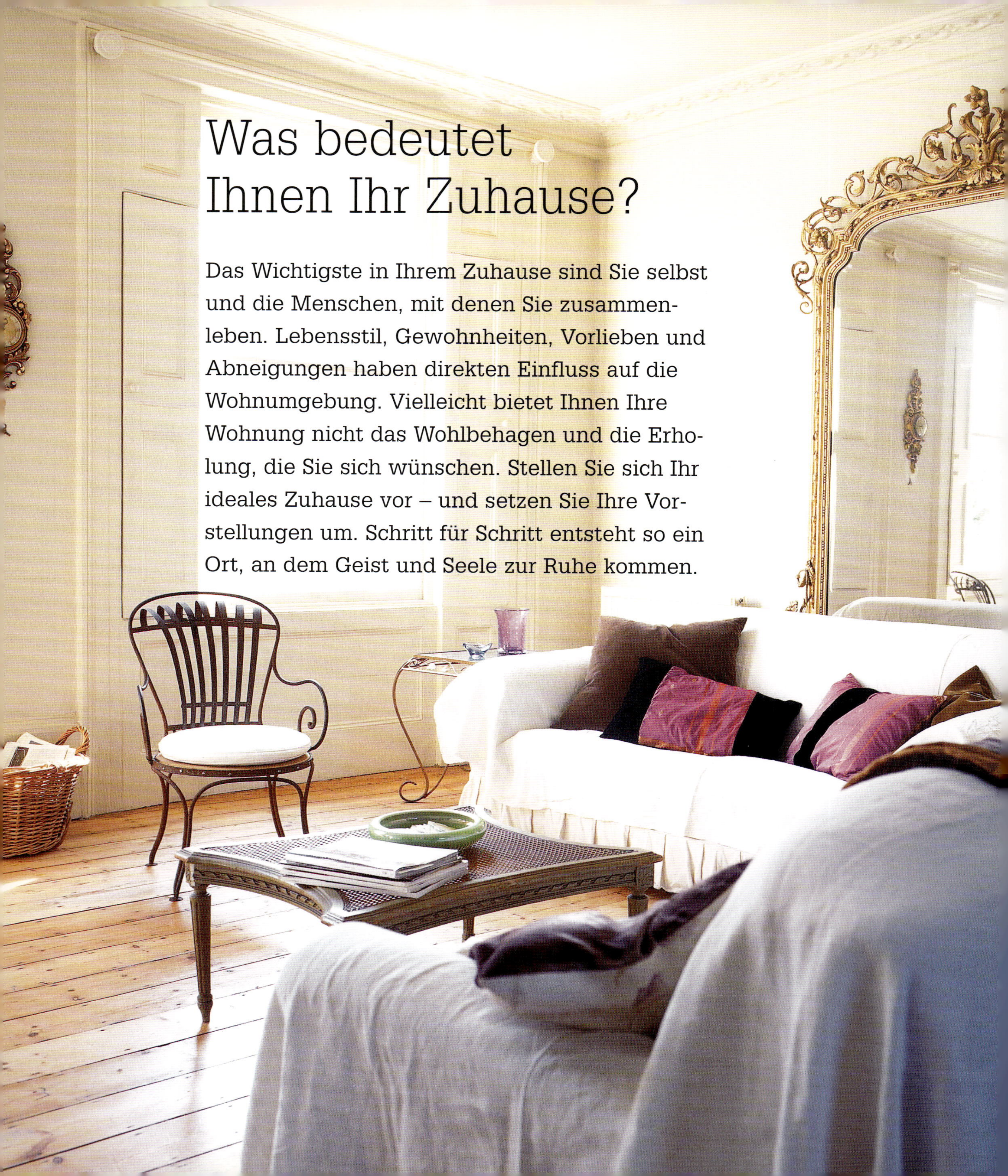

# Was bedeutet Ihnen Ihr Zuhause?

Das Wichtigste in Ihrem Zuhause sind Sie selbst und die Menschen, mit denen Sie zusammenleben. Lebensstil, Gewohnheiten, Vorlieben und Abneigungen haben direkten Einfluss auf die Wohnumgebung. Vielleicht bietet Ihnen Ihre Wohnung nicht das Wohlbehagen und die Erholung, die Sie sich wünschen. Stellen Sie sich Ihr ideales Zuhause vor – und setzen Sie Ihre Vorstellungen um. Schritt für Schritt entsteht so ein Ort, an dem Geist und Seele zur Ruhe kommen.

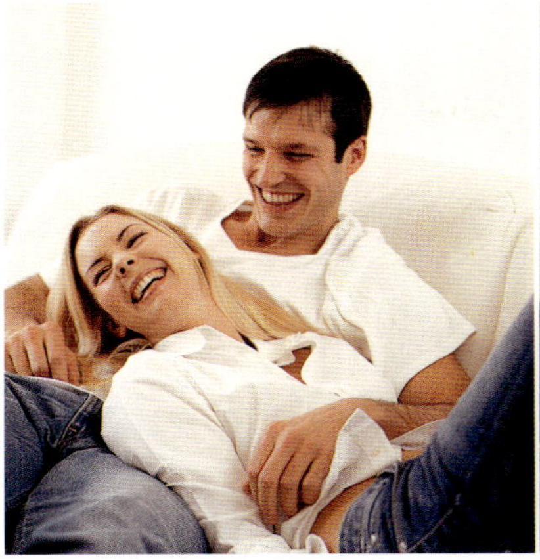
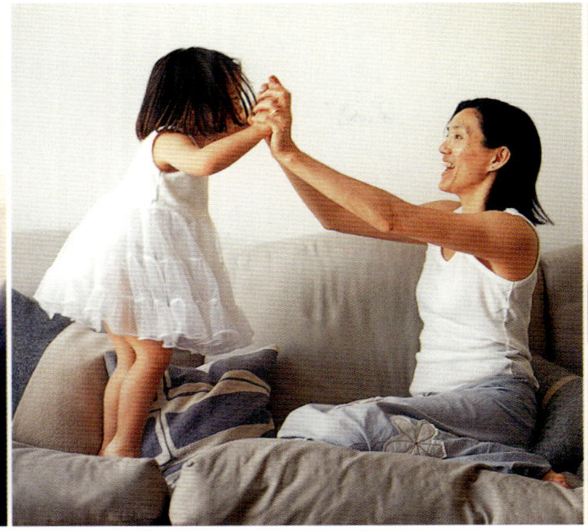
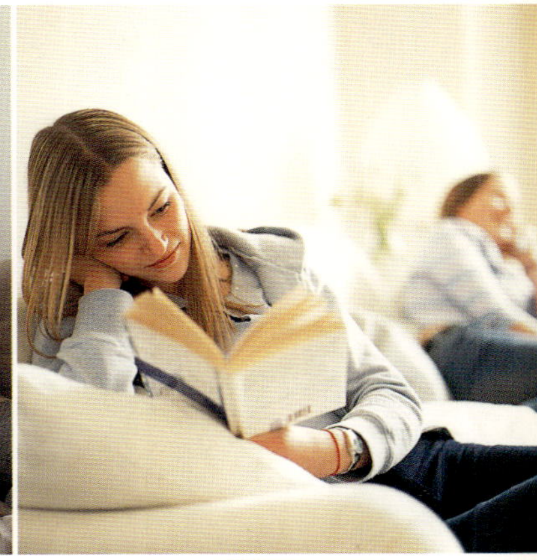

Zuhause – dieser Begriff rührt an Instinkte. Es ist das persönliche Revier, der einzige Ort, an dem die Bewohner ganz sie selbst sein dürfen. Wo sonst kann man seine Träume so frei ausdrücken und seinen Stimmungen Gestalt verleihen? Doch auch Besucher sollen sich bei uns wohl fühlen. Das Haus darf ihnen etwas über uns verraten und uns gleichzeitig im besten Licht zeigen.

Jeder wünscht sich wohl ein Zuhause als Ort, der Kraft gibt für die Anforderungen des Alltags. Hier schläft man, hier beginnt und endet jeder Tag – die eigenen vier Wände geben auch Schutz, Entspannung und Erholung. Das Zuhause ist der Stützpunkt, von dem aus wir der Außenwelt begegnen. Ideal ist es, wenn dieser Ort durch seine Atmosphäre auch dazu einlädt, sich ganz den eigenen Wünschen und Lieblingsbeschäftigungen zu widmen.

Ein Zuhause fühlt sich nicht „richtig“ an, wenn es eng ist oder starr wirkt. Es wird bewohnt, benutzt – und abgenutzt. Wenn sich Lebensumstände, Geschmack oder Bedürfnisse der Bewohner verändern, warum sollte die Wohnumgebung nicht damit Schritt halten? Stellen Sie sich Ihr Zuhause als lebendiges Wesen vor, das sich mit Ihnen entwickelt und verändert.

Feng Shui, die traditionelle chinesische Lehre vom Energiefluss in unseren Wohnungen, Häusern und Landschaften, kann Ihnen helfen, aus Ihrer Wohnumgebung einen Ort zu machen, der Ihren ureigenen Bedürfnissen hundertprozentig entspricht.

## Ideale Planungshilfe: Das Wohn-Tagebuch

Ein Wohn-Tagebuch ist eine gute Hilfe, um ein Gefühl für die Veränderungen der eigenen Bedürfnisse zu entwickeln und die Wohnumgebung darauf abzustimmen. Notieren Sie Ideen, sammeln Sie Muster von Farben, Stoffen oder Tapeten. Auch Preisvergleiche ebenso wie Ihre Gedanken zu einigen Anregungen in diesem Buch haben darin Platz. Aber natürlich ist das Wohn-Tagebuch keine Pflichtübung! Nur wenn es Spaß macht, hilft es Ihnen dabei, aus Ihrem Haus ein Zuhause zu machen.

# Häuser sprechen

Ein Gast, der zum ersten Mal Ihr Haus betritt, gewinnt sofort einen Eindruck von Ihnen und Ihrem Lebensstil. Ambiente, Einrichtung und Dekoration haben viel damit zu tun, aber auch praktische Aspekte wie Ordnung oder die Beleuchtung.

Schon die Fassade eines Hauses vermittelt eine Vorstellung von den Menschen, die dahinter leben. Treten Sie einmal vor die Tür und schauen Sie genau hin. Zeugt das Haus von liebevoller Pflege? Wie sind Ihre Eindrücke beim Öffnen der Haustür? Riecht es angenehm? Wirkt der Eingang einladend? Wenn Sie ein Besucher wären, was für Menschen würden Sie in diesem Haus vermuten? Und wie passt diese Vermutung zu dem Bild, das Sie von sich selbst haben?

Sehen Sie sich genauer um und achten Sie darauf, was Ihr Haus über Sie verrät. Es kann viel erzählen von der Person, die Sie wirklich sind – womöglich sagt es aber auch etwas über Sie aus, das Ihnen gar nicht entspricht. Versuchen Sie, Ihre Wohnung mit anderen Augen zu sehen und die Atmosphäre aufzunehmen. So stellen Sie schnell fest, ob Sie Ihre Persönlichkeit in Ihren vier Wänden auch zum Ausdruck bringen und wo vielleicht Veränderungen nötig sind. Eine allzu ordentliche Wohnung zum Beispiel kann steif und steril wirken, zu viel Unordnung dagegen verursacht schlichtweg Stress.

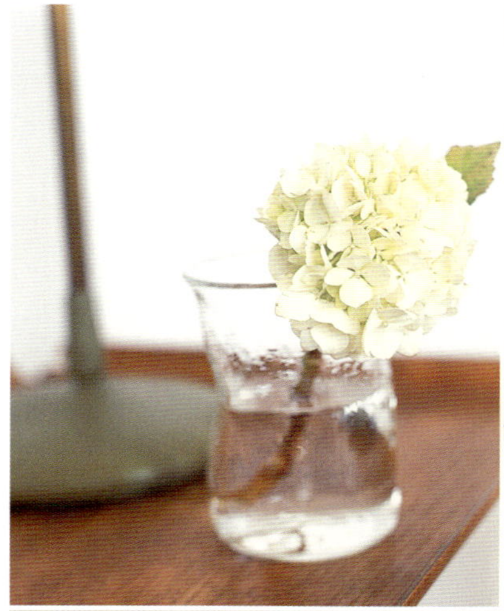

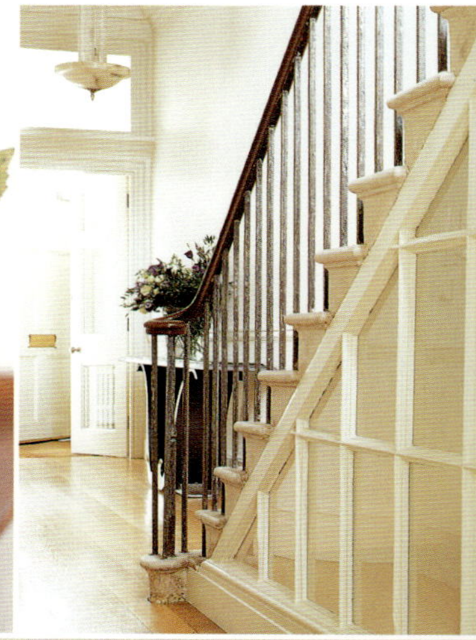

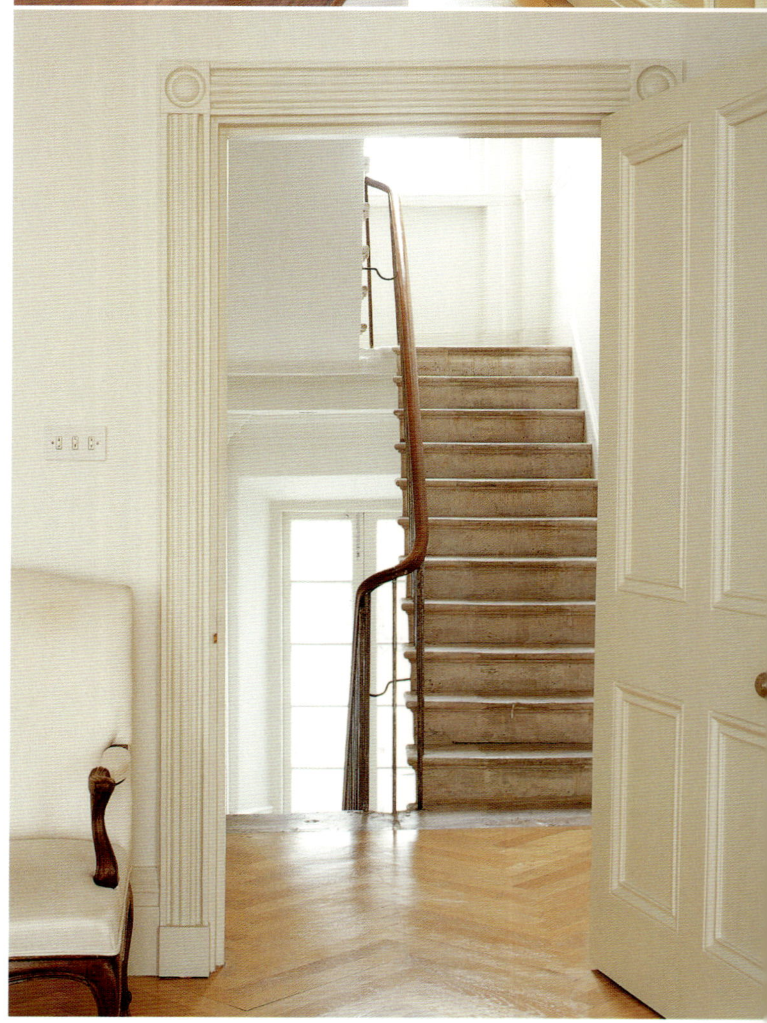

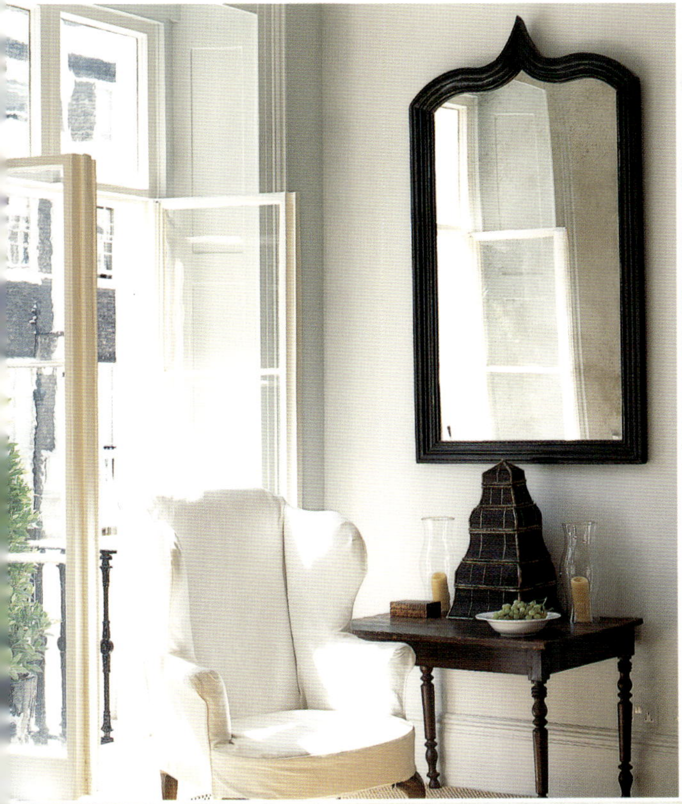

Auch Möbel und Dekoration tragen viel zur Atmosphäre bei. Die Art der Sitzmöbel etwa hat ihre ganz eigene Sprache: bequem und lässig oder eher schick und edel. Auch mit dem Material der Einrichtung machen Sie eine Aussage. Kiefernholz etwa lässt an Geselligkeit in behaglichen Wohnküchen denken. Dunkle Edelhölzer dagegen strahlen Würde und Traditionsbewusstsein aus. Ganz persönliche Akzente setzen Sie wiederum mit Antiquitäten – seien es nun geliebte Erbstücke oder sorgfältig gewählte Möbel einer bestimmten Epoche. Trendsetter entscheiden sich für Designermöbel, Gestalter geben ihrer Wohnung oft einen individuellen Charakter, indem sie selbst Hand anlegen.

Achten Sie auch auf die Farben von Wänden, Teppichen und Möbeln. Dunkle Farben können behaglich und verführerisch wirken, helle Farben sind frisch und zugleich beruhigend. Vielleicht haben Sie Weiß oder Creme gewählt, weil es unaufdringlich wirkt, aber die Farbe mag auch mehr nach praktischen als nach atmosphärischen Gesichtspunkten gewählt sein. Sie sehen: Jedes Detail verrät etwas über die Bewohner eines Hauses. Und darum ist es gut zu fragen, ob das Zuhause die Wahrheit über Sie sagt.

## Mein Wohn-Tagebuch

Stellen Sie sich und Ihrer Wohnung in einer ruhigen Stunde ein paar Fragen und notieren Sie sich die Antworten.

> Was für ein Mensch lebt hier? Welche positiven und negativen Eigenschaften hat er?

> Mag ich diesen Menschen? Seien sie ehrlich, aber nicht zu streng – Frust ist unproduktiv.

> Was bringt mich zu meiner Einschätzung? Dabei zählen auch Kleinigkeiten. So weisen viele Küchenutensilien auf jemanden hin, der gerne kocht, und Ihre Bücher und Bilder verraten Ihnen, ob Sie eher ein visuell oder inhaltlich denkender Mensch sind.

> Fühle ich mich wohl in diesem Haus? Überlegen Sie genau. Lautet die Antwort nein, ist Ursachenforschung angesagt.

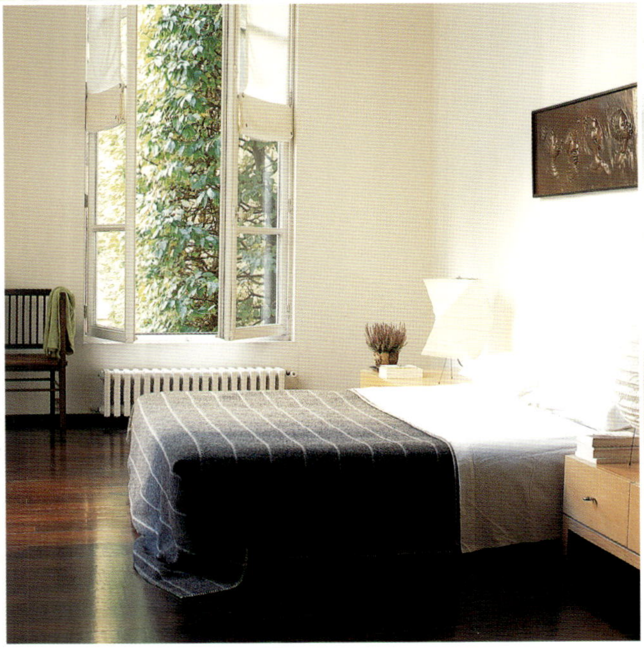

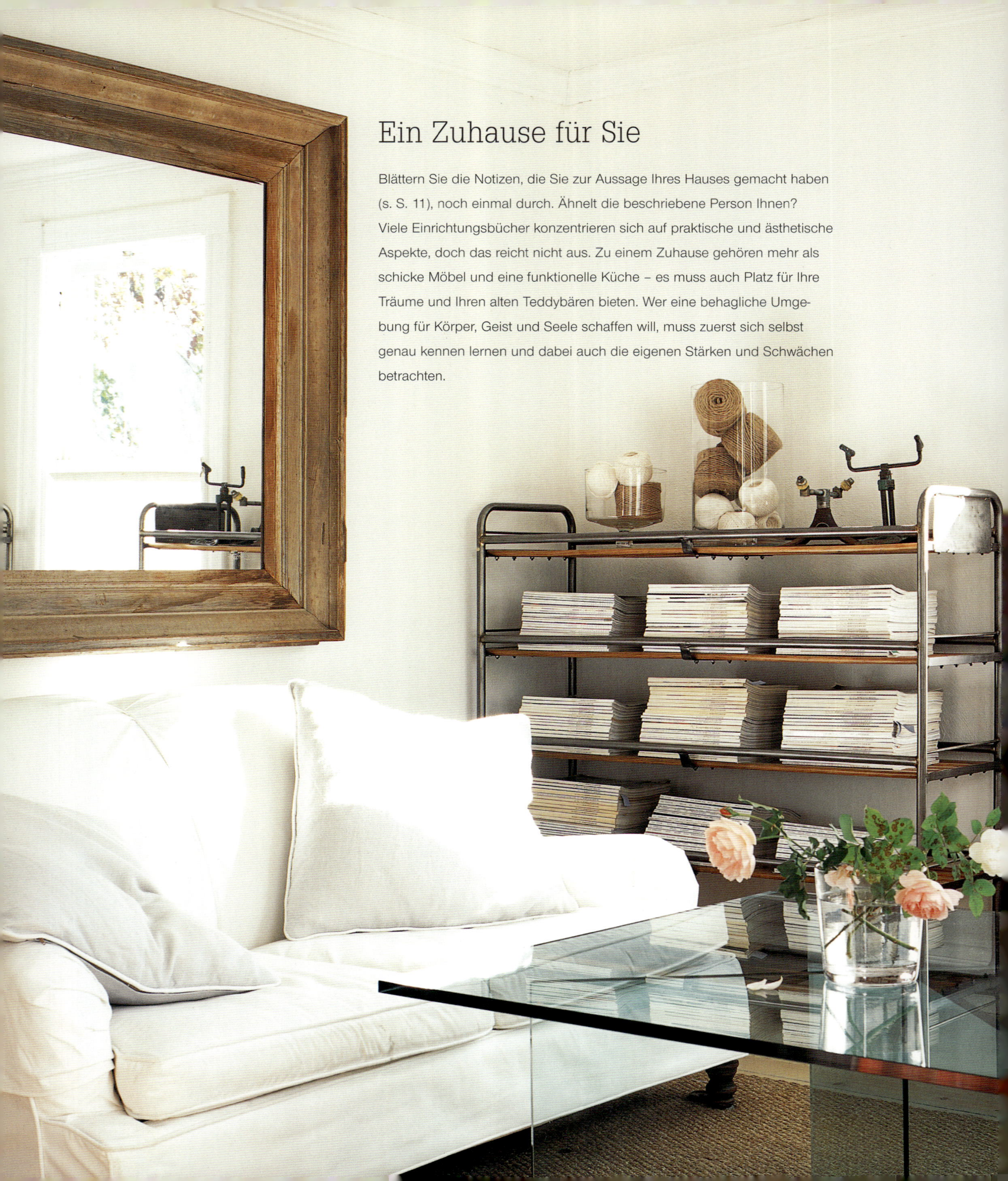

# Ein Zuhause für Sie

Blättern Sie die Notizen, die Sie zur Aussage Ihres Hauses gemacht haben (s. S. 11), noch einmal durch. Ähnelt die beschriebene Person Ihnen? Viele Einrichtungsbücher konzentrieren sich auf praktische und ästhetische Aspekte, doch das reicht nicht aus. Zu einem Zuhause gehören mehr als schicke Möbel und eine funktionelle Küche – es muss auch Platz für Ihre Träume und Ihren alten Teddybären bieten. Wer eine behagliche Umgebung für Körper, Geist und Seele schaffen will, muss zuerst sich selbst genau kennen lernen und dabei auch die eigenen Stärken und Schwächen betrachten.

**Ordnung** Für viele Menschen ist ein ordentlicher Haushalt der erste Schritt zu einem glücklichen Leben. In der idealen Wohnung funktioniert der Alltag reibungslos – wirklich ausgewogen ist ein Zuhause aber nur, wenn es auch einen Ort gibt, der nach den ganz persönlichen Wünschen gestaltet ist.

**Hausarbeit** Den einen verhagelt schon der Anblick eines Handfegers die Laune, für andere ist Bügeln eine Form von Meditation. Erlauben Sie sich ruhig, auf solche Vorlieben oder Abneigungen Rücksicht zu nehmen, wenn Sie die Hausarbeit neu organisieren. Sind die Aufgaben in der Familie oder Wohngemeinschaft gerecht verteilt, kommen alle am besten damit klar.

**Besitz** Eine unübersichtliche Anhäufung von Habseligkeiten kann beengend wirken. Viele unserer Anschaffungen entpuppen sich als Ersatzhandlungen, denn den Wunsch nach mehr Platz zum Leben – im wörtlichen und im übertragenen Sinn – können sie nur selten befriedigen.

**Gewohnheiten** Wenn Sie gerne Freunde zum Essen einladen, brauchen Sie möglichst viel Platz in der Küche und einen großen Tisch. Verbringen Sie öfters Stunden im Bad? Dann versuchen Sie, sich dieses Refugium entsprechend einzurichten. Überlegen Sie, ob Ihre Wohnung den Gewohnheiten ihrer Bewohner entspricht und auch, welche Ihrer täglichen Routinen sinnvoll sind und welche Sie ändern möchten.

**Selbstverwirklichung** Wer sein Wesen nicht zum Ausdruck bringt, setzt sich selbst unnötig unter Druck. Zuhause darf man schließlich einfach so sein, wie man ist. Jeder Mensch braucht Platz zur persönlichen Entfaltung, sei es durch kreatives Kochen oder akribisches Beschriften von Regalen, Tanzen im Wohnzimmer oder Yoga im Bad. Ein Anfang ist gemacht, wenn Sie sich darüber im Klaren sind, wo und wann Sie sich wirklich entspannen können.

## Mein Wohn-Tagebuch

Wo können Sie ansetzen, um Ihren Haushalt optimal zu organisieren und dabei auch noch sich selbst gerecht zu werden? Mit einer kurzen Checkliste bekommen Sie schnell ein Gefühl dafür:

> Notieren Sie zehn Dinge, die Sie an sich schätzen.

> Welche drei Dinge würden Sie gerne ändern?

> Schreiben Sie zehn Dinge auf, die Sie gern tun.

> Und welche drei Pflichten gefallen Ihnen überhaupt nicht?

> Stellen Sie solche Listen auch für die anderen Haushaltsmitglieder zusammen.

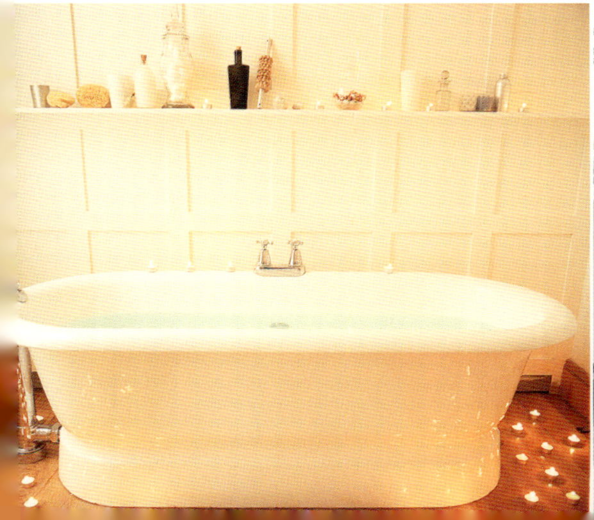

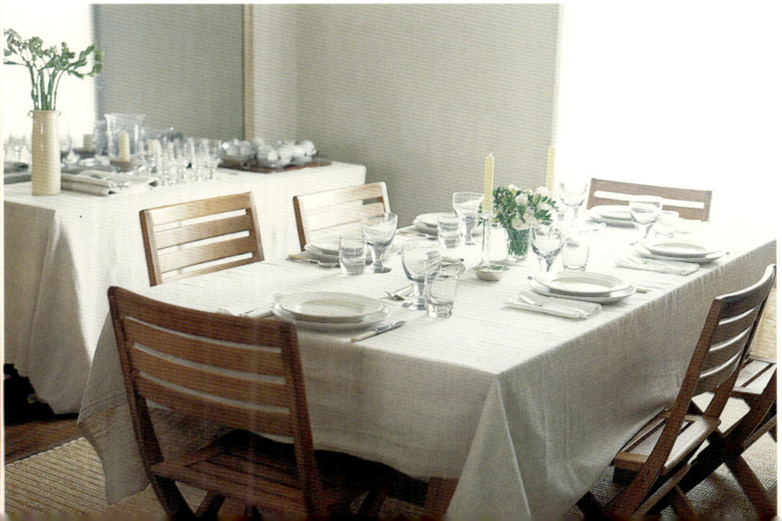

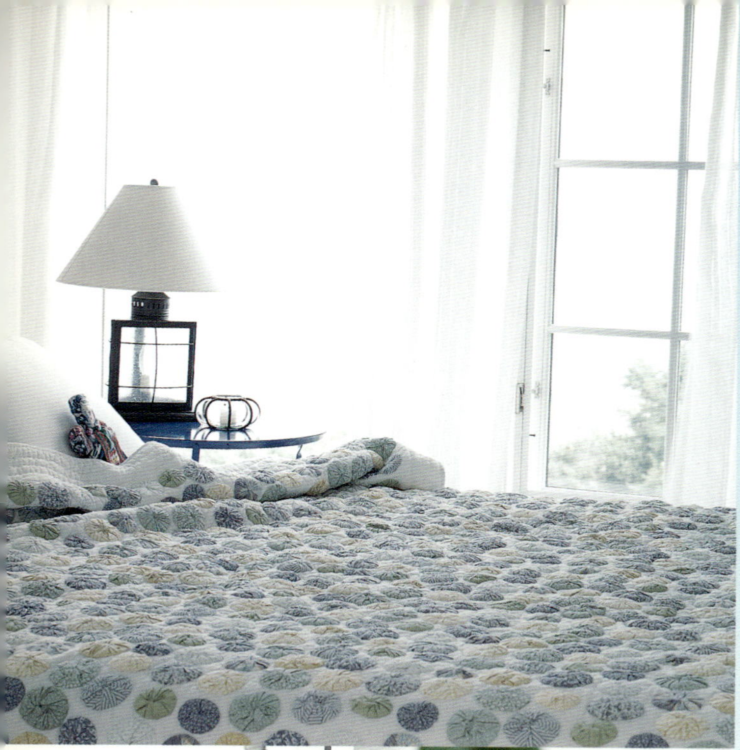

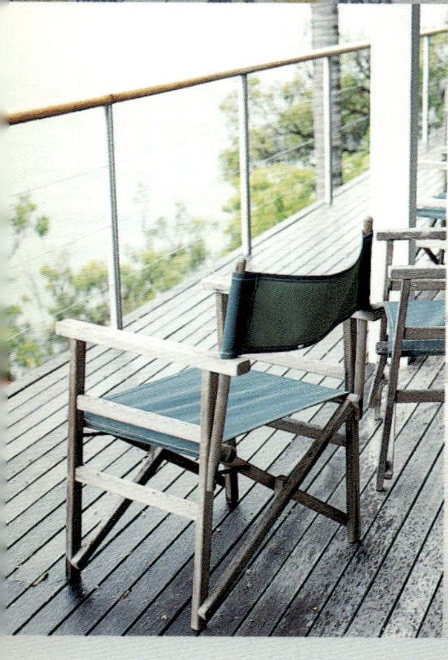

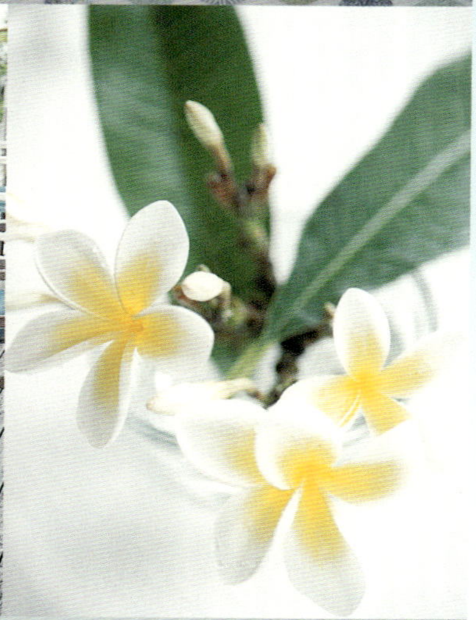

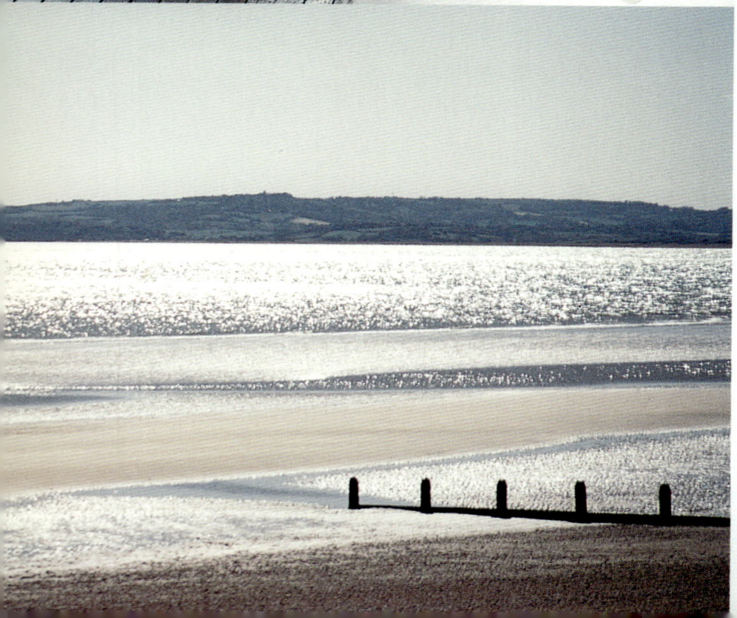

## Luftschlösser

Schließen Sie für einen Moment die Augen und lassen Sie Ihrer Phantasie freien Lauf: Malen Sie sich Ihr Traumhaus aus. Ist es ein Strandhaus in Malibu mit einem Whirlpool, in dem Sie den Sonnenuntergang genießen können? Dann leisten Sie sich im Traum noch ein edles Holzdeck und ein wertvolles Gemälde über dem Gästebett. Vielleicht wünschen Sie sich aber auch eine Blockhütte in Norwegen mit Bärenfellen vor dem lodernden Kamin und passender Musik. Schwelgen Sie in Ihrer Vorstellung – in der Phantasie spielen Kosten oder Klima keine Rolle.

In Ihrem Wohn-Tagebuch können alle Ihre Ideen Gestalt annehmen, vielleicht zeichnen Sie sogar einen Grundriss und die Fassade Ihres Traumhauses. Und dann kehren Sie zurück in die Wirklichkeit. Lesen Sie, was Sie geschrieben haben, und markieren Sie, welche Aspekte Ihres Traumhauses Ihnen besonders wichtig sind. Der Kamin? Die Aussicht? Lautsprecher im ganzen Haus? Überlegen Sie, ob und wie Sie sich Ihre Wünsche erfüllen können oder welche Veränderungen in Ihrer Wohnung für ähnliche Glücksgefühle sorgen könnten.

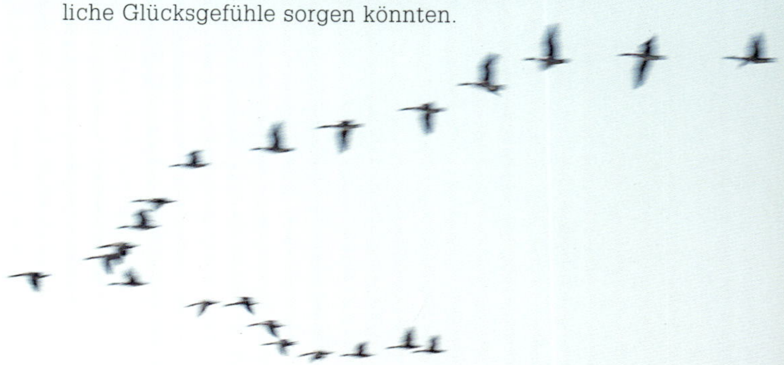

# Maßgeschneidert

Ein großes Budget kann schön sein, ein Stapel trendiger Zeitschriften anregend. Für ein maßgeschneidertes Zuhause ist aber vor allem Phantasie gefragt. Mit dem richtigen Gespür für die eigenen Bedürfnisse ist es leichter, die Wohnung individuell zu gestalten. Das Ergebnis ist oft erstaunlich, denn viele Wünsche sind längst nicht so extravagant und teuer, wie man zuerst denkt. Meistens stehen wir uns bei ihrer Verwirklichung nur selbst im Weg.

*Gemütlich, praktisch, schön, trendy, originell, geräumig, ruhig, gesellig, sicher, entspannend, naturverbunden.* Wenn Sie daran denken, wie Sie Ihr Zuhause gestalten möchten, in welcher Reihenfolge erscheinen dann diese Begriffe? Die ersten drei Worte auf Ihrer persönlichen Liste geben bei der Veränderung Ihrer Wohnung wahrscheinlich den Ton an. Aber was zählt außerdem für Sie? Mit den folgenden Fragen fällt es Ihnen sicherlich leichter, Schwerpunkte zu setzen und Ihre Bedürfnisse zu formulieren. Notieren Sie sich die Antworten in Ihrem Wohn-Tagebuch.

- Welches Gefühl möchte ich haben, wenn ich nach Hause komme?
- Wie sollen sich meine Gäste beim Eintreten fühlen?
- Habe ich gerne Besuch?
- Welche Rolle spielt Ordnung für mich?
- Möchte ich meine Ideen kreativ umsetzen?
- Wie trendbewusst bin ich?
- Welche Materialien bevorzuge ich?
- Muss die Wohnung kinderfreundlich sein?
- Möchte ich Pflanzen in meiner Wohnung haben?
- Wie viel Privatsphäre brauche ich?
- Wodurch wird der Energiefluss in meiner Wohnung gehemmt?
- Brauche ich einen stillen Platz zum Meditieren/Entspannen/Lernen?
- Wie würde ich mein Haus mit fünf Worten beschreiben?

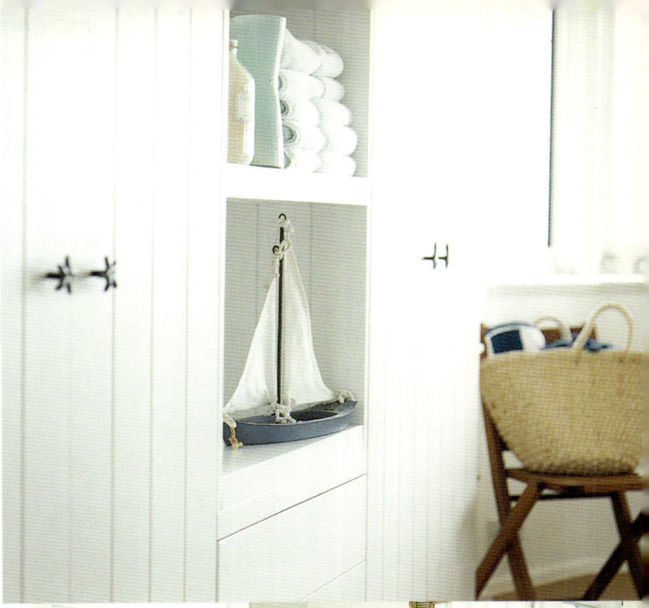

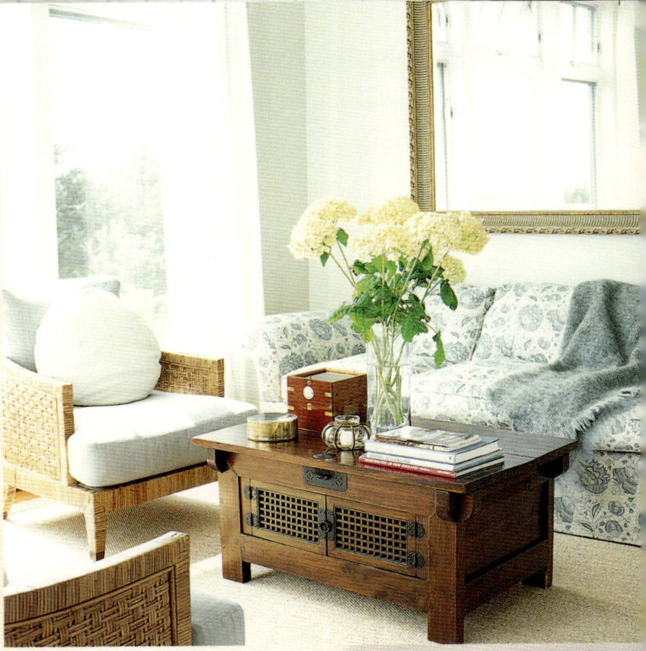

# Schritt für Schritt

Sie haben sich jede Menge Gedanken über sich selbst und über Ihre Wohnung gemacht. Sie haben Ihre Idealvorstellungen formuliert. Jetzt ist es Zeit für konkrete Schritte, um Ihren Träumen und Wünschen ein Stück näher zu kommen.

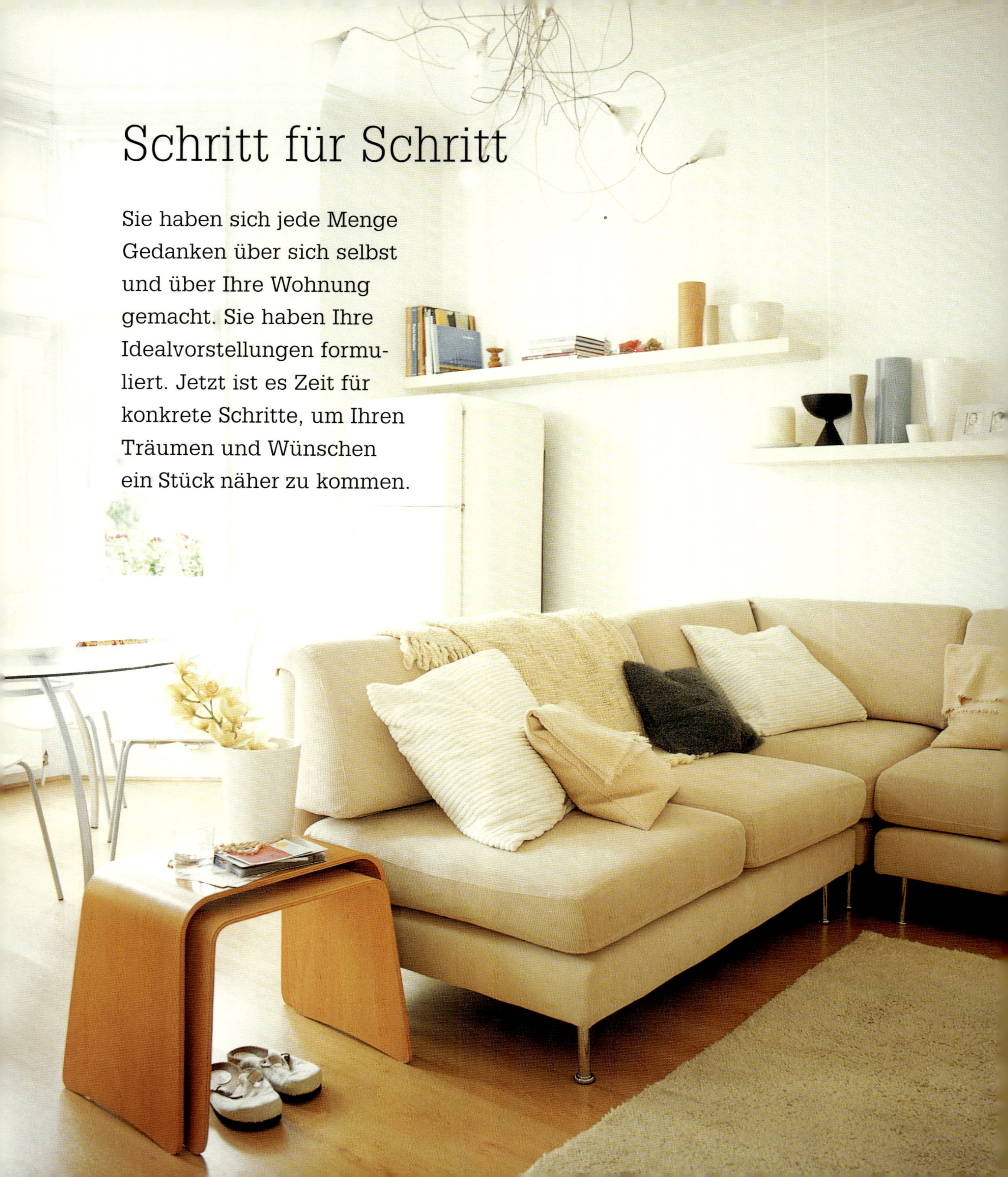

## Mein Wohn-Tagebuch

Ideal und Wirklichkeit – sie können näher beieinander liegen, als wir manchmal denken. Überprüfen Sie, wie nah Sie Ihrem Traum-Zuhause schon gekommen sind.

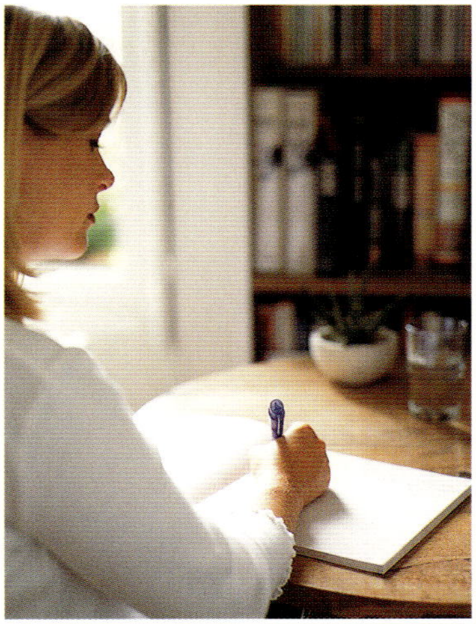

> In einer Liste mit zwei Spalten notieren Sie links alles, was Sie an Ihrer Wohnung mögen und nicht verändern wollen: etwa das Sofa, die Farben oder die Blumenbehälter auf der Terrasse. In der rechten Spalte listen Sie auf, was anders werden soll – vielleicht das Licht im Wohnzimmer oder die Raumaufteilung der Küche. Hierhin gehören auch Gewohnheiten, die Sie in Ihrem Haushalt ändern wollen.

> Finden Sie in der linken Spalte etwas wieder, das Sie schon über Ihre ideale Wohnung notiert hatten? Ist diese Seite der Liste sehr lang, sind Sie Ihrem Traum schon recht nahe. Ist sie kurz, haben Sie die Chance, von Grund auf neu zu gestalten.

> Ordnen Sie die Einträge in der rechten Spalte nach Wichtigkeit und Umsetzbarkeit. Konzentrieren Sie sich nur auf das, was im Moment machbar ist. Statt sich unter Druck zu setzen, versuchen Sie, das Ganze mit Gelassenheit anzugehen – und die Freude kommt von selbst.

> Lesen Sie noch einmal alle Notizen in Ihrem Wohn-Tagebuch durch und formulieren Sie jetzt Ihr Phantasie-Zuhause als ganz konkretes Ziel: Nehmen Sie alle Gegebenheiten der Wohnung, die Sie verändern wollen, als Grundlage für die Vorstellung von Ihrem idealen Zuhause – samt Grundriss und detaillierten Kommentaren. Sie werden sehen: Der lange Weg zur Wohnung nach Ihren Wünschen kann sich auf einige gut überschaubare Schritte verkürzen.

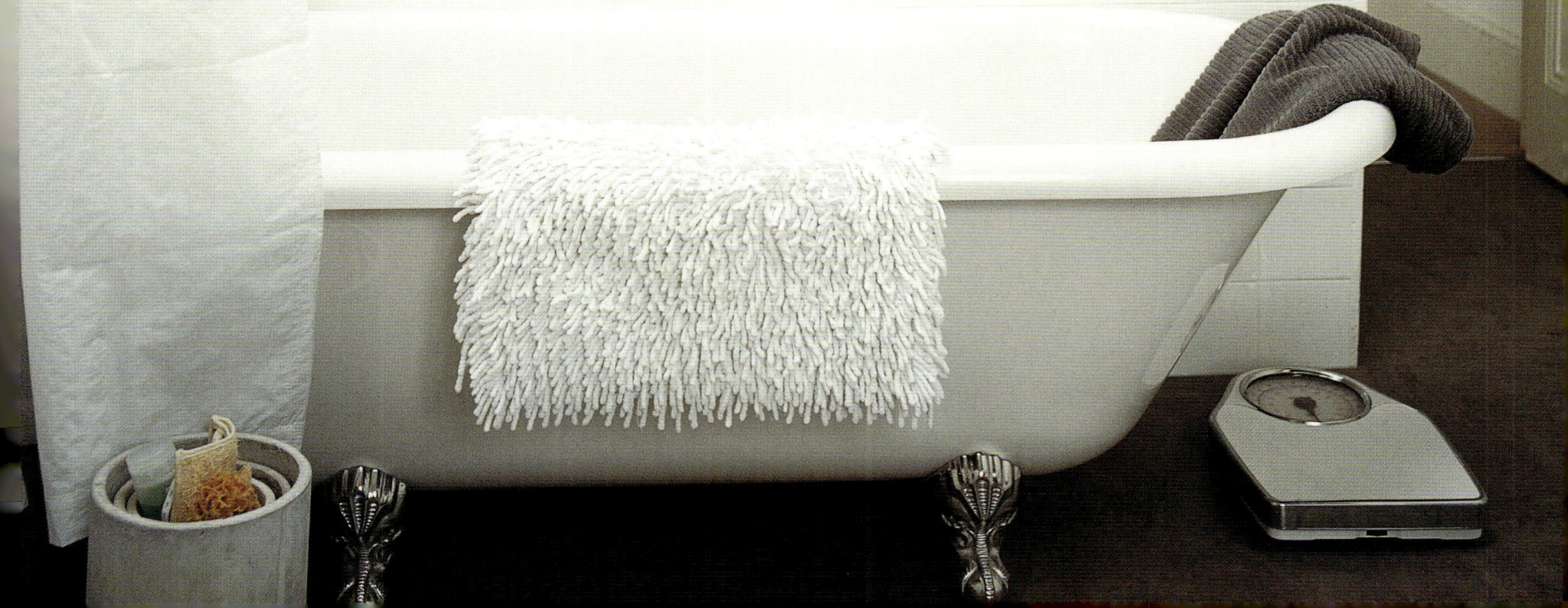

# Ideen sammeln

Damit Ihre Ideen Form annehmen, besorgen Sie sich einige Stücke Hartfaserplatte und jede Menge Stecknadeln. Auf diesen improvisierten Pinboards legen Sie Materialsammlungen an – das ist die optimale Methode, um sich ein Bild vom Zusammenwirken verschiedener Farben, Muster und Texturen zu machen.

Suchen Sie in Zeitschriften Fotos von Häusern, Räumen oder Gärten, die Ihnen gefallen. Experimentieren Sie mit neuen Kombinationen Ihrer Lieblingsfarben. In Möbelgeschäften, bei Raumausstattern und in Baumärkten bekommen Sie Muster von Stoffen, Farben und Tapeten. All dies findet Platz auf Ihrem Pinboard. Denken Sie aber jetzt noch nicht über Preis oder Platzbedarf nach, sondern lassen Sie die Muster und Farbtöne einfach eine Zeitlang auf sich wirken und ergänzen Sie sie so lange, bis ein stimmiges Gesamtbild entsteht.

Um den Einfluss negativer Energie möglichst gering zu halten, versuchen Sie, natürliche Materialien zu wählen und den Anteil synthetischer Stoffe und Farben zu reduzieren.

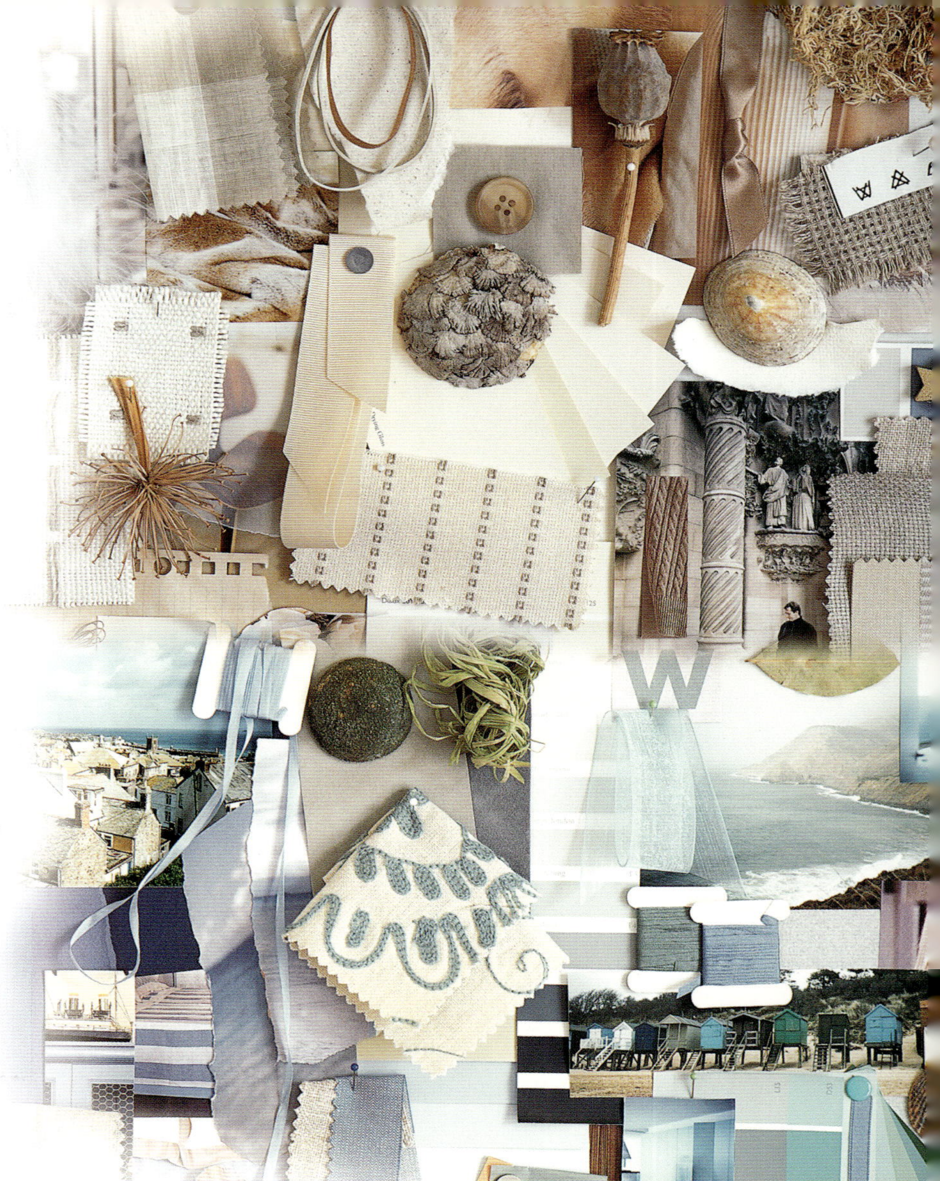

Für jeden Raum, den Sie umgestalten möchten, stellen Sie eine eigene Sammlung zusammen. Orientieren Sie sich dabei grob an der Raumaufteilung: Das Material für den Bodenbelag wird am unteren Rand des Pinboards befestigt, Möbelstoffe in der Mitte, Vorhang- und Farbideen etwas höher. So entsteht eine ganz konkrete Vorstellung von der Wirkung aller Materialien im Raum.

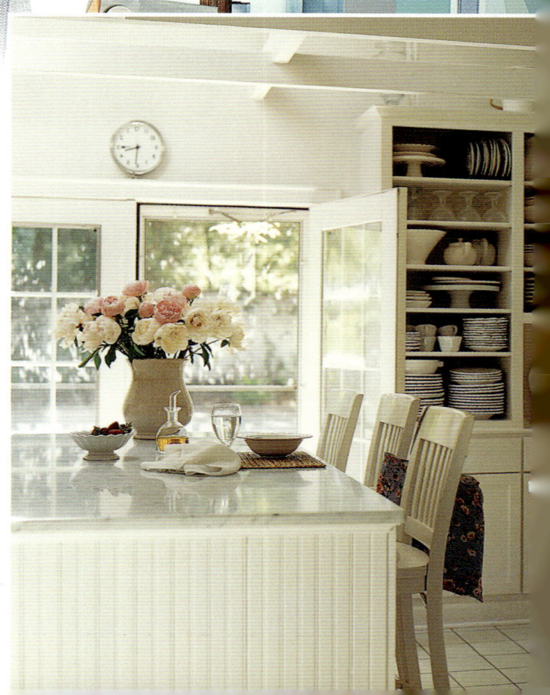

Stellen Sie die Pinboards so zueinander, wie die Räume auf dem Grundriss verteilt sind. Farb- und Stimmungskontraste zwischen den Räumen können anregend sein und den Bewohnern absolut entsprechen; ein harmonisches Zusammenspiel schafft sanfte Übergänge und Ausgeglichenheit. Und damit Ihre To-do-Liste übersichtlich bleibt, achten Sie auch darauf, wie die neuen Ideen zu dem passen, was schon vorhanden und gut ist.

## Legen Sie los

Für tiefgreifende Veränderungen in Ihrem Haus brauchen Sie tatkräftige Unterstützung, Zeit und Geduld. Aber lassen Sie sich nicht entmutigen! Mit wenig Aufwand können Sie schnell erste Resultate erzielen:

> Nehmen Sie drei kleine Projekte in Angriff, die Sie einfach umsetzen können, um Ihrem idealen Zuhause näher zu kommen. Hängen Sie ein neues Bild auf, streichen Sie das Bad in einer anderen Farbe – tun Sie, was Ihnen gut tut.

> Welche Gewohnheiten stehen der Verwirklichung Ihres Ideals im Wege? Beginnen Sie noch heute, sie zu ändern. Vielleicht möchten Sie besser mit Ihrem Geld haushalten oder das Rauchen im Wohnzimmer einstellen. Geben Sie sich selbst kleine, positive Signale.

> Überlegen Sie, wie Sie mehr Zeit gewinnen können, um Ihr Zuhause zu genießen oder zu verschönern. Denken Sie darüber nach, ob Sie weniger Überstunden machen können, seltener ausgehen oder ein Hobby etwas zurückschrauben wollen.

> Setzen Sie sich noch heute mit Ihren Mitbewohnern zusammen, um die geplanten Veränderungen zu besprechen und einen konkreten Vorgehensplan zu entwickeln. Gemeinsam lassen sich viele Projekte einfacher in die Tat umsetzen.

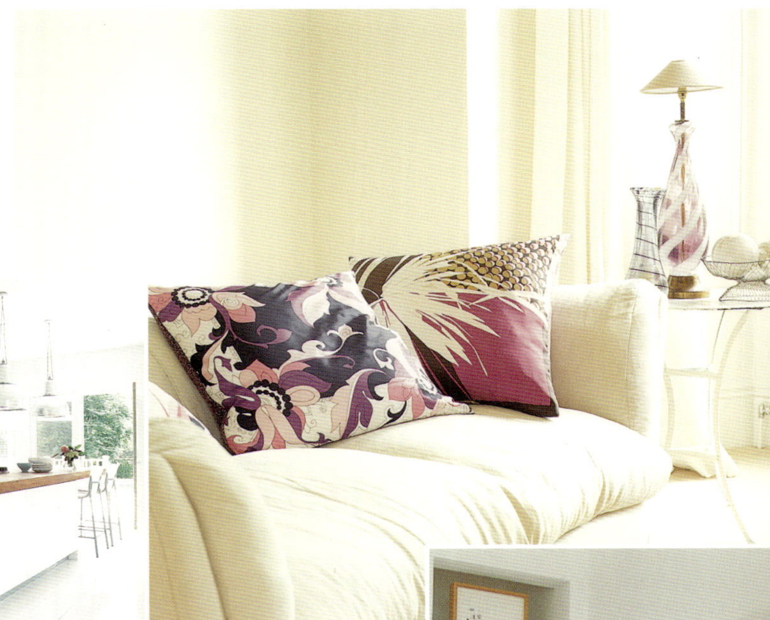

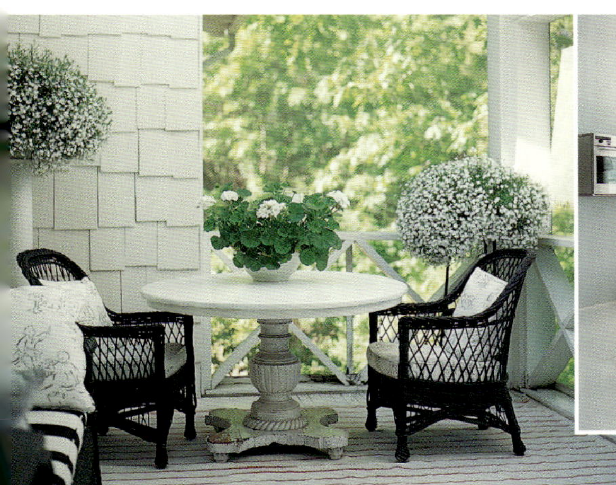

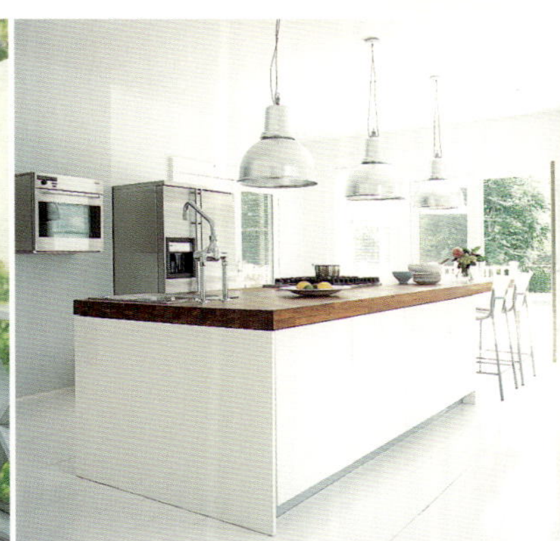

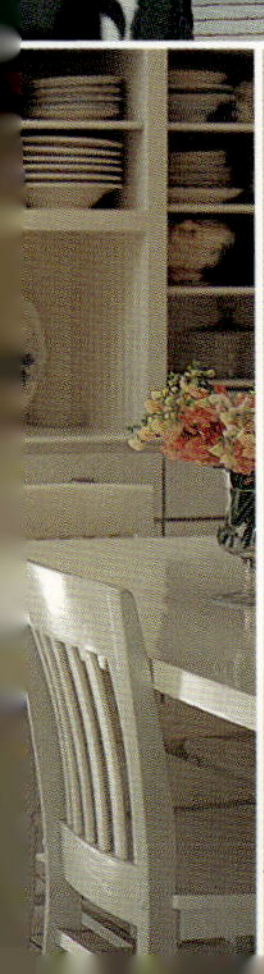

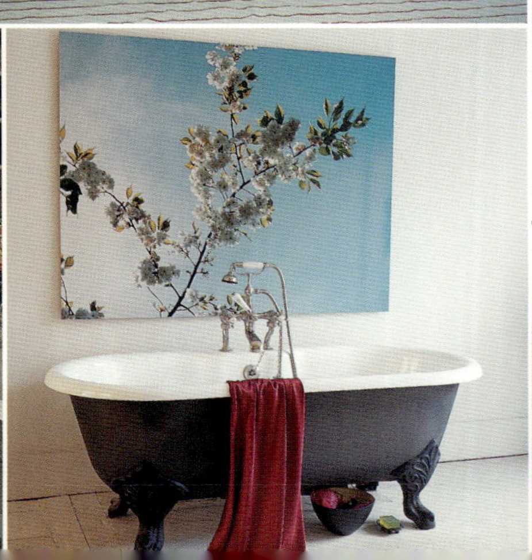

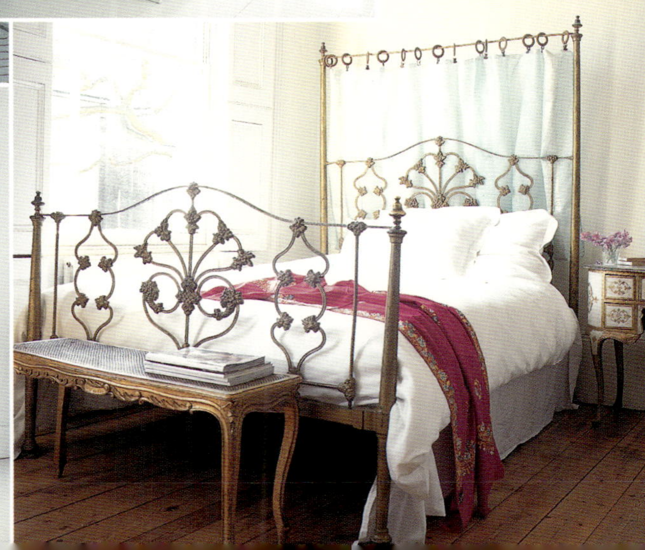

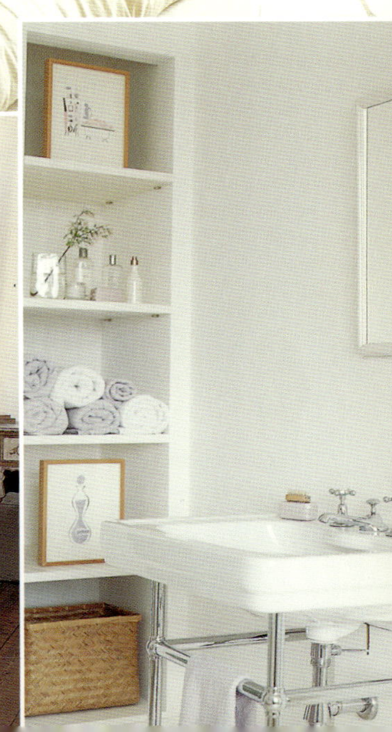

# Verhaltensmuster

Viele Menschen entwickeln im Laufe ihres Lebens feste Verhaltensmuster. Manche richten gleich nach dem Aufräumen wieder Chaos an, andere bringen Renovierungsprojekte nicht zu Ende. Erkennen Sie sich wieder? Das Problem mit solchen Verhaltensmustern ist, dass sie den Alltag hartnäckig stören können – vor allem zu Hause, wo man sich gern gehen lässt. Zum Glück handelt es sich aber um erlernte Verhaltensweisen, die man auch wieder verlernen kann. Wenn Sie Ihre Wohnung verändern wollen, nehmen Sie auch Ihr Leben darin unter die Lupe. Beobachten Sie Ihre Verhaltensmuster und deren Auswirkungen einmal genau – das ist schon der erste Schritt zum Umlernen.

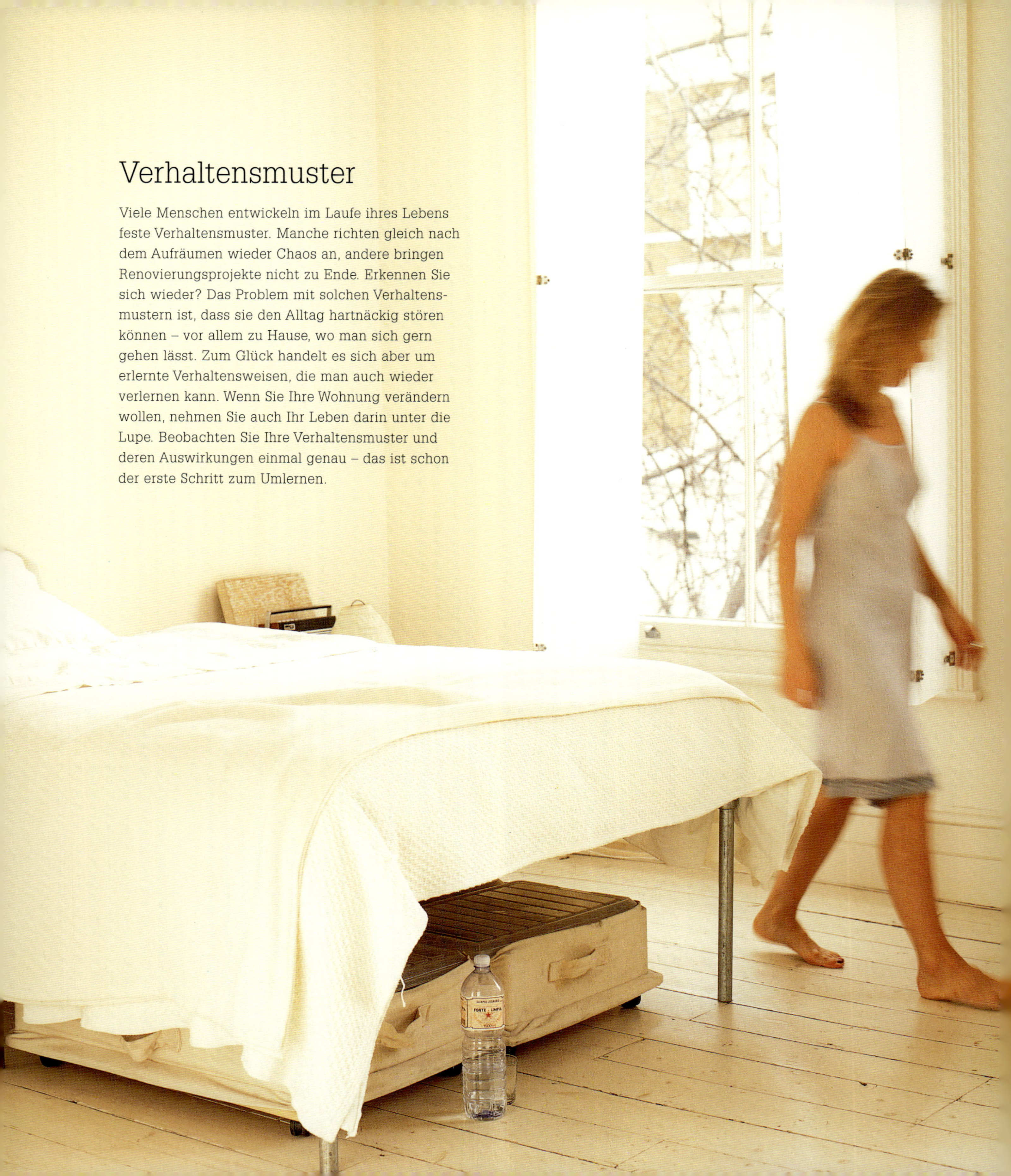

# Blockaden

Sie wünschen sich Veränderung, kommen aber nicht in die Gänge? Vielleicht helfen Ihnen die folgenden Stichworte, ein paar Blockaden aufzuspüren und aus dem Weg zu räumen.

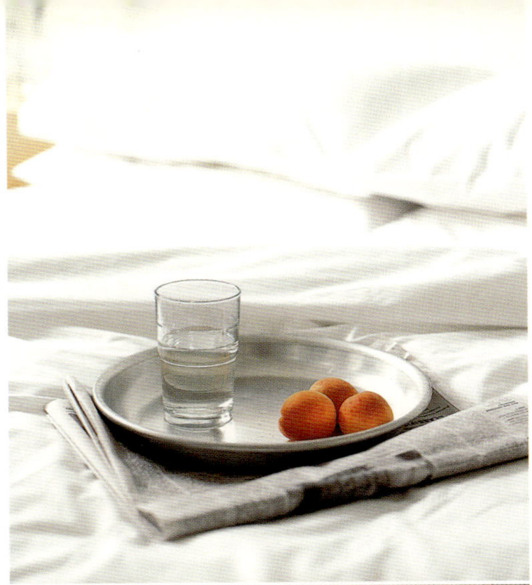

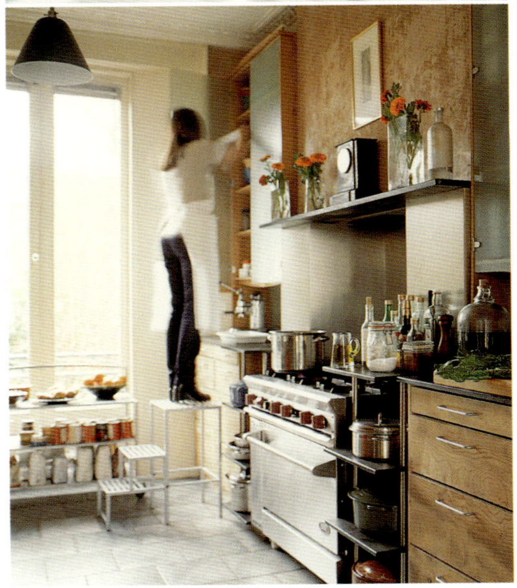

**Ziellosigkeit** Nur wer sein Ziel kennt, kann die Marschrichtung festlegen. Ohne eine klare Vorstellung von Ihrer Traumwohnung können Sie nicht zielstrebig handeln.

**Verzögerungstaktik** Manche Menschen tun sich schwer, ein Projekt anzupacken. Sie warten erst einmal ab – bis sie sich besser fühlen, eine neue Beziehung haben, einen neuen Job oder mehr Geld. So wird der Weg zum Ziel mit jedem Tag weiter. Wenn man aber einmal angefangen hat, läuft alles plötzlich viel leichter – und dafür kann ein einziger Schritt schon ausreichen (s. S. 19).

**Einschüchterung** Scheint die Kluft zwischen der Realität und dem Ideal einfach zu groß? Dann gliedern Sie Ihr Vorhaben in kleinere, überschaubare Etappenziele.

**Vergleiche** Es ist pure Zeitverschwendung, sich mit anderen zu vergleichen. Sie gestalten Ihr Zuhause nur für sich selbst. Natürlich bewundert man gelegentlich die Wohnungen von Freunden oder deren Art, den Alltag anzupacken. Vielleicht können Sie hier oder dort etwas übernehmen – aber prüfen Sie vorher, ob die Lösungen anderer wirklich zu Ihrem Leben passen.

**Selbstüberforderung** Wir alle versuchen gelegentlich, zu viel in zu kurzer Zeit zu schaffen. Da ist gutes Zeitmanagement gefragt. Ein Zeitplan hilft, den Alltag sinnvoll zu strukturieren. Und damit Sie nicht die Kräfte verlassen, planen Sie auch Erholungszeiten fest ein.

**Geldmangel** Natürlich kann ein schmales Budget die Umsetzung neuer Ideen erschweren. Oft zeigt sich aber, dass es auch anders geht – denn für ein besseres Wohngefühl kann es schon genügen, die Möbel umzustellen und gründlich zu putzen. Vieles lässt sich ohne große Kosten verwirklichen. Größere Anschaffungen rücken durch gute Budget- und Zeitplanung in greifbare Nähe.

**Antriebsschwäche** Der beste Plan nützt nichts, wenn der Antrieb zur Umsetzung fehlt. Geben Sie sich selbst das Versprechen, bis zum Schluss bei der Stange zu bleiben.

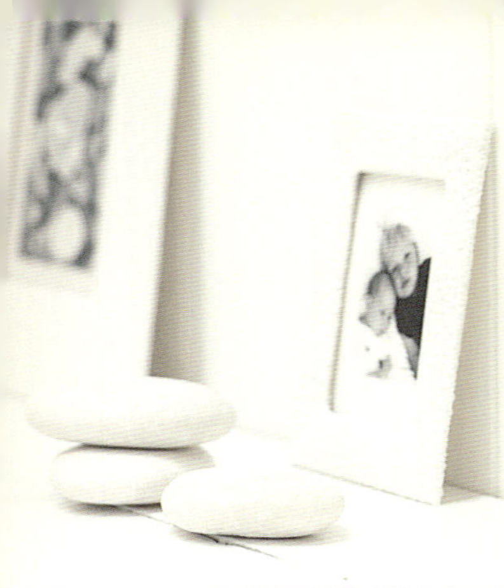
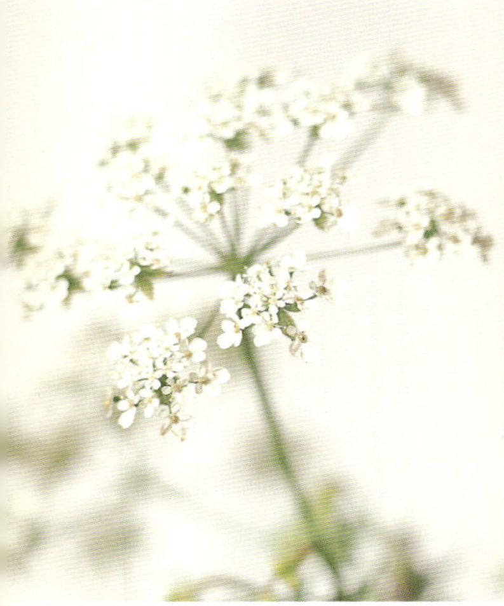
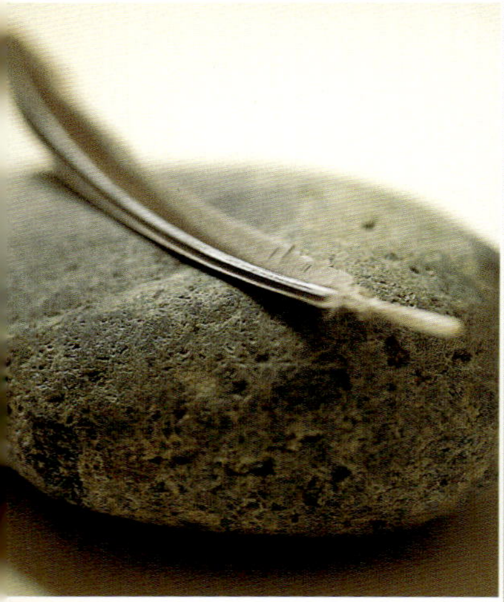
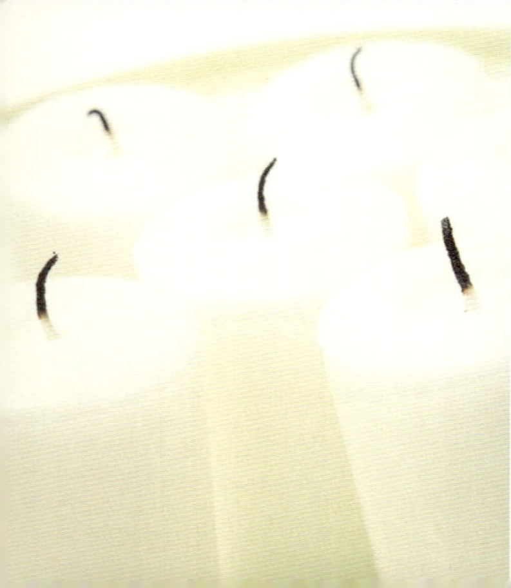
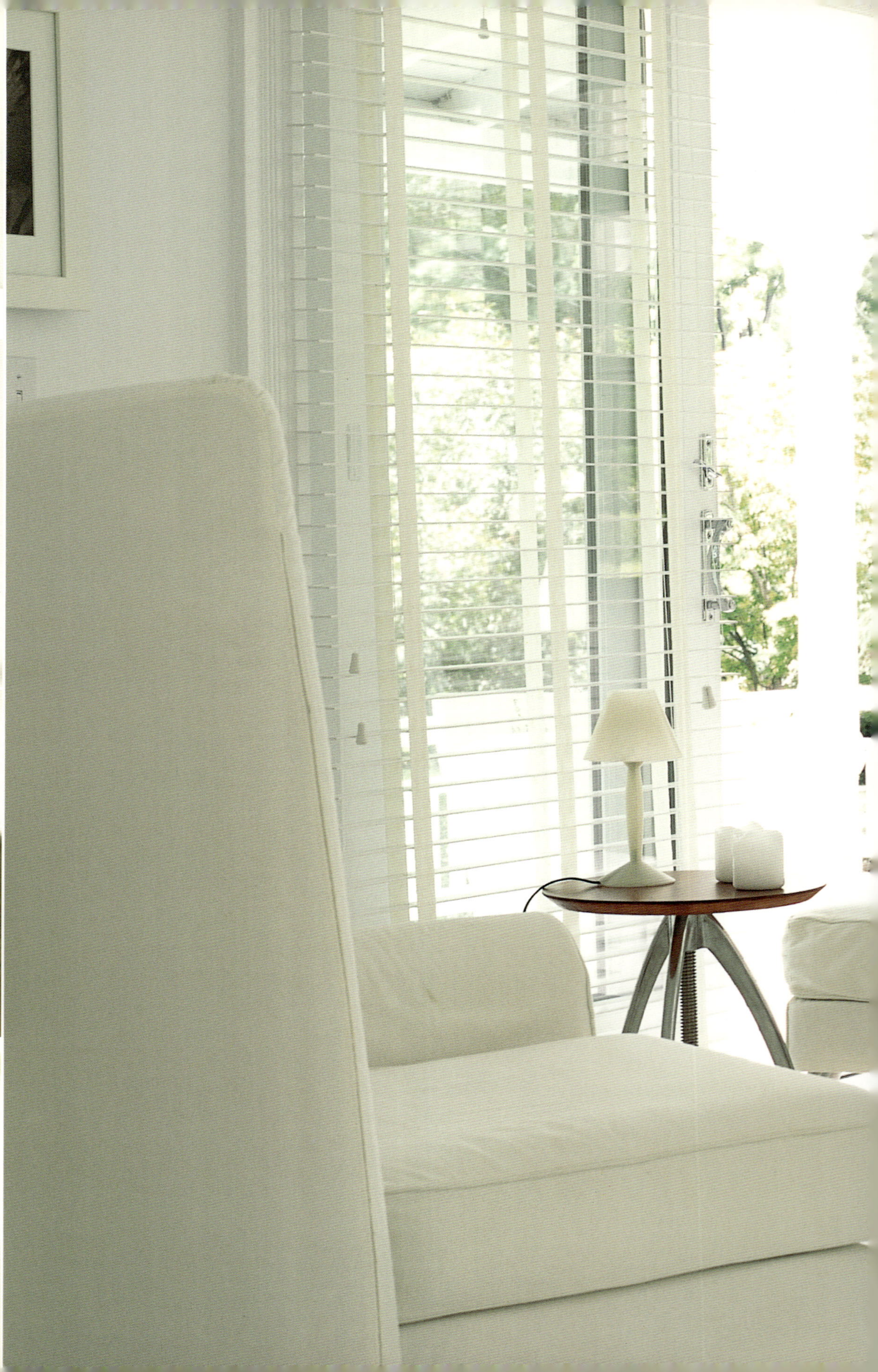

# Mehr Platz zum Leben

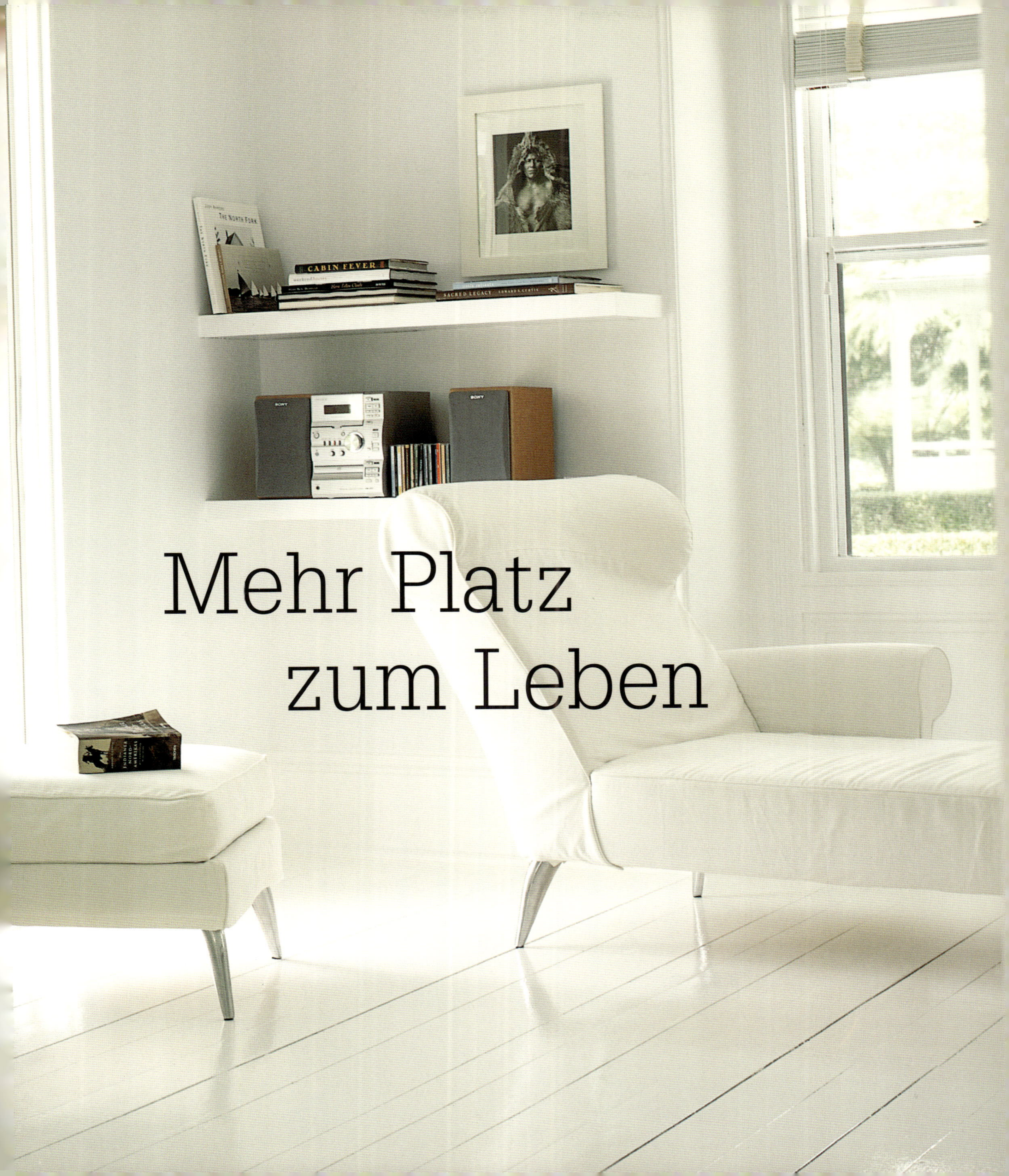

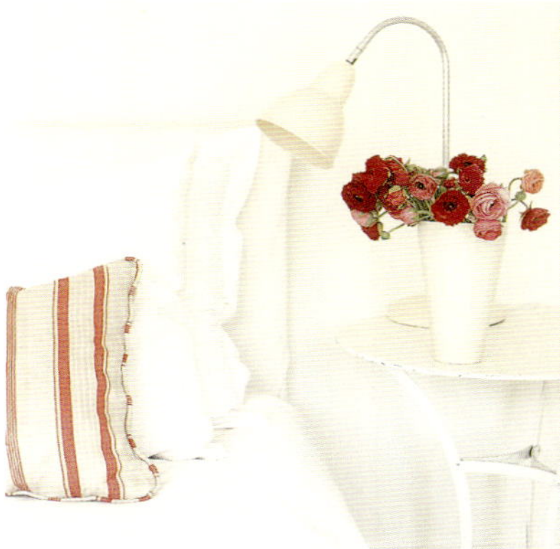

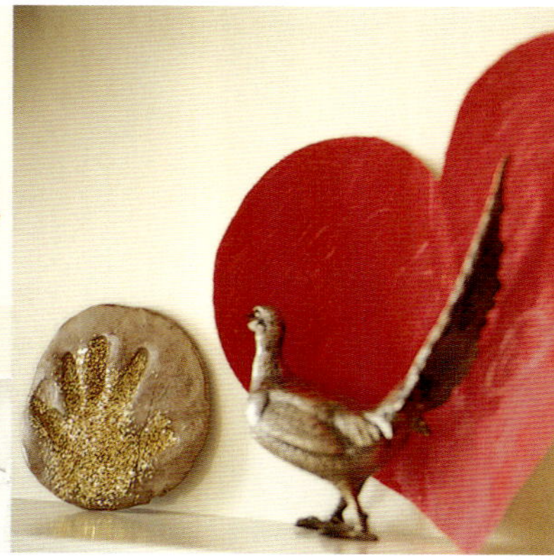

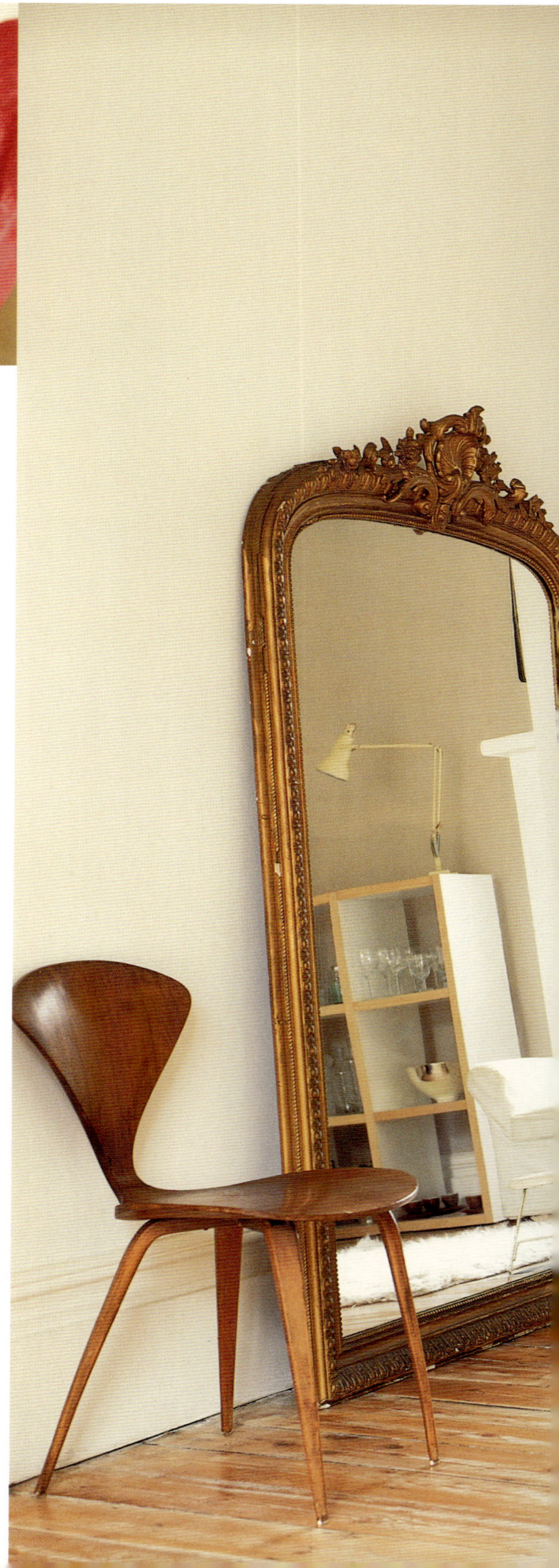

# Lebensräume

In einer Villa ebenso wie in einer Zweizimmerwohnung – für ein angenehmes Leben schaffen wir viele Dinge an, die aber auch ihren Platz brauchen. Dabei vergisst man leicht, dass jedes Element der Einrichtung auch Einfluss auf die gesamte Dynamik der Räume hat. Darum spielen Details wie Formen und Materialien genauso wie die Anordnung der Einrichtung eine große Rolle für das Lebensgefühl.

Starten Sie mit dem, was Sie schon besitzen. Eine gründliche Bestandsaufnahme sorgt für Durchblick, und mit ein paar Gedanken zum Typ und Zustand der Wohnung können Sie aus Ihren Räumen ein harmonisches Ganzes machen.

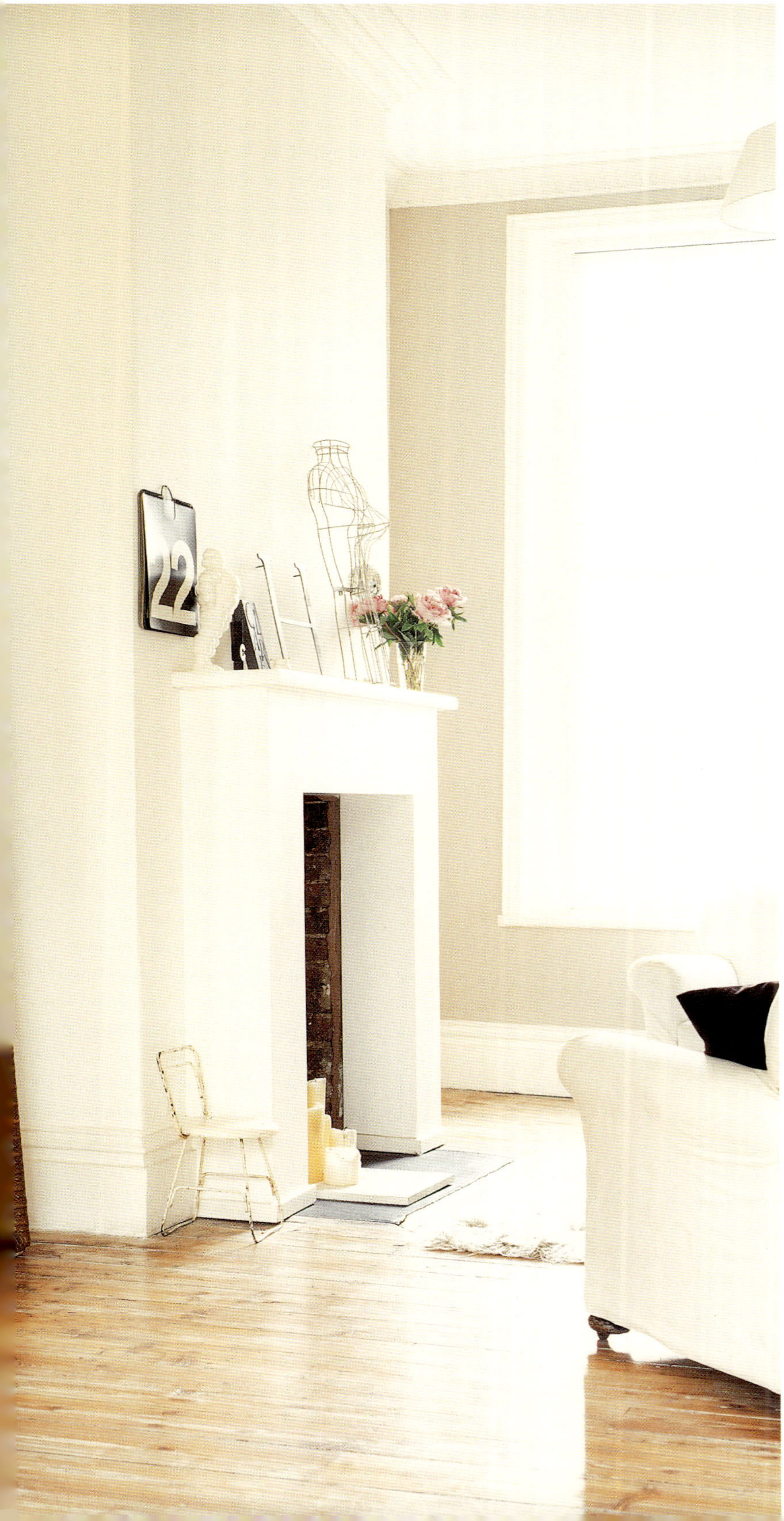

Es wäre aussichtslos, einer Jugendstilvilla in der Großstadt die romantische Atmosphäre eines Bauernhauses verpassen zu wollen – oder umgekehrt. Wenn Innen und Außen miteinander in Einklang sind, entsteht eine harmonische Atmosphäre. Dazu gehört auch, die Gegebenheiten erst einmal positiv anzunehmen. Hilfreich ist eine nüchterne Bestandsaufnahme. Fangen Sie mit ein paar Kernfragen an: Was gefällt mir? Was kann ich ändern? Was lasse ich so, wie es ist?

Natürlich spielt auch die persönliche Planung eine Rolle. Wenn Sie nächstes Jahr umziehen wollen, wäre ein größeres Fenster im Bad keine sinnvolle Investition – vielleicht genügt ja auch ein hellerer Anstrich. Eigentümer sollten bei der Umgestaltung auch an mögliche Käufer denken, die vielleicht einen ganz anderen Geschmack haben.

Die Verwandlung Ihrer Wohnung kann sehr viel kosten – oder auch gar nichts: Bevor Sie zum Einkaufsbummel aufbrechen, nehmen Sie Ihre Besitztümer einmal genau unter die Lupe. Oft ist schon viel gewonnen, wenn Sie sich von überflüssigem Ballast trennen.

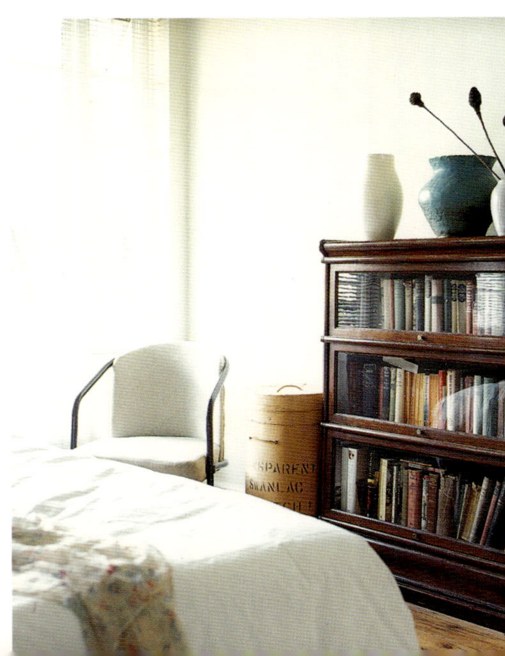

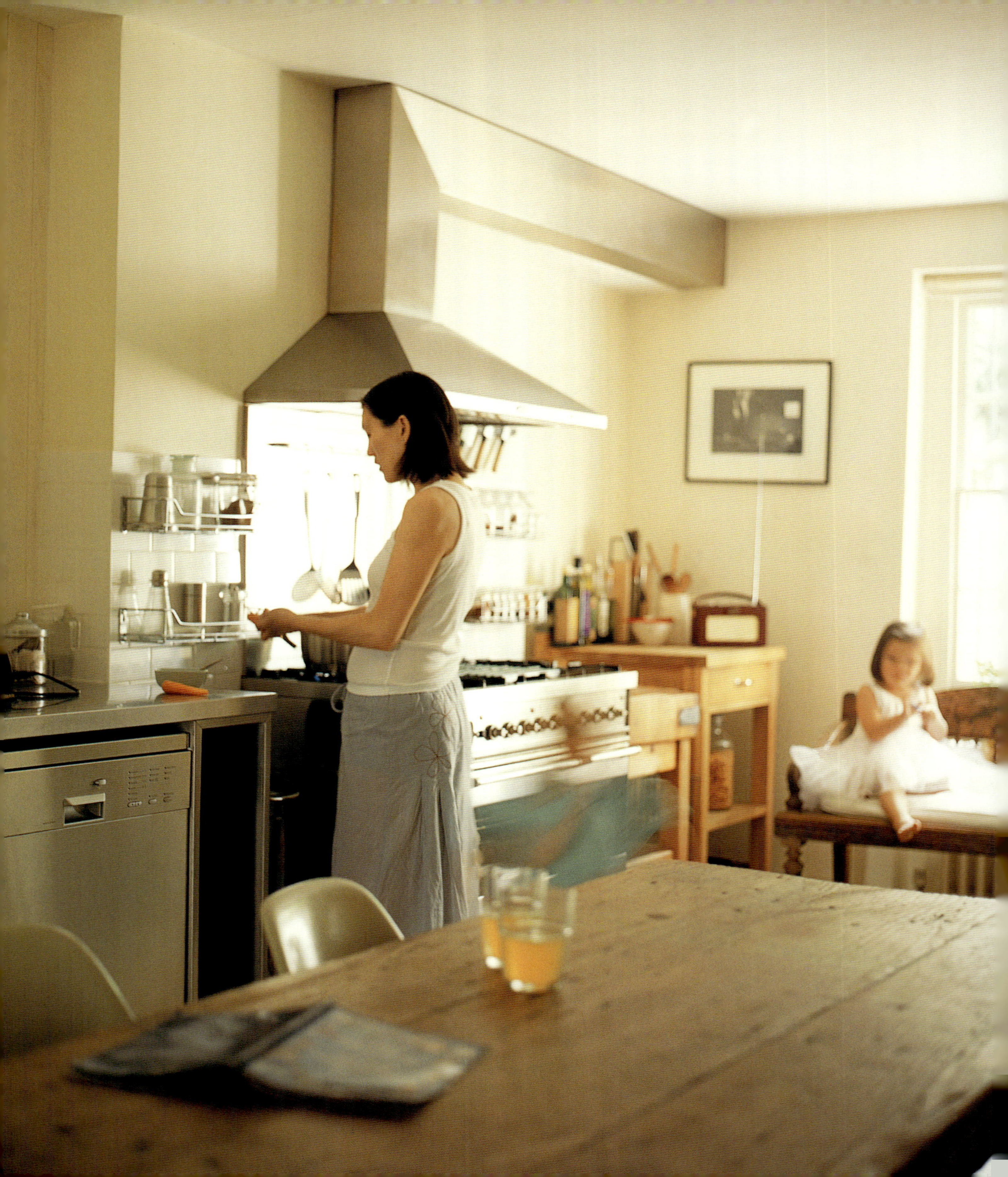

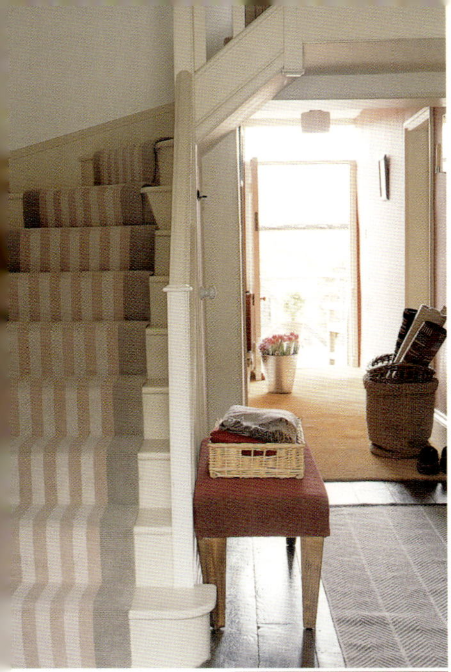

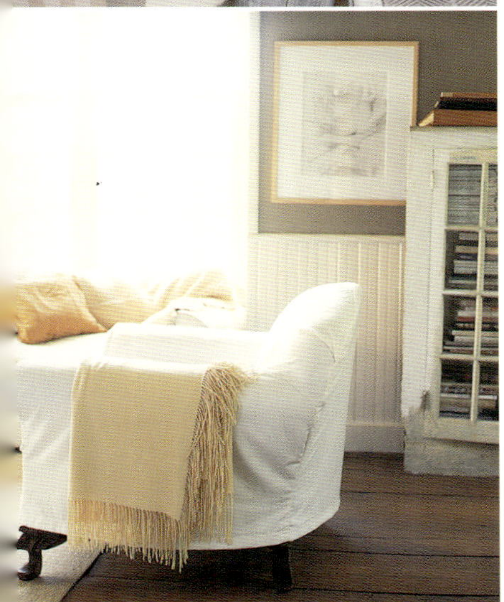

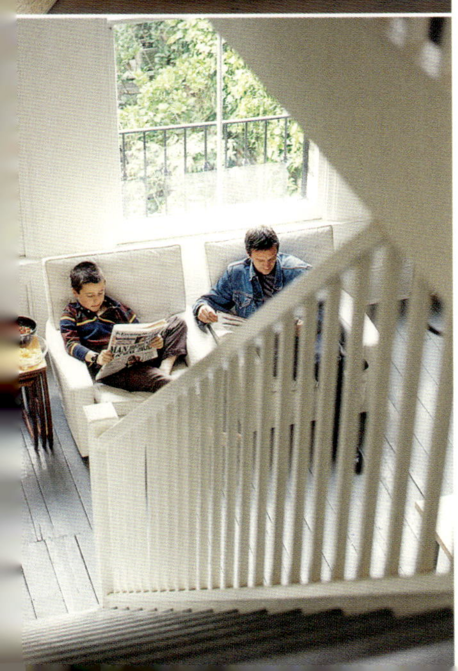

## Mein Wohn-Tagebuch

Haben Sie schon einmal genau darüber nachgedacht, wie eigentlich der Alltag in Ihren Räumen funktioniert? Reibung bedeutet Energieverlust – das gilt auch für das Leben in den eigenen vier Wänden. Sie finden mehr Entspannung und Harmonie, wenn Sie die Problembereiche gefunden haben und nach besseren Lösungen suchen. Notieren Sie alles, was Ihnen dazu einfällt.

**Rundgang** Nehmen Sie sich Zeit für jeden einzelnen Raum und schauen Sie in jede Ecke. Trauen Sie sich, und trennen Sie sich von Dingen, an denen Ihnen nichts mehr liegt. Gibt es ungeliebte Bereiche, um die Sie immer einen Bogen machen? In solchen toten Winkeln stagniert die Energie. Sie können sie zum Fließen bringen, wenn Sie einen Gegenstand dort aufstellen, der positiv auf Sie wirkt.

**Stauraum** Gerade in den Übergangsbereichen zwischen verschiedenen Räumen sammelt sich schnell allerlei Krimskrams an. Doch was im Weg steht, behindert Ihren Bewegungsspielraum – suchen Sie also nach einem geeigneten Platz dafür. Es gibt viele Möglichkeiten für mehr Stauraum, schnell werden so Treppenhaus und Flur luftiger und einladender.

**Möblierung** Bequeme und zweckmäßige Möbel sind besonders wichtig für das Wohlbefinden. Damit ein Raum Leichtigkeit vermittelt, kommt es aber auf die richtige Anordnung der einzelnen Stücke an. Probieren Sie aus, was Ihnen gefällt und auch ergonomisch Ihren Gewohnheiten entspricht.

**Wer braucht was?** Schreiben Sie die Namen aller Mitglieder des Haushalts auf und notieren Sie dazu, was die Einzelnen regelmäßig tun – und wo sie sich dabei aufhalten. Versuchen Sie, die Gewohnheiten aller Bewohner als Gesamtbild zu sehen, hier greift ein Rädchen ins andere. Fragen Sie alle, was sie ändern möchten, damit sie sich in der Wohnung wohler fühlen. Wer gerne kocht, freut sich über mehr Arbeitsfläche in der Küche. Wer lernen muss, braucht einen ruhigen Platz für sich allein. Und wer kleine Kinder hat, wünscht sich einen Platz, an dem sie gefahrlos spielen können – und reichlich praktischen Stauraum für die Spielsachen. Aber auch für die Gemeinschaft muss das Haus funktionieren, vor allem, wenn es um Kochen und Essen, um Geselligkeit oder Entspannung geht. Wenn für alle Personen und ihre Lebensgestaltung zu Hause ein Platz geschaffen wird, spendet die gemeinsame Wohnung Ruhe und Energie zugleich.

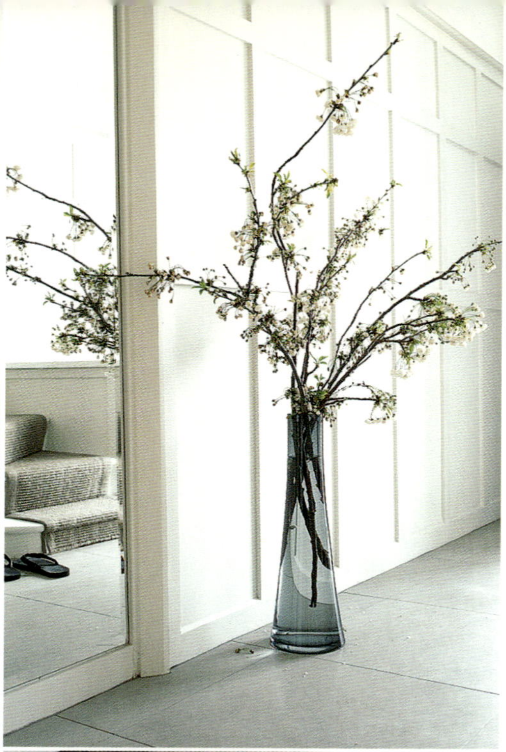

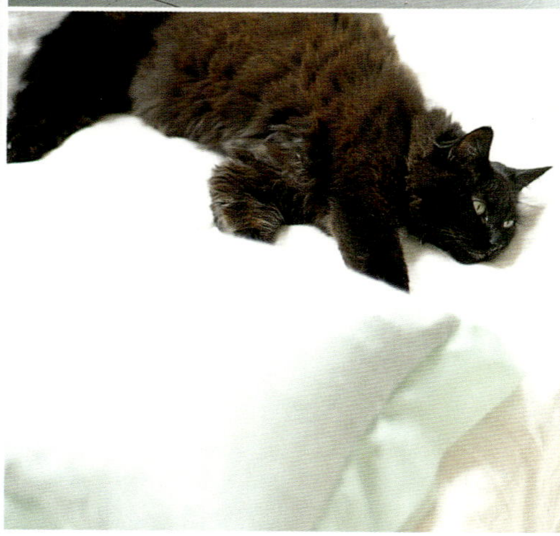

# Positive Energie

Ebenso wie wir unsere Energie in unsere Wohnung hineintragen, geht auch von den Räumen, in denen wir leben, unterschiedliche Energie aus – sie haben ein Wesen und eigene Lebenskraft.

Wichtig für die Energie eines Raumes sind Proportion und die Lage innerhalb des Gebäudes; beides lässt sich nur mit größerem Aufwand beeinflussen. Entscheidend sind aber auch die zwei- und vierbeinigen Bewohner eines Hauses, die Luft, Gerüche, Licht und Geräusche, Farben, Formen und Materialien, und sogar elektrische Geräte und Steckdosen. Hier gibt es unzählige Gestaltungsmöglichkeiten. Wir sind also der Energie unserer Wohnung nicht ausgeliefert, sondern können sie auch steuern.

Seit Jahrtausenden gehen Menschen in aller Welt bewusst mit der lebendigen Energie ihrer Wohnstätten um. Kelten und Germanen vollzogen Reinigungsrituale und stimmten ihr Leben auf die Elemente und Jahreszeiten ab. In Westafrika und Mittelamerika übten Schamanen spezielle Riten aus, um Räume zu weihen. Die chinesische wie die noch ältere indische Geomantie, Feng Shui und Vastu Shastra, finden heute auch im Westen Anklang. Mit einigen Änderungen lassen sich diese Lehren auch auf unsere Gegebenheiten anwenden. Sie basieren auf den Gesetzen der Natur, betonen die Bedeutung eines ausgewogenen Energiestroms und bieten konkrete Ansätze, um durch Veränderungen der Wohnumgebung das ganze Leben positiv zu beeinflussen.

**Energiefluss** Die Bewegung der Energie – im Feng Shui Ch'i genannt – sollte harmonisch und eher in sanften Kreisen als geradlinig erfolgen. Wenn Tür und Fenster eines Raumes einander direkt gegenüber liegen, kann die Energie den Raum ungebremst durchströmen. So entsteht ein Gefühl der Unruhe. Stellen Sie eine Pflanze auf den Boden oder platzieren Sie die Möbel so, dass sie den „Durchzug" bremsen. Auch durch Dekorationen auf der Fensterbank kann die Energie im Raum gehalten werden. Schwierig ist der Energiefluss in fensterlosen Räumen: Hier kann das Ch'i durch eine Tür hinein, stagniert aber, weil es nicht entweichen kann. Damit die Energie hier dennoch in Bewegung bleibt, sollte so ein Raum erst recht nicht vollgestellt sein. Spiegel, Glas und metallische Gegenstände können nicht nur helle Akzente setzen, sondern auch für energetische Zirkulation sorgen.

## Energie-Killer

Unordnung

Schmutz

Stickige Luft

Schlechte Gerüche

Beschädigte Gegenstände

Unbequeme Möbel

Disharmonische Farben

Schlechter Renovierungszustand

**Die fünf Elemente** Feng-Shui-Berater orientieren sich häufig an der Lehre von den fünf Elementen, denen jeweils bestimmte Farben, Formen und Materialien zugeordnet sind.

**Holz** ist mit lichten Grüntönen verbunden, die Optimismus, Leben und Gesundheit ausstrahlen. Im Kinderzimmer, in der Küche oder einer Bibliothek mit Morgensonne ist das Element gut geeignet.

**Feuer** unterstützt Selbstbewusstsein, Kreativität und sinnliches Erleben durch Rot, Orange und Rosa. Es wirkt impulsiv und kann daher – wohldosiert – in der Küche oder im Arbeitszimmer positiv wirken.

**Erde** ist das Element der Ruhe und Konzentration. Warme Gelb- und Brauntöne sowie Naturstein „erden“ die Atmosphäre im Ess- oder Schlafzimmer.

**Metall** hat eine stabilisierende und beglückende Wirkung, die von Gold ausgeht; Weiß und Silber können gleichermaßen Kühle und Reinheit mitbringen. Auch Granit und Marmor verkörpern dieses Element.

**Wasser** entspricht fließenden Formen und strahlt durch Blau, Violett, Schwarz und Grau Ruhe aus. Gut für Wohn- und Arbeitszimmer.

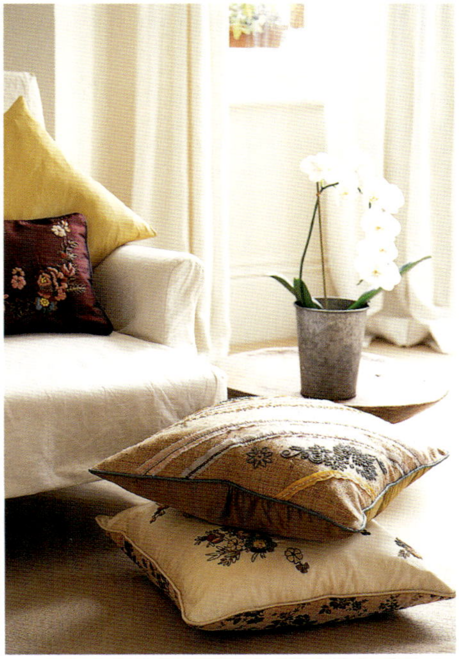

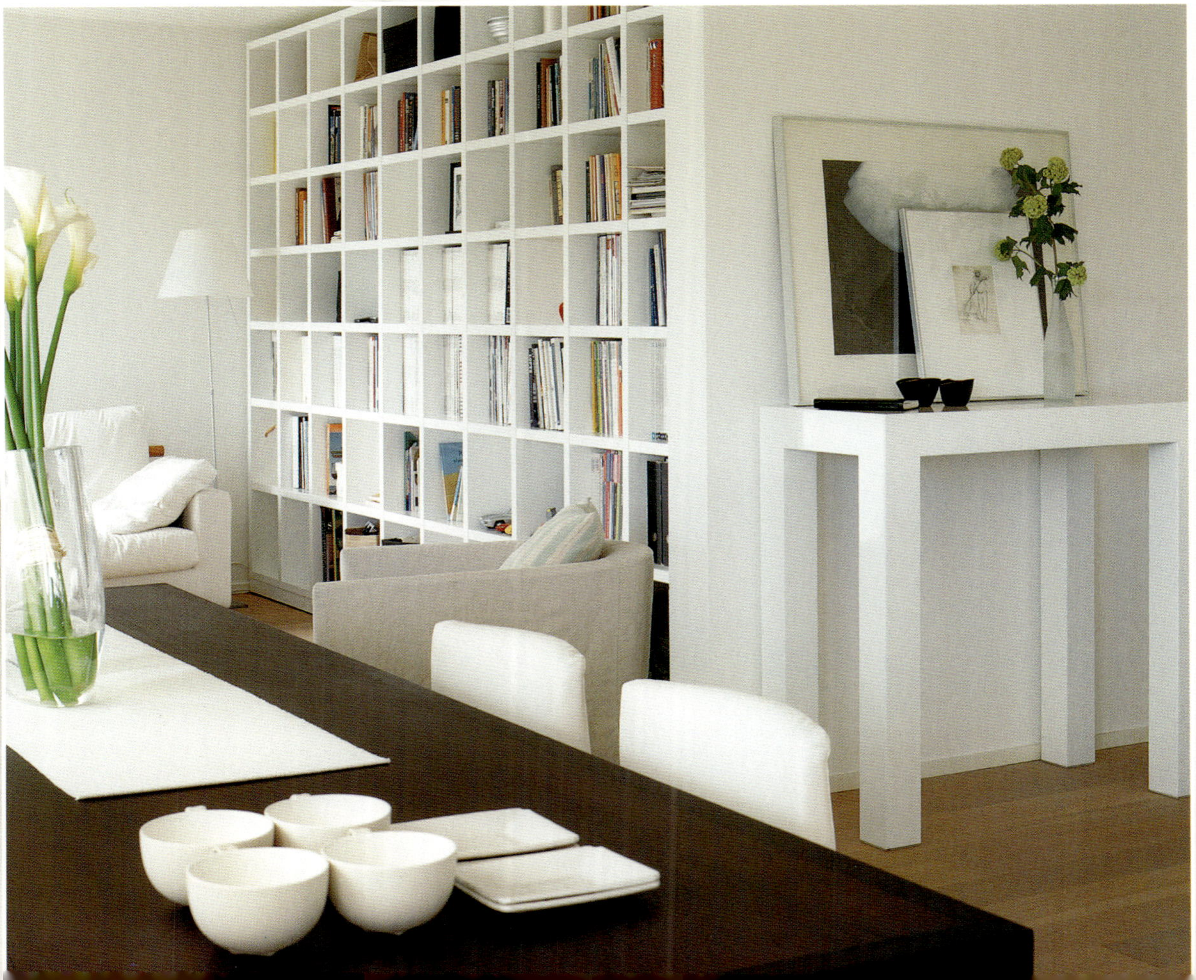

# Gekonnt einrichten

Es ist nicht immer einfach, die optimale Anordnung der Möbel im Raum zu finden. Meist braucht man ein paar Anläufe, bis alles seinen richtigen Platz gefunden hat. Was für die Planung praktisch sein kann: Zeichnen Sie einen maßstabgerechten Grundriss Ihrer Wohnung oder des Raumes, den Sie umgestalten möchten. Wenn Sie die Möbel im gleichen Maßstab zeichnen und ausschneiden, können Sie vorab alle möglichen Varianten ausprobieren und eine gute Lösung finden.

Versuchen Sie, sich beim Einrichten eines Raumes den Energiestrom vorzustellen. Der Lehre des Feng Shui zufolge bewegt sich die Energie durch leere Bereiche zu schnell, um positive Kraft zu hinterlassen. In überfüllten, zu engen Räumen dagegen bleibt sie ganz einfach stecken. Ein paar simple Ideen helfen dabei, einen gleichmäßigen Energiefluss zu schaffen.

**Verkehrswege** Beobachten Sie genau, auf welchen Wegen die Räume regelmäßig durchquert werden. Dabei geht es nicht nur um den Weg von einer Tür zur anderen. Denn Sie möchten ja auch die Fenster, Bücherregale, den Fernseher und die Stereoanlage bequem erreichen können. Die Möbel sollten also nicht so stehen, dass man sie weiträumig umgehen muss, um die Blumen auf der Fensterbank zu gießen.

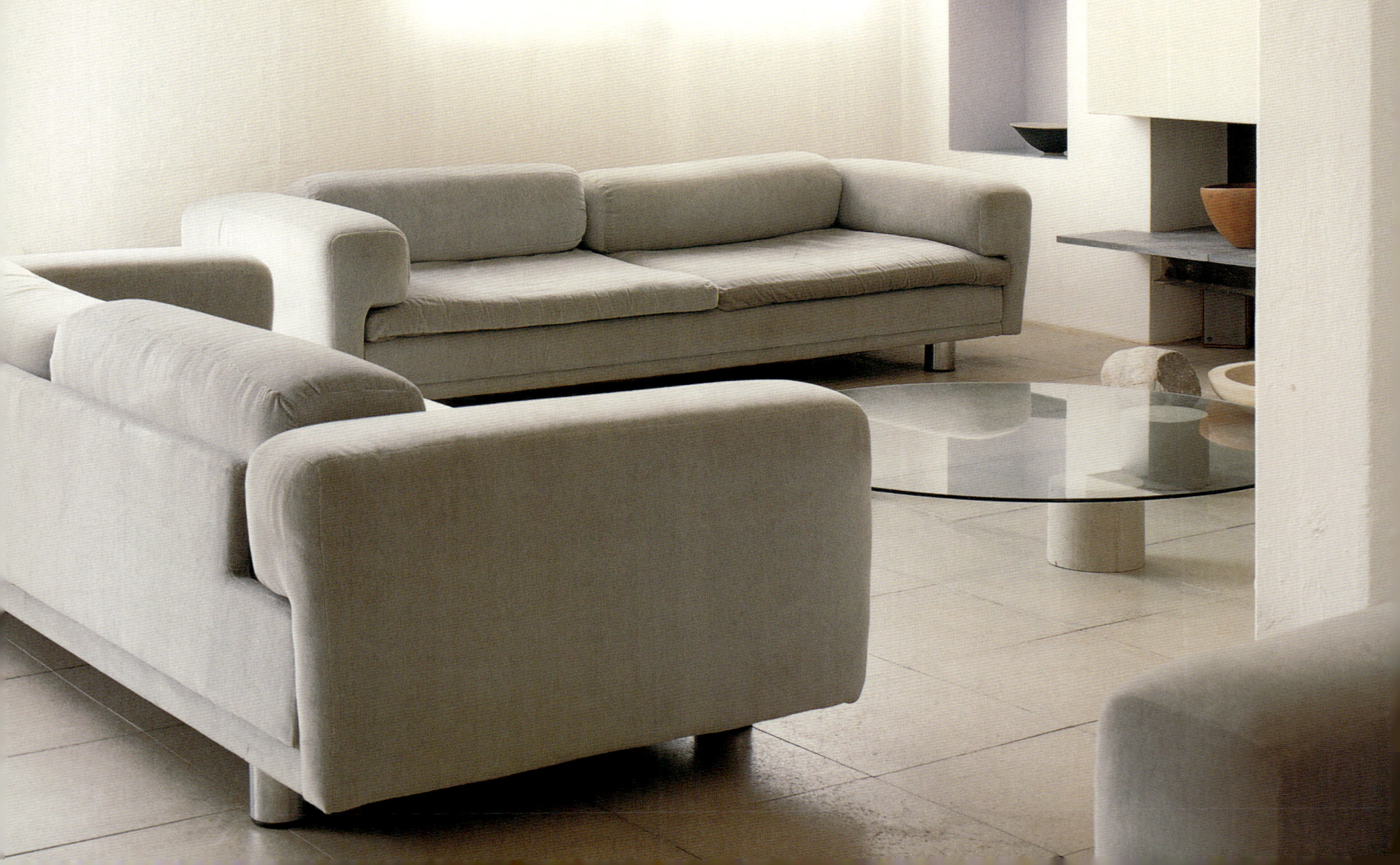

**Blickfang** Energie folgt nicht nur den Bewegungen im Raum, sondern auch der Aufmerksamkeit. Selbst wenn wir unsere Blicke über Einrichtungsgegenstände mit positiver Ausstrahlung schweifen lassen, harmonisieren und lenken wir den Energiefluss. Fast jeder Raum hat mindestens einen Blickfang, sei es der Kamin, ein markantes Bild, ein Fenster mit schöner Aussicht oder ein besonderes Möbelstück. Nehmen Sie dieses Element als Anker für die Einrichtung des Raumes, alle übrigen Gegenstände werden darauf bezogen. Auch Farbakzente sind ein guter optischer Schwerpunkt, etwa wenn der Blick von leuchtenden Kissen auf einem hellen Sofa über ein farbenfrohes Bild oder eine Vase auf dem Kaminsims bis zu einem Sessel mit buntem Bezug wandert.
**Ausgewogenheit** Symmetrie empfinden die meisten Menschen als angenehm, denn sie trägt zur inneren Balance bei. Ein räumliches Gleichgewicht lässt sich zum Beispiel durch zwei identische Lampen herstellen oder mit Sesseln, die sich nur in der Farbe unterscheiden.
**Gruppen** Vor allem im Wohn- und Essbereich sind direkte Sichtachsen und ein wohlproportionierter Abstand der Sitzmöbel voneinander gefragt. Eine geschickte Lösung ist es, die Möbel frei in den Raum zu stellen, sodass der wichtigste Durchgang dahinter liegt.

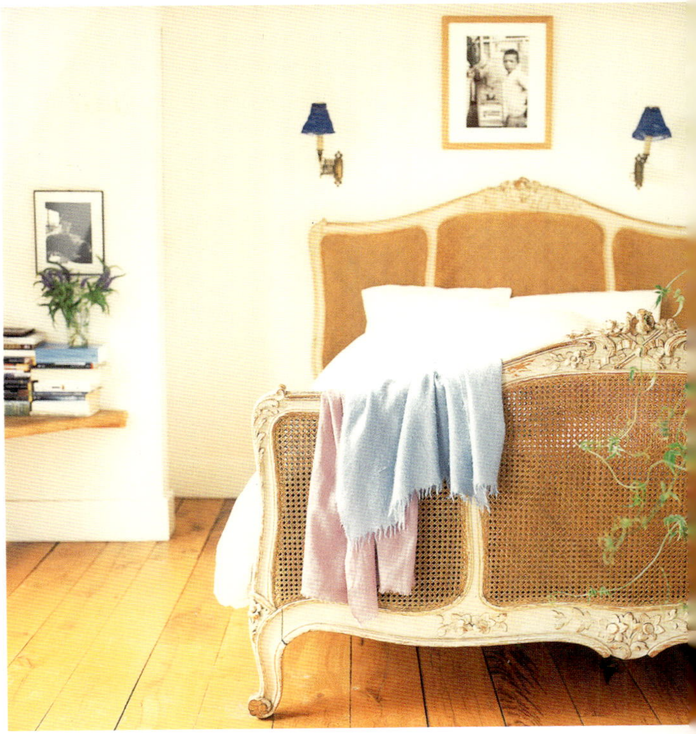

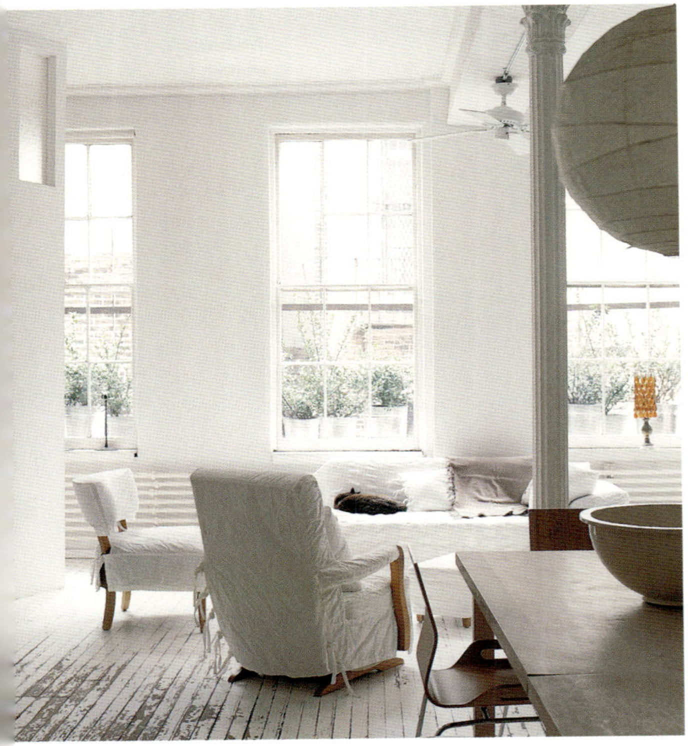

## Mein Wohn-Tagebuch

Gerade für eine Umgestaltung braucht man einen frischen Blick auf vertraute Räume. Machen Sie sich Notizen zu den folgenden Fragen:

> Welche Funktionen erfüllt der Raum?
> Wie oft wird er benutzt?
> Wer benutzt den Raum, und wann?
> Was soll dort präsentiert und aufbewahrt werden?
> Wo ist in diesem Raum der Blickfang?
> Welche Farben will ich schwerpunktmäßig verwenden?
> Wie sieht der optimale Bodenbelag aus?
> Welche Art von Beleuchtung brauche ich?
> Müssen neue Möbel angeschafft werden?
> Welche Elektrogeräte sind hier unverzichtbar?

# Platz schaffen

„Eigentlich ist meine Wohnung geräumig, trotzdem fühlt sie sich seltsam beengt an." Kennen Sie dieses Gefühl? Zum Glück gibt es einige Tricks, um das Raumempfinden zu verbessern, die Wohnung atmen zu lassen und den Energiefluss anzuregen.

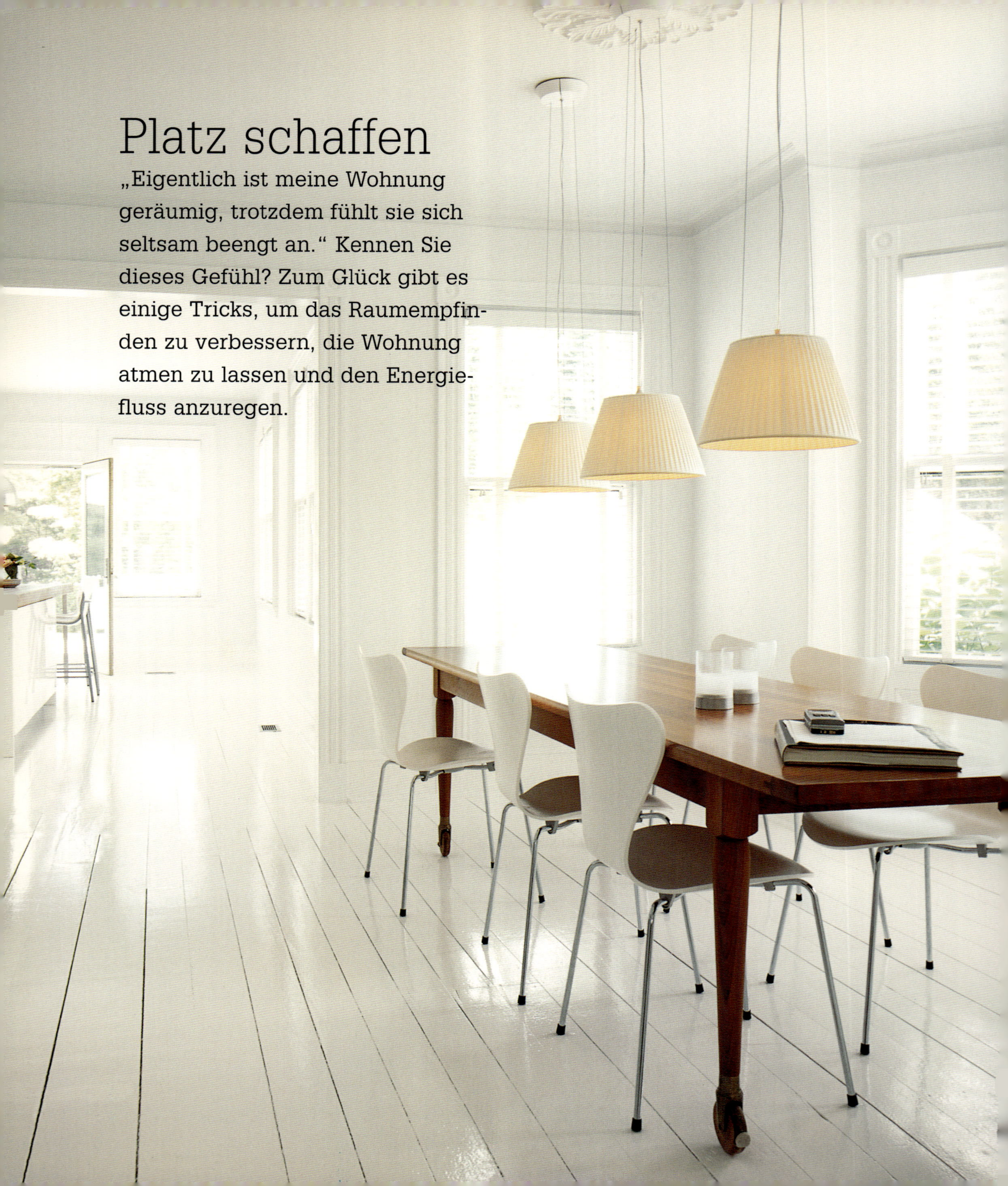

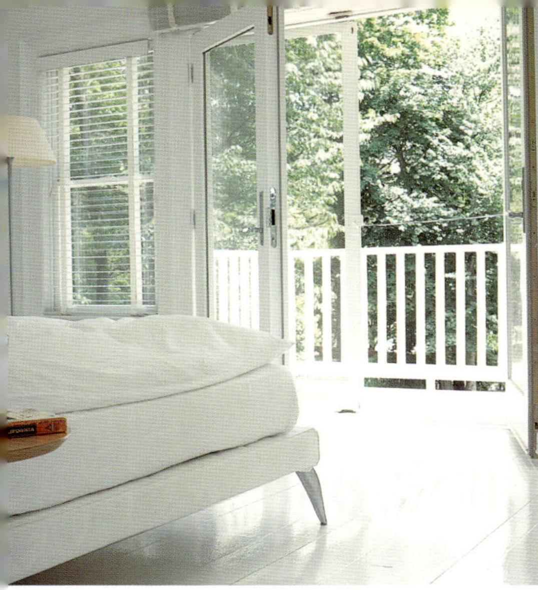 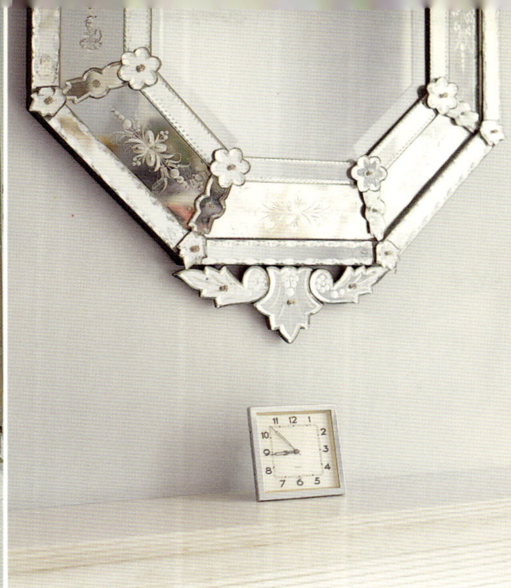 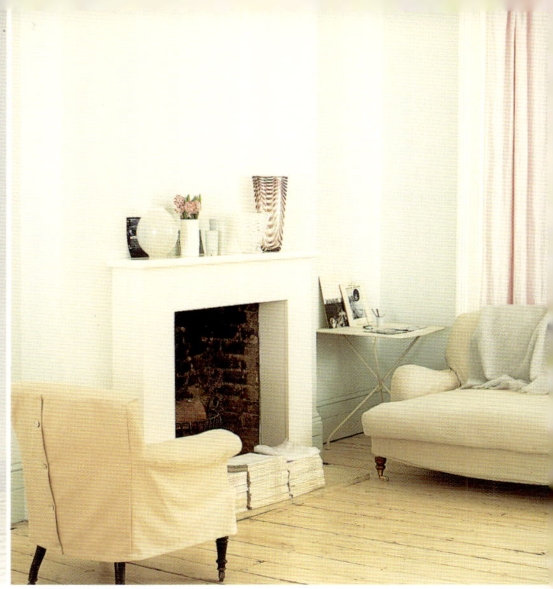

**Durchblick** Arrangieren Sie die Möbel so, dass möglichst viel Bodenfläche frei bleibt und Fenster und Türen leicht zugänglich sind. Offene Sichtachsen erweitern den Raum.
**Helle Farben** Durch helle Wandfarben wirken Räume größer. Und noch größer, wenn die Möbelstoffe darauf abgestimmt sind.
**Licht** Düstere Ecken schlucken Energie. Tages- und Kunstlicht schaffen optische Weite.
**Spiegel** Um Licht einzufangen oder Raum vorzutäuschen, wo keiner ist, sind Spiegel perfekt geeignet. Besonders, wenn sie etwas Attraktives reflektieren, etwa ein Fenster, ein Bild oder das Lieblingsmöbel. Im Feng Shui gibt es für Spiegel ein paar Regeln: Sie sollten möglichst ungeteilt sein, besonders wenn man täglich hineinblickt wie etwa im Bad. Hängen Sie den Spiegel im Schlafzimmer nicht neben das Bett, damit der Schlaf nicht gestört wird.
**Offenheit** Manchmal ist ein großer Raum schöner als zwei kleine. Fragen Sie einen Statiker, ob ein Wanddurchbruch möglich ist. In einem Loft dagegen mangelt es häufig an Privatsphäre. Hier sind Falttüren oder Paravents eine gute Idee.
**Einbauten** Mit Maßanfertigungen vom Schreiner nutzen Sie jeden Millimeter aus und gewinnen dadurch viel Platz.
**Große Gesten** Überraschend, aber wahr: Gerade in kleinen Räumen können wenige große Möbel wesentlich großzügiger wirken als viele Einzelstücke.
**Multifunktional** Für kleine Wohnungen bieten sich Möbel an, die mehrere Aufgaben erfüllen. Schlafsofas sind wahre Platzwunder, und unter einem Hochbett im Kinderzimmer bleibt genug Platz für eine Spielecke oder den Kleiderschrank.
**Schlichtheit** Komplexe Muster springen ins Auge, schlichte Teppiche, Tapeten und Wohntextilien dagegen bleiben bescheiden im Hintergrund. Wer optische Weite gewinnen will, ist mit unifarbenen oder nur strukturierten Möbelstoffen besser beraten als mit üppigem Dekor.
**Bodenbelag** Einzelne Teppiche sind gut, um den Raum in verschiedene Bereiche zu gliedern. Einen positiven Effekt kann aber auch ein Bodenbelag haben, der sich über mehrere Räume fortsetzt. So schaffen Sie ein Gefühl von Weiträumigkeit.

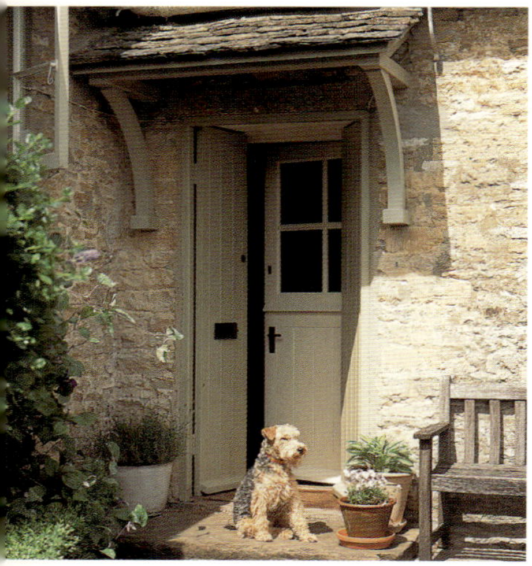

# Palastbesichtigung

Jetzt ist es Zeit für einen Rundgang durch das ganze Haus. Beurteilen Sie jeden Raum für sich – und alle in ihrer Gesamtheit. Achten Sie darauf, ob Wände und Möbel den verfügbaren Raum harmonisch und sinnvoll gliedern oder ihn eher zerstückeln. Notieren Sie Ihre Beobachtungen im Wohn-Tagebuch.

## Die Fassade

Immobilienmakler können ein Lied davon singen: Es ist der erste Eindruck, der zählt. Die meisten Käufer fällen schon nach 15–30 Sekunden eine vorläufige Entscheidung für oder gegen ein Haus. Und bis dahin haben sie das Objekt erst von außen gesehen!

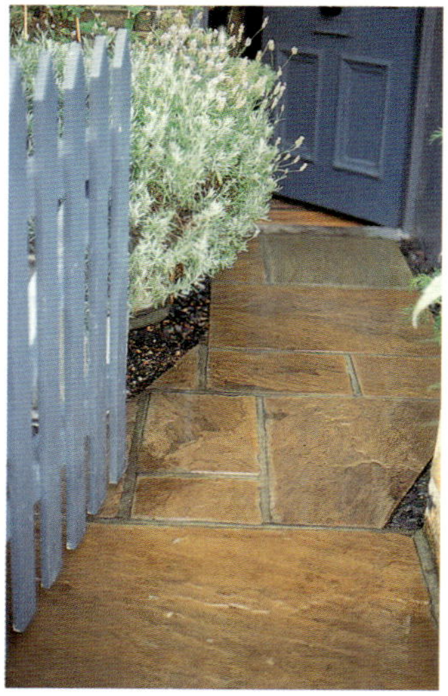

Vorgarten oder Einfahrt, Eingangsstufen und Haustür sind die Visitenkarte eines Hauses und zugleich der Punkt, an dem öffentlicher und privater Bereich sich berühren. Ob Sie gern zurückgezogen leben und darum lieber eine klare Grenze ziehen oder aber den Eingangsbereich einladend gestalten, das ist eine Grundsatzentscheidung.

Hinter der Eingangstür soll Ihr ideales Zuhause beginnen. Ist davon auch an der Haustür schon etwas zu erkennen? Versuchen Sie, eine Harmonie zwischen Außen und Innen herzustellen. Wer in einer kleinen Wohnung lebt, aber große Träume hat, braucht Strategien, um diese Kluft zu überbrücken. Wie wäre es mit einem frischen Anstrich in glänzendem Schwarz und edlen Türbeschlägen?

Auch im Feng Shui kommt der Haustür große Bedeutung zu, weil durch sie die Lebensenergie Ch'i in die Wohnung gelangt. Damit Glück und Wohlstand den Weg ins Haus und ins Leben finden, muss der Eingang ansprechend und leicht zugänglich sein. Ein frisch polierter Türgriff und gefegte Stufen sind schon ein guter Anfang, als Nächstes könnte eine schöne Außenbeleuchtung folgen.

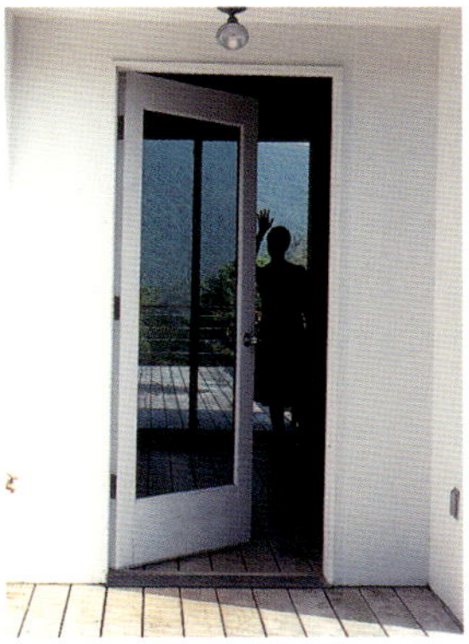

## Farben

Die Farbe der Haustür sagt viel über die Menschen aus, die dahinter leben:

**Naturholz** Unkomplizierte Lebenseinstellung

**Dunkelblau** Praktisch und führungsstark

**Schwarz** Ernsthaft und reserviert

**Weiß** Geordnet und perfektionistisch

**Gelb** Gesellig und temperamentvoll

**Pink** Fürsorglich und gastfreundlich

**Violett** Individualistisch

## Hausnummern

Der griechische Philosoph und Mathematiker Pythagoras war davon überzeugt, dass dem ganzen Universum eine mathematische Ordnung zugrunde liegt und dass die Ziffern von eins bis neun besonderen Einfluss auf die Menschen haben. Nach dieser Lehre kann sich also auch die Hausnummer auf unser Leben auswirken. Hat Ihr Haus eine mehrstellige Nummer, addieren Sie die Ziffern. Wohnen Sie in der Nummer 356, rechnen Sie also 3 + 5 + 6 = 14, danach 1 + 4 und kommen so auf die Zahl 5.

| Was verrät die Hausnummer? | |
|---|---|
| *1* | *Unter diesem Vorzeichen können Sie ein unabhängiges, individuelles Leben führen. Eventuell erwartet Sie in einem Lebensbereich eine Führungsposition.* |
| *2* | *Hier lebt es sich am besten in Gemeinschaft. Es fällt Ihnen leicht, Ihre Gefühle auszudrücken, doch ohne Partner fühlen Sie sich leicht einsam.* |
| *3* | *Das ideale Haus, um kreativ zu arbeiten, zu lernen oder Geselligkeit zu genießen. Auch Romantik hat hier eine gute Chance.* |
| *4* | *Eine gute Grundlage für das Zuhause einer Familie. Diese Zahl hilft auch dabei, Ordnung und Struktur ins Leben zu bringen.* |
| *5* | *Das perfekte Haus für Menschen, die sich von Routine eingeschränkt fühlen, die impulsiv sind und Abwechslung brauchen.* |
| *6* | *Ein Haus für Kinder und Tiere: Hier herrschen Liebe und Harmonie. Dissonanzen entstehen, wenn Besitz zu wichtig genommen wird.* |
| *7* | *Ein Haus, um sich zurückzuziehen und um zu lernen. Es können sich ein Hang zum Perfektionismus und eine Vorliebe für Eleganz einstellen.* |
| *8* | *Ein Haus für Zielstrebige, in dem positive Autorität und Respekt für das Gemeinwohl großen Stellenwert haben.* |
| *9* | *In diesem Haus lernt man Menschenkenntnis. Die Bewohner sollten sich auf Veränderungen und neue Erfahrungen einstellen.* |

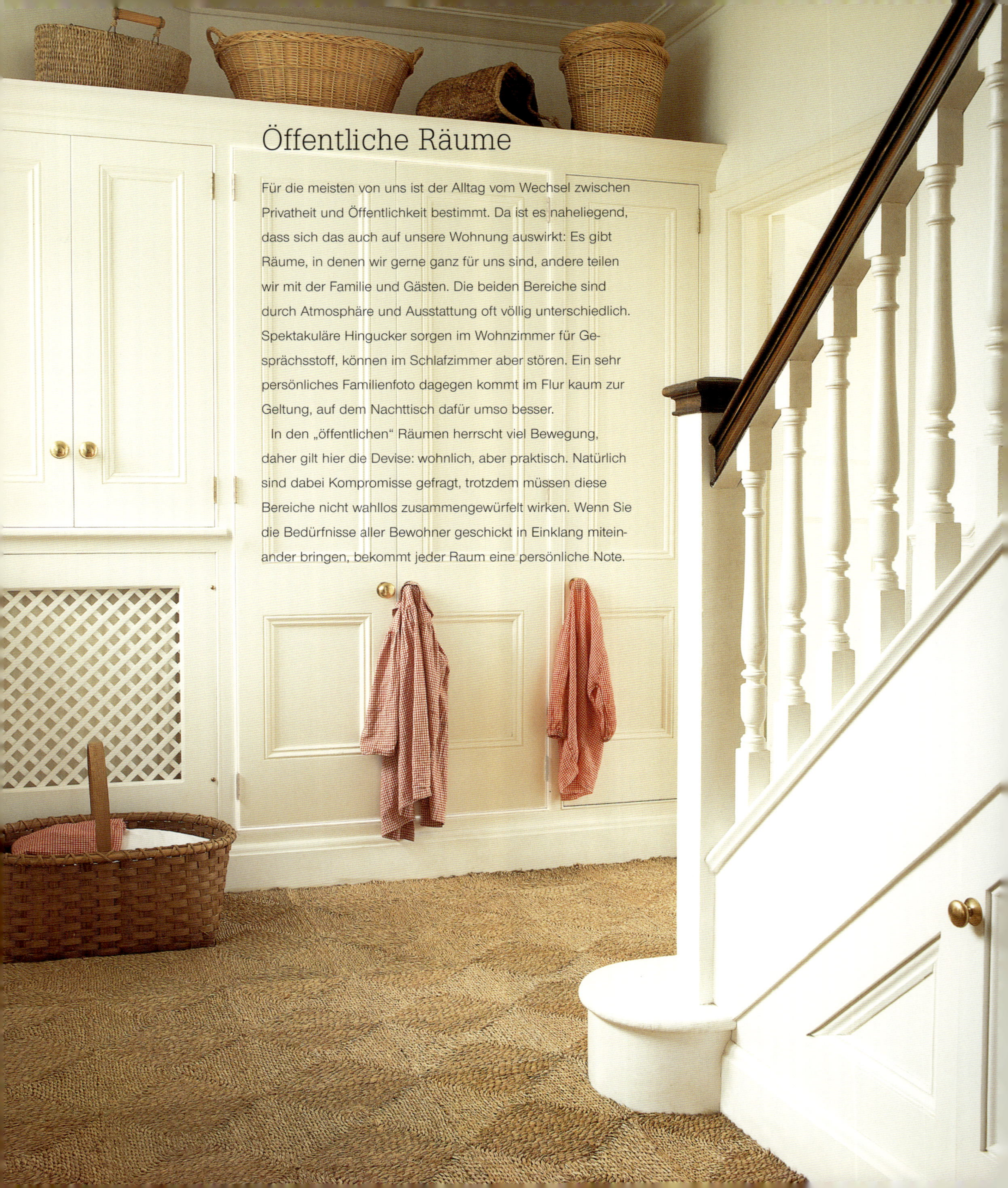

# Öffentliche Räume

Für die meisten von uns ist der Alltag vom Wechsel zwischen Privatheit und Öffentlichkeit bestimmt. Da ist es naheliegend, dass sich das auch auf unsere Wohnung auswirkt: Es gibt Räume, in denen wir gerne ganz für uns sind, andere teilen wir mit der Familie und Gästen. Die beiden Bereiche sind durch Atmosphäre und Ausstattung oft völlig unterschiedlich. Spektakuläre Hingucker sorgen im Wohnzimmer für Gesprächsstoff, können im Schlafzimmer aber stören. Ein sehr persönliches Familienfoto dagegen kommt im Flur kaum zur Geltung, auf dem Nachttisch dafür umso besser.

In den „öffentlichen" Räumen herrscht viel Bewegung, daher gilt hier die Devise: wohnlich, aber praktisch. Natürlich sind dabei Kompromisse gefragt, trotzdem müssen diese Bereiche nicht wahllos zusammengewürfelt wirken. Wenn Sie die Bedürfnisse aller Bewohner geschickt in Einklang miteinander bringen, bekommt jeder Raum eine persönliche Note.

## Der Eingangsbereich

Auch wenn es nur ein paar Quadratmeter sind: Der Bereich direkt hinter der Haustür verdient besondere Aufmerksamkeit. Schließlich müssen Sie ihn mehrmals am Tag passieren. Mit Ordnung, guter Beleuchtung, schönen Bildern und sorgfältig aufeinander abgestimmten Farben lässt sich eine warme, einladende Atmosphäre schaffen. Und auch Besucher, die nicht weiter ins Haus vordringen, bekommen so einen positiven Eindruck.

Vor allem zählt aber, dass die Haustür in erster Linie ein Verkehrsweg ist. Die ideale Dekoration ist pflegeleicht und behindert den Durchgang nicht. Gute Fußmatten draußen und drinnen halten den Schmutz in Grenzen.

Auch andere praktische Überlegungen zahlen sich aus, zum Beispiel eine Ablage für die ungeöffnete Post. Außerdem braucht man in unseren Breitengraden eine Garderobe und Platz für Schirme und Schuhe.

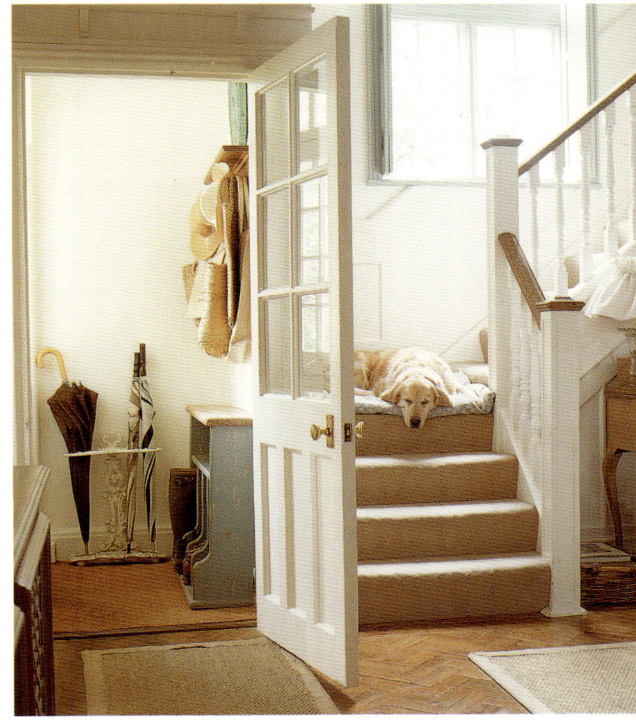

## Flure, Treppen und Treppenabsätze

Die sinnvolle Nutzung solcher Übergangsbereiche ist gar nicht so einfach. Ihre Funktion als Verbindungsweg zwischen den Räumen steht dabei aber immer im Vordergrund, darum sind hier strapazierfähige und pflegeleichte Materialien am besten. Für die Sicherheit sorgt eine gute Beleuchtung. Spielzeug, Zeitschriften und andere Kleinigkeiten, die sich gern auf Treppenabsätzen ansammeln, sind gefährliche Stolperfallen. Stellen Sie daher an beiden Enden der Treppe einen Korb auf, so ist es leichter, ganz nebenbei ein wenig aufzuräumen.

Zweckmäßig sollten die Verbindungsräume also sein, darum müssen sie aber nicht ungenutzt bleiben. Lange Wände bieten viel Platz für Bücherregale – vor allem für Taschenbücher, denn die müssen nicht tief sein –, und unter der Treppe lässt sich vielleicht ein Gäste-WC einbauen. Selbst die Treppenabsätze kann man noch als Bildergalerie oder Kompaktbibliothek nutzen. Um kleine Flure optisch zu vergrößern, bieten sich helle Wandfarben oder ein gut platzierter Spiegel an.

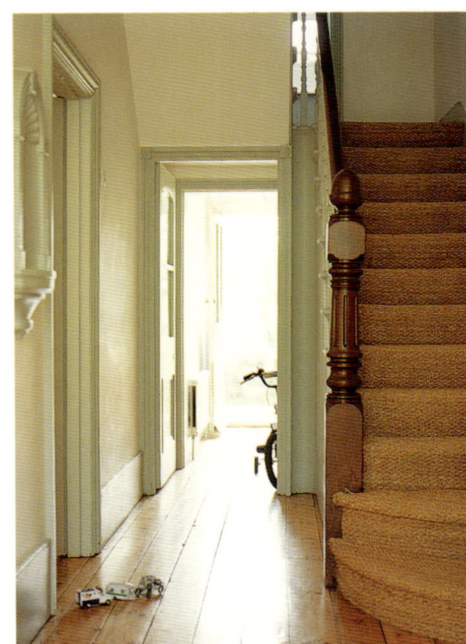

## Wohnzimmer

In vielen Wohnungen ist dieser Raum das Zentrum. Darum lohnt es sich, ihm besondere Sorgfalt zu widmen. Eine Herausforderung dabei ist, dass man hier Gäste empfängt, sich aber auch im ganz privaten Kreis darin entspannen will.

Dass sich viele Wohnzimmer unbehaglich anfühlen, liegt daran, dass entweder zu viele oder zu wenige Möbel darin stehen. Nehmen Sie Ihre Einrichtung einmal unter die Lupe. Der Fragenkatalog auf Seite 31 kann Ihnen dabei eine Orientierung geben. Schauen Sie sich auch genau an, ob die Möbel überhaupt gut zueinander passen. Mit Kissen und Überwürfen in gezielt gewählten Farben wird auch aus den unterschiedlichsten Möbeln eine harmonische Sitzgruppe.

Ein attraktiver Blickfang wie ein Kamin oder ein interessantes Bild bieten Gesprächsstoff und laden gleichzeitig zur stillen Betrachtung ein. Warmes, intimes Raumlicht schafft die richtige Atmosphäre für entspannte Geselligkeit. Die Lichtkegel gut platzierter Leselampen dagegen schaffen ruhige Inseln zum Zurückziehen.

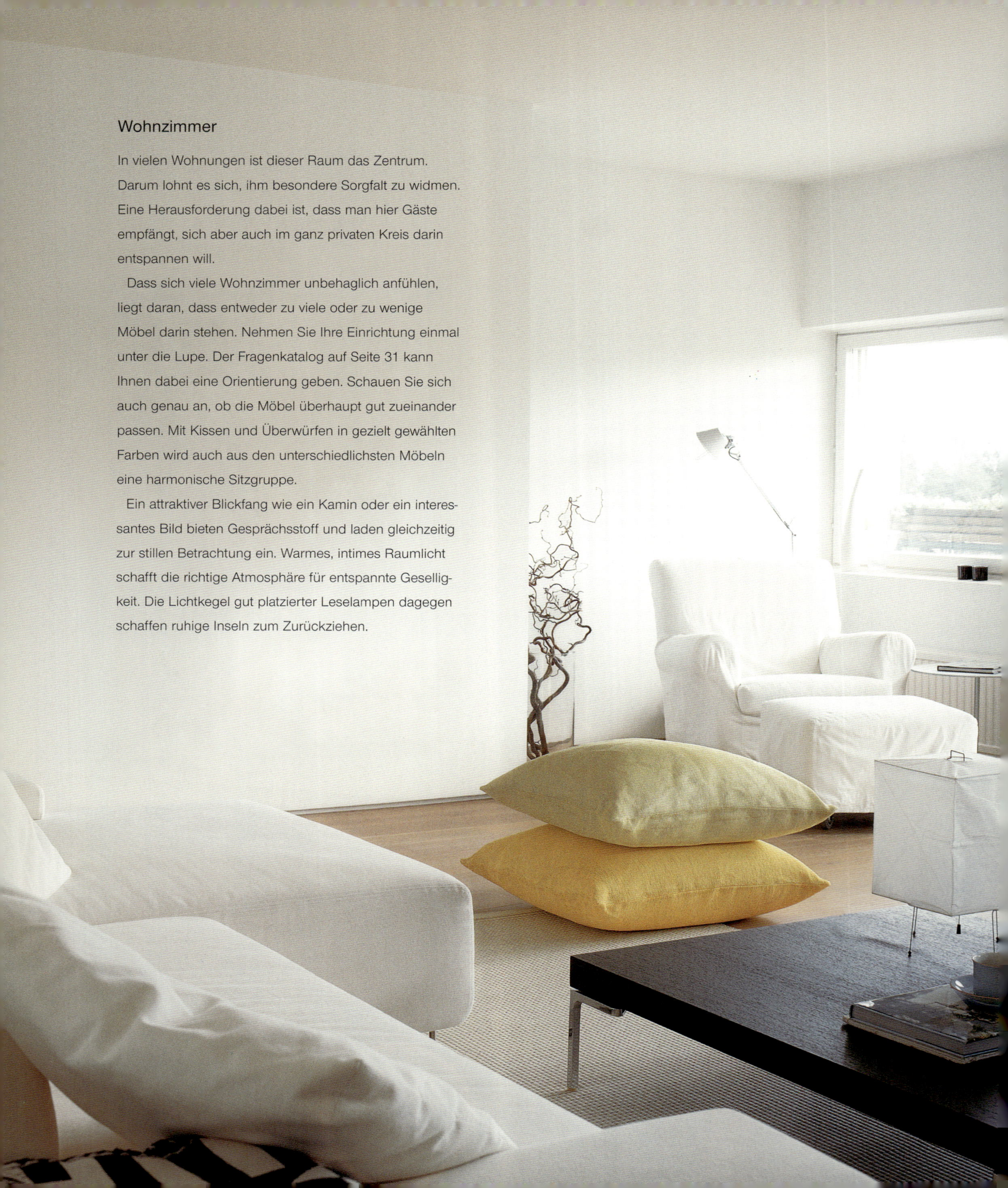

## Esszimmer

Weil große Wohnungen teuer sind, muss gerade das Esszimmer oft eine Doppelrolle als Arbeitszimmer spielen. Wenn sich aber die Unterlagen auf dem Esstisch stapeln, ist es höchste Zeit für durchdachte und zugleich wohnliche Stauraumlösungen.

## Küche

Ob cooler Edelstahl oder gemütlicher Landhausstil: In den meisten Haushalten setzt man sich auch zum zwanglosen Plaudern in der Küche zusammen. Weil die Küche aber vor allem zum Kochen und Lagern von Lebensmitteln dient, ist Zweckmäßigkeit hier ein wichtiges Stichwort. Oft gebrauchte Utensilien sollten immer griffbereit sein. Die Aufteilung der Schränke muss gut durchdacht sein, damit Sie keinen Platz verschenken. Wenn die Bewegungsabläufe zwischen Spüle, Herd und Arbeitsflächen unergonomisch sind, kann das sogar Anlass für eine komplett neue Einrichtung sein.

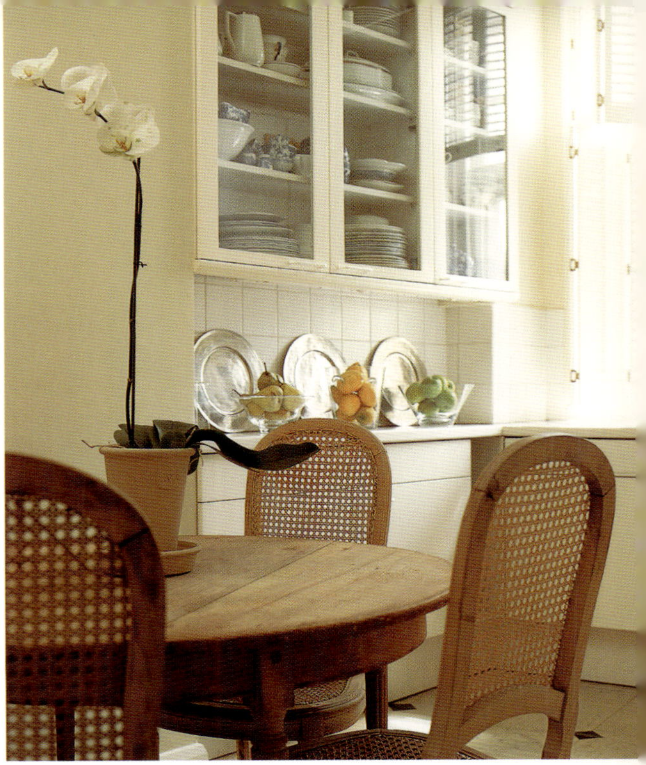

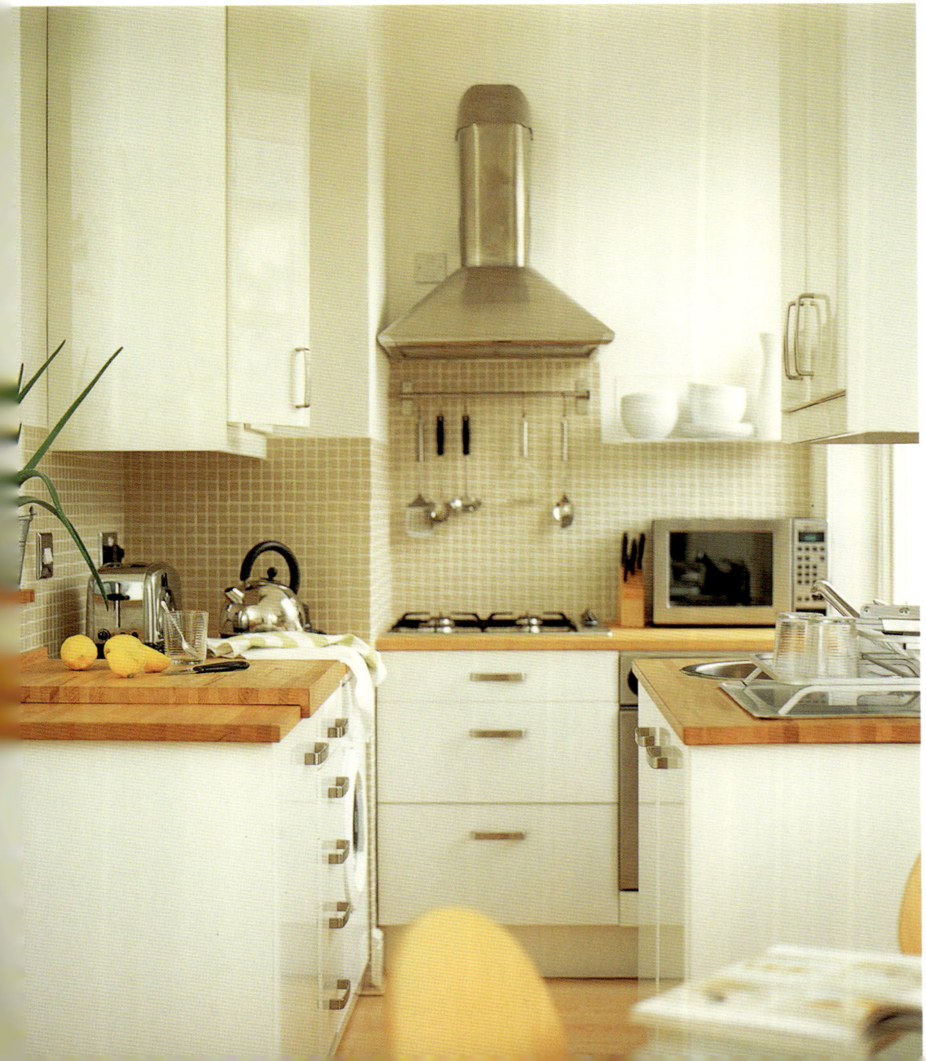

## Küchentipps

Eine behagliche Küche kann ein wichtiger Baustein für Ihr ideales Zuhause sein, aber in erster Linie ist sie ein Arbeitsraum. Achten Sie darauf, dass Sie nicht lange räumen müssen, um an Schneidebretter, Messer oder Rührschüsseln zu kommen, schließlich brauchen Sie diese Utensilien vermutlich am häufigsten. In einer Schublade unter dem Ofen können Backbleche und andere sperrige Dinge verschwinden. Haken für Pfannen oder Tassen unter den Hängeschränken schaffen Freiraum auf der Arbeitsfläche. Eine helle, blendfreie Beleuchtung sollte schon aus Sicherheitsgründen nicht fehlen. Und nicht zuletzt: Stellen Sie den Abfalleimer so auf, dass Sie ihn immer gut erreichen können, und wählen Sie einen Fußbodenbelag, der sich leicht sauberhalten lässt.

# Private Räume

In den privaten Räumen Ihrer Wohnung können Sie Ihre Phantasie spielen lassen und Ihre Träume ausleben. Was „man" tut oder was im Trend liegt, spielt hier keine Rolle. Der Privatbereich ist ein Rückzugsort, in dem nur Ihre eigenen Regeln gelten, denn hier zählen allein Ihre Entspannung und Ihr tiefes Wohlbehagen.

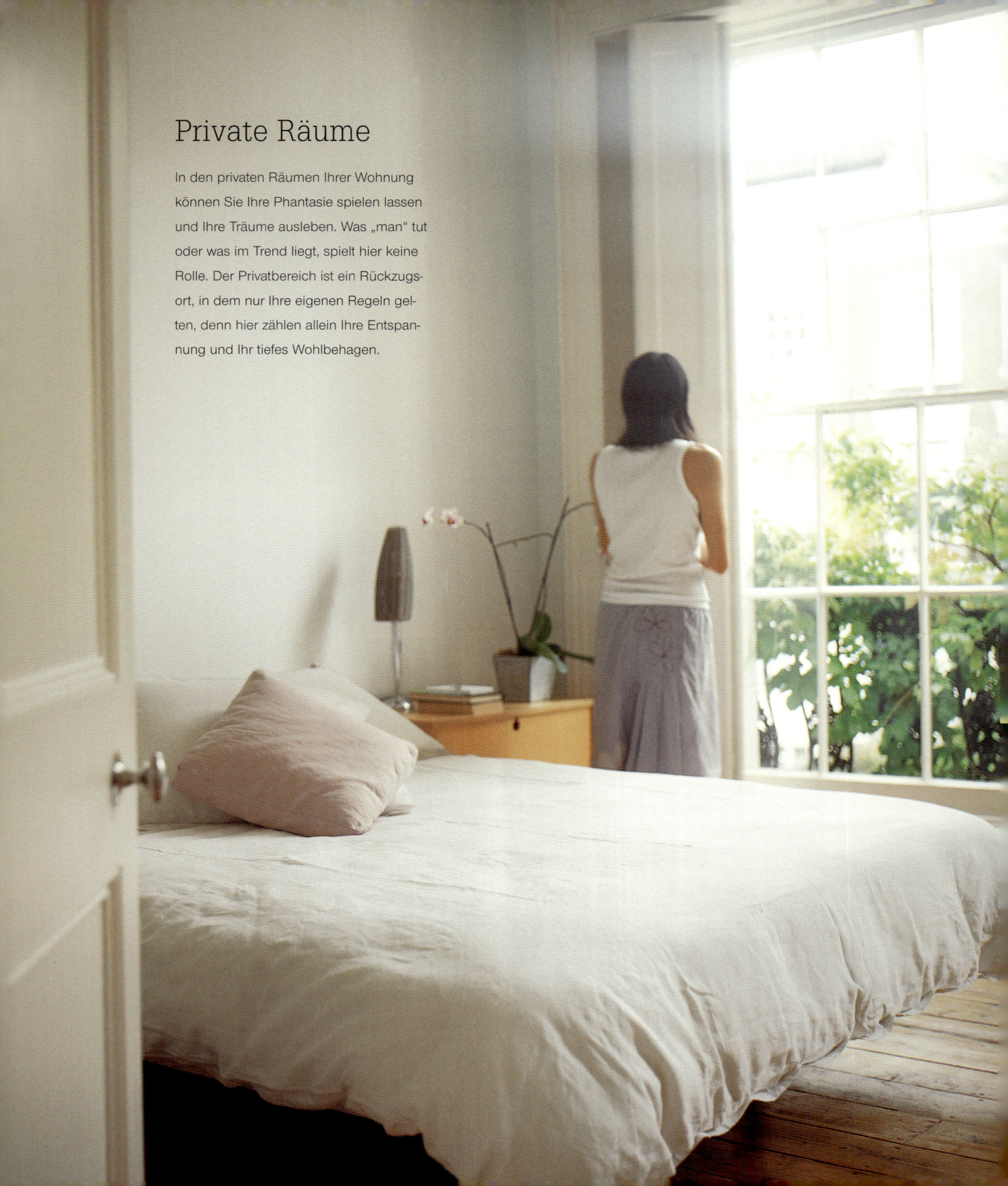

## Schlafzimmer

Ein Schlafzimmer, in dem man die Welt aussperren und völlig loslassen kann, ist ein Geschenk. Allerdings müssen hier meist auch Kleidung, Schuhe und andere persönliche Dinge untergebracht werden, also spielt durchdachter Stauraum eine wichtige Rolle.

Sparen Sie möglichst nicht am Bett – Sie verbringen darin ungefähr ein Drittel Ihres Lebens! Nehmen Sie sich beim Kauf viel Zeit zum Probeliegen. Und weil das Bett der Blickfang des Schlafzimmers ist, gönnen Sie sich auch noch schöne Bettwäsche.

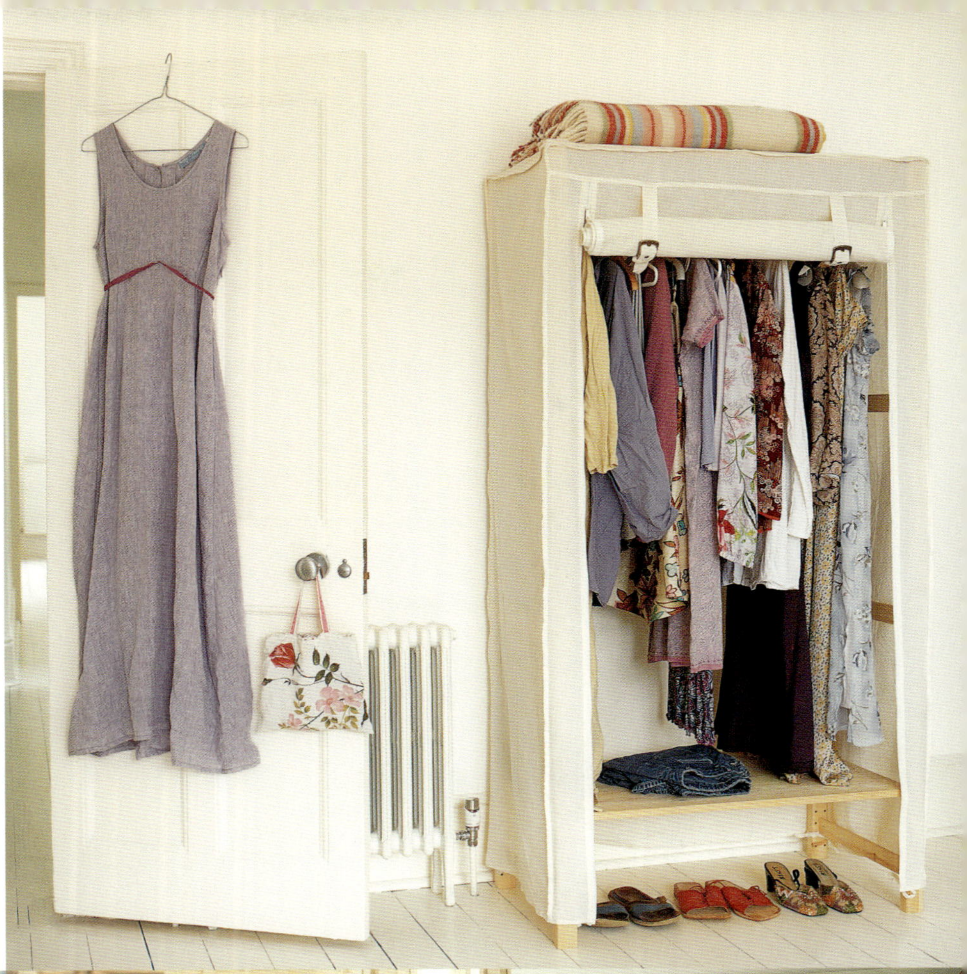

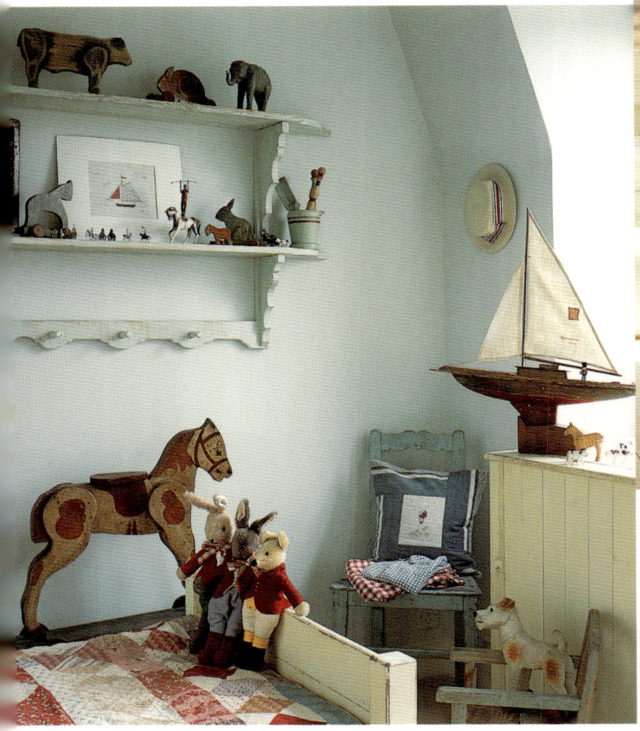

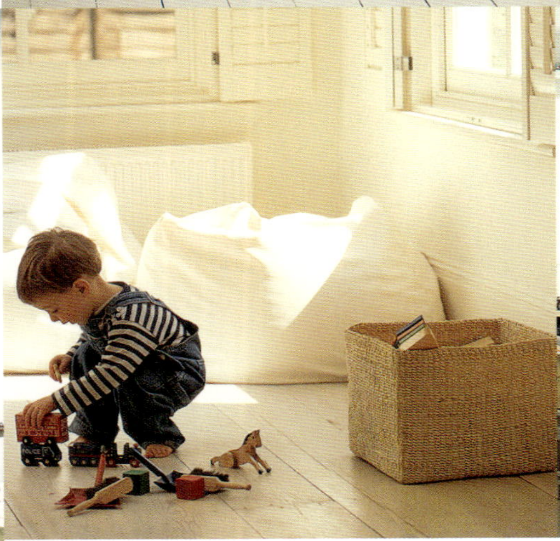

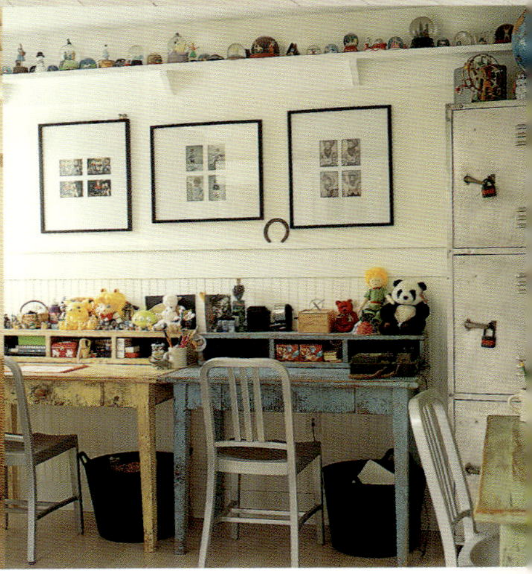

## Kinderzimmer

Kinder wollen in ihren Zimmern spielen, lernen und schlafen. Um das tägliche Spielzeugchaos in Schach zu halten, gibt es nur ein Rezept: reichlich praktischen Stauraum und konsequentes Aufräum-Training.

## Arbeitszimmer

Ein separater Arbeits- oder Hobbyraum ist eine feine Sache – vor allem, wenn Einrichtung und Aufteilung dazu beitragen, dass Sie ihn gerne benutzen. Das gilt natürlich auch für Arbeitsplätze, die in andere Räume integriert sind. Der Stuhl sollte die Wirbelsäule gut stützen, der Tisch braucht die richtige Höhe, damit der Rücken nicht belastet wird. Bei Büchern, Computerzubehör, Werkzeug oder sonstigen Untensilien beschränken Sie sich möglichst auf das Nötigste, um nicht die Übersicht zu verlieren. Je kleiner der Raum, desto sinnvoller ist eine Einrichtung nach dem Schiffskajüten-Prinzip: Jedes Ding hat seinen Platz. Für die meisten Hobbys gibt es übrigens passende Aufbewahrungskästen, Schubladenboxen oder Wandregale.

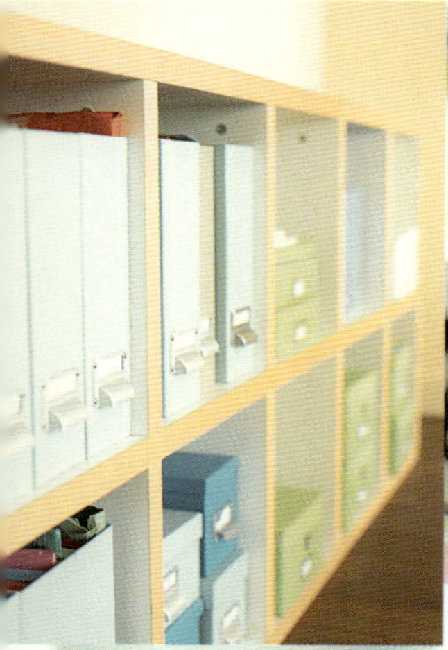

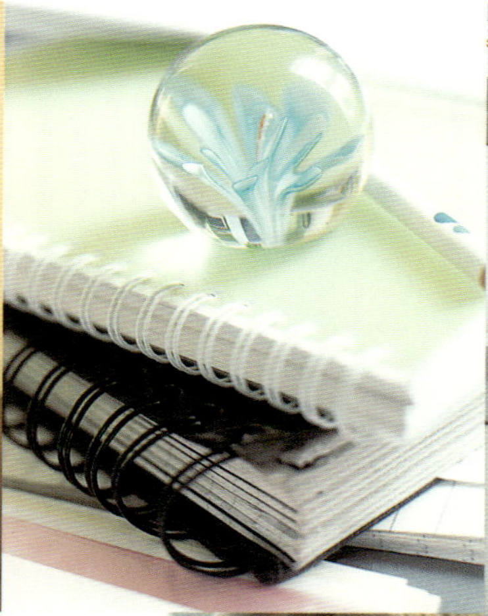

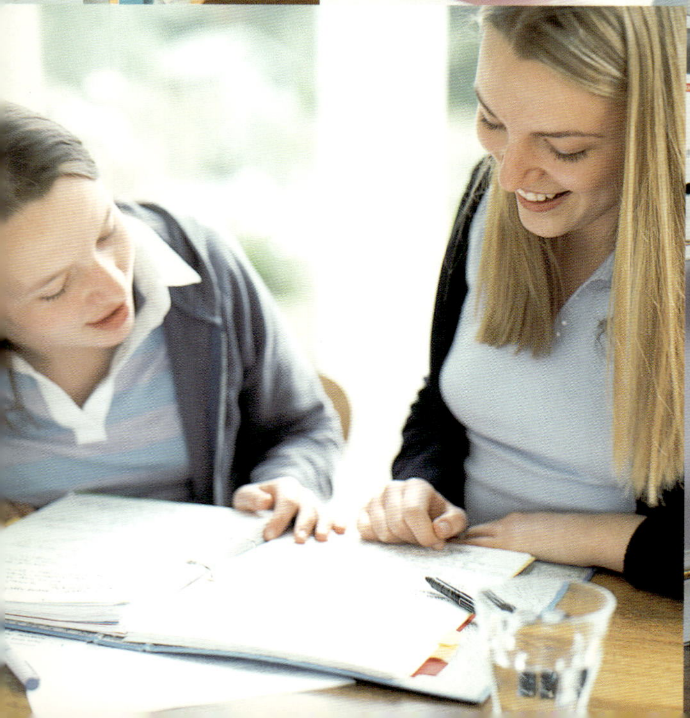

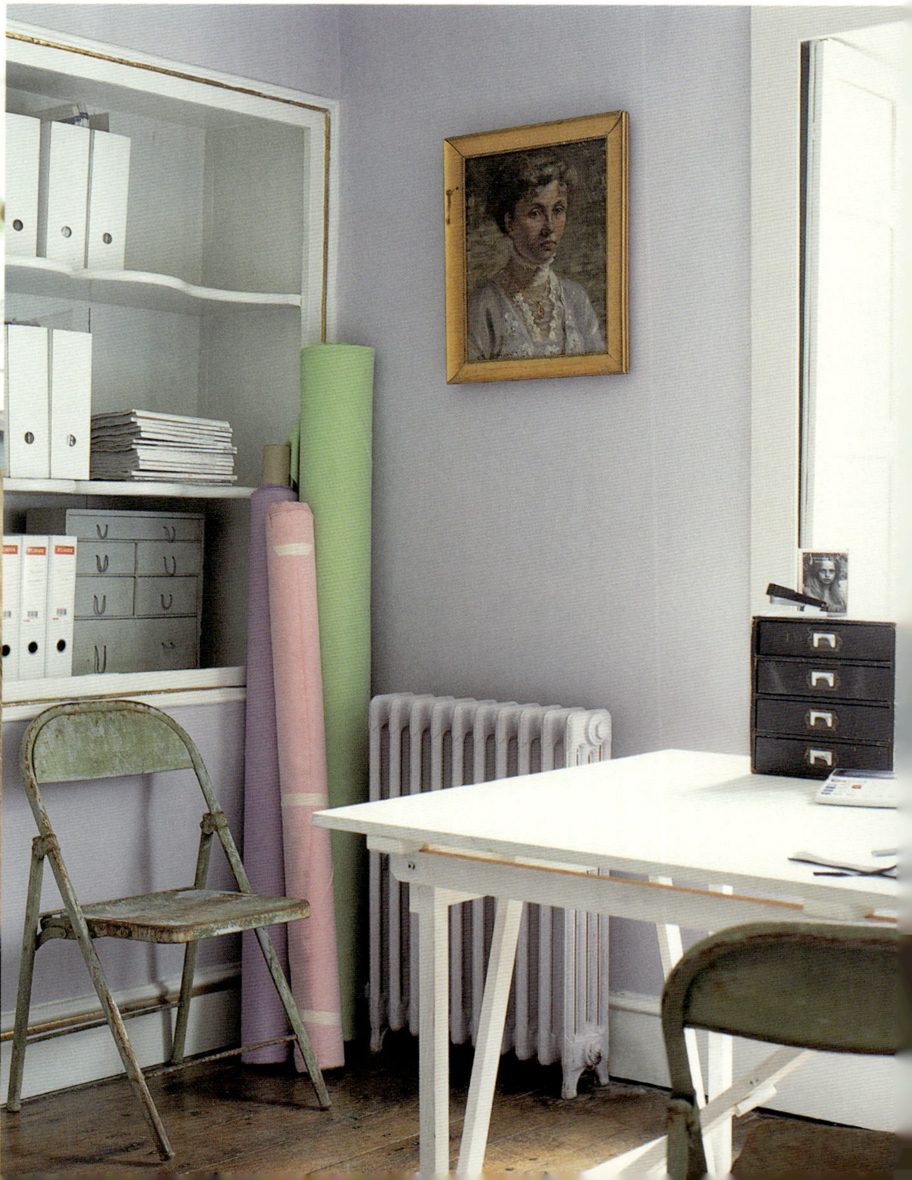

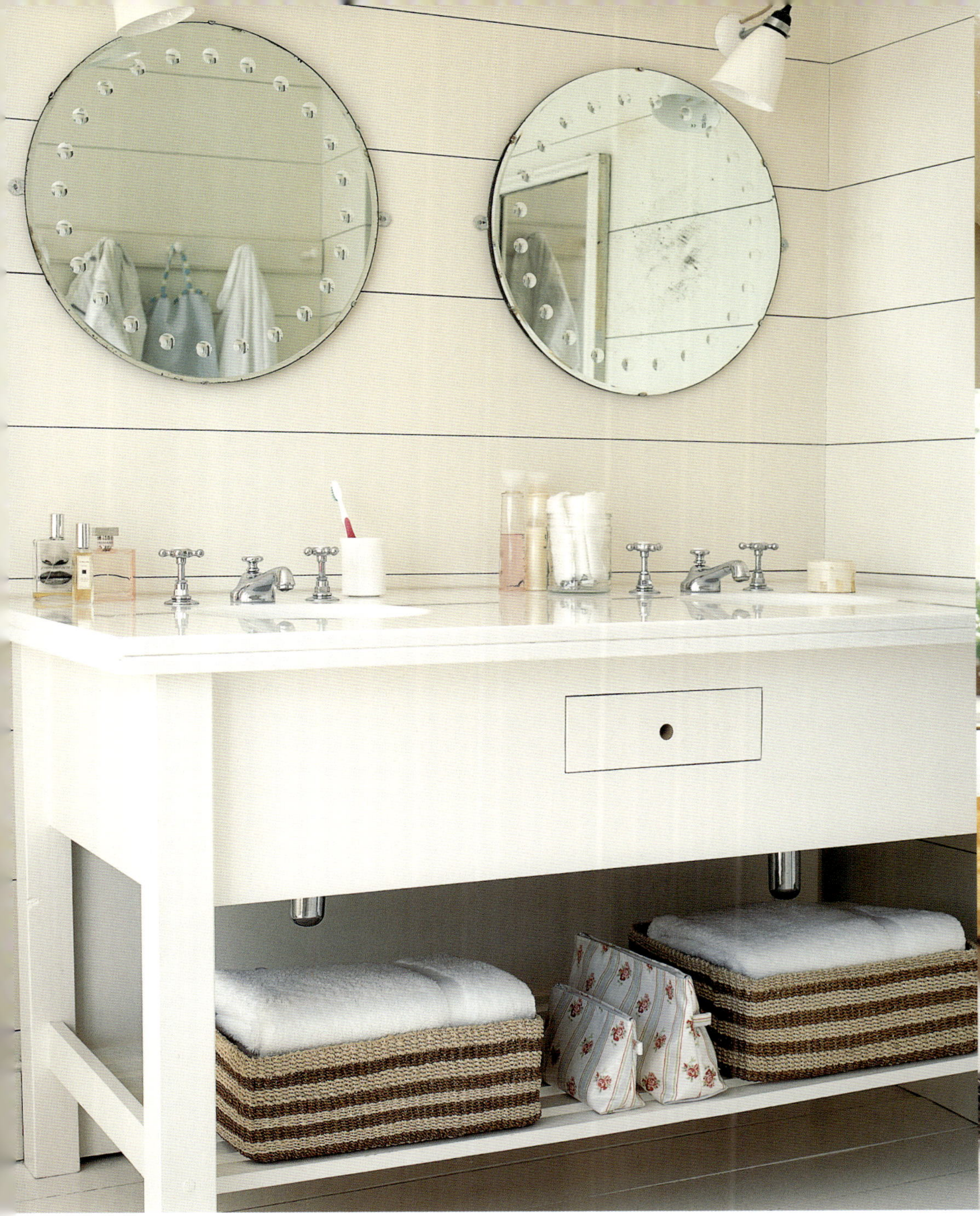

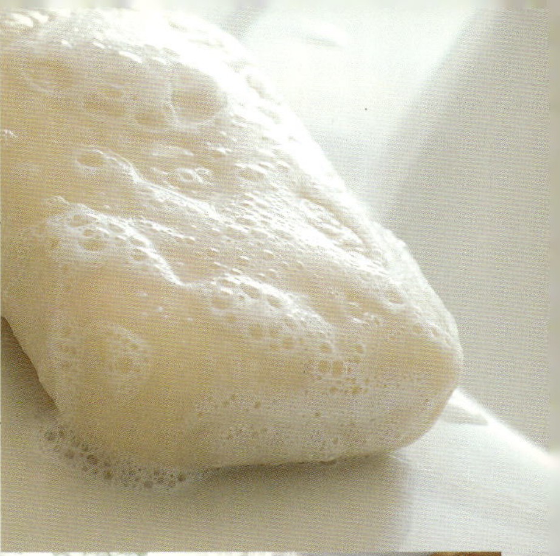

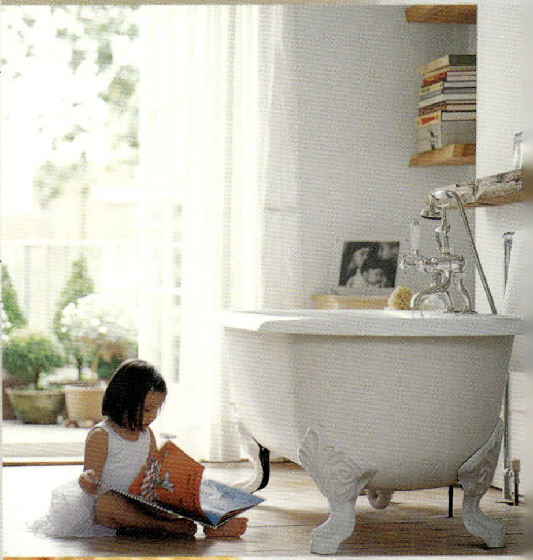

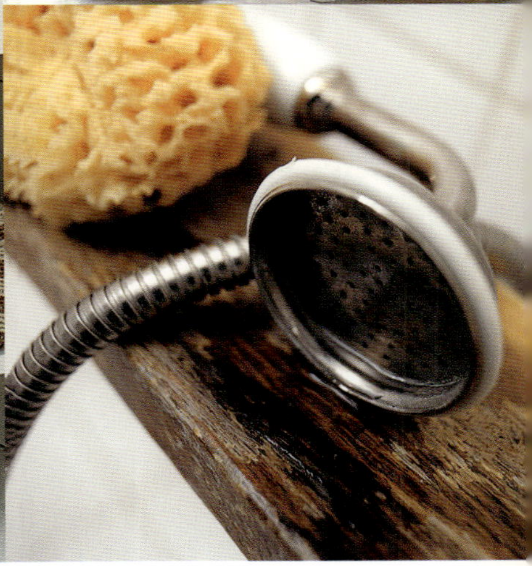

## Badezimmer

Nicht alle Bäder sind ganz privat. Betrachten Sie Ihres einmal mit den Augen eines Gastes. Ist es sauber und einladend? In größeren Haushalten herrscht morgens und abends im Bad oft Hochbetrieb. Absprachen zwischen den Benutzern können helfen, die Drängelei zu vermeiden. Wichtig ist auch, dass jeder einen Platz für seine persönlichen Dinge hat, damit sich das Kosmetik-Durcheinander in Grenzen hält.

# 10 Tipps, um gleich zu starten

Um aus einer Wohnung ein Refugium zum Wohlfühlen zu machen, sind Aufräumen und das Verstellen einiger Möbel ein guter Anfang. Aber es gibt noch weitere Strategien für mehr Lebensqualität. Hier finden Sie einige Tipps, wie Sie mit wenig Aufwand spürbare Resultate erzielen. Fangen Sie doch damit gleich an!

1 Tragen Sie eine positive Ausstrahlung nach außen, indem Sie den Eingangsbereich auf Hochglanz bringen. Eine schöne Kübelpflanze, ein Türkranz oder eine Ampel mit blühenden Blumen ist ein einladender Willkommensgruß.

2 Eine entspannende Raumatmosphäre entsteht auch dadurch, dass man sich frei bewegen kann, ohne eingeengt zu sein. Schauen Sie auf die Durchgangsbereiche der Wohnung und räumen Sie mögliche Hindernisse aus dem Weg.

3 Prüfen Sie die Möbel, die Sie, Ihre Familie und Ihre Gäste hauptsächlich benutzen, vor allem Sitzmöbel und Betten. Sind sie wirklich bequem? Könnte man sie behaglicher machen, vielleicht mit Kissen oder einer neuen Polsterung?

4 Setzen Sie schönen Erinnerungen und Gefühlen ein Denkmal. Eine Muschel von Ihrem Urlaubsstrand, das Gemälde mit einer vertrauten Landschaft oder ein Foto, das Sie in bester Laune zeigt – all dies enthält positive Kraft. Platzieren Sie solche Symbole an Ihrem Lieblingsplatz in der Wohnung und tanken Sie dort Energie.

5 Lassen Sie Ihre Wohnung jetzt gleich tief durchatmen. Öffnen Sie die Fenster, sorgen Sie für Durchzug. Außerdem können Sie Pflanzen aufstellen, damit verbessern sich die Raumluft und die Wohnatmosphäre spürbar. Sofern Ihr Herz nicht ausgesprochen daran hängt, vermeiden Sie zu Hause Yucca-Palmen; ihre pfeilförmige, fast aggressive Energieausstrahlung stört oft die Harmonie, besonders wenn der Raum nicht sehr groß ist.

6 Wenn Sie sich in Ihrer Wohnung umsehen: Wodurch könnten Sie sich das Leben leichter machen, was könnten Sie praktischer einrichten? Mehr Arbeitsfläche in der Küche kann zum Beispiel dafür sorgen, dass Sie Lust bekommen, mal wieder ein Menü für Ihre Freunde zu kochen. Oder Sie räumen das Wohnzimmer so um, dass oft Gebrauchtes schneller zur Hand ist. Und im Flur kann eine gut ausgerichtete Lichtquelle Wunder wirken.

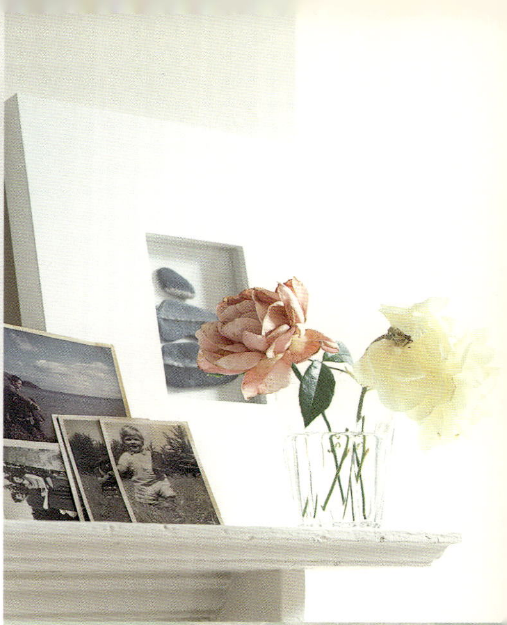

7 In welchen zwei Räumen halten Sie sich am meisten auf? Legen Sie für diese Zimmer einen positiven Blickfang fest. Als optisches Zentrum eignen sich Fenster, ein Kamin, das Bett oder ein Bild. Anschließend arrangieren Sie die Möbel um diesen Blickfang herum neu.

8 Trennen Sie sich von einem Gegenstand, den Sie nicht sonderlich mögen, der Ihnen aber täglich ins Auge fällt. Ein Stück Ballast über Bord zu werfen kann ungemein befreiend sein.

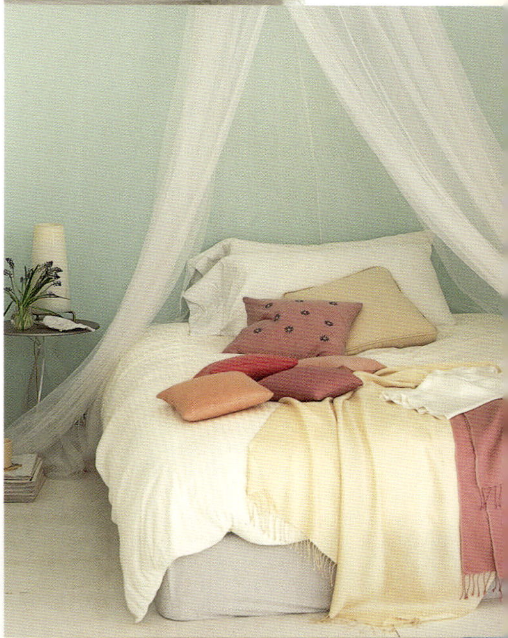

9 Es ist nicht so schwierig, der Wohnung ein persönliches Gesicht zu verleihen. Wählen Sie bestimmte Farben oder Objekte, mit denen Sie oder Ihre Mitbewohner sich identifizieren, so kann ein Teil Ihrer Persönlichkeit nach außen sichtbar werden.

10 Tun Sie etwas, das Ihnen rundum gut tut – dadurch versprühen Sie positive Stimmung im ganzen Haus. Das kann ein ausgiebiges Bad sein oder ein Abend mit Freunden in der Küche.

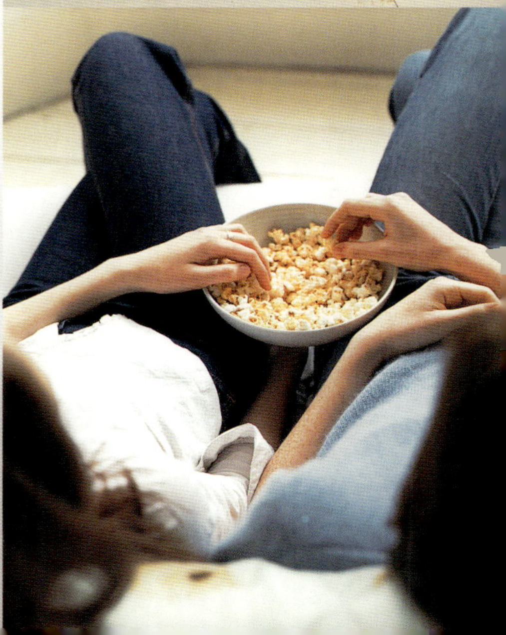

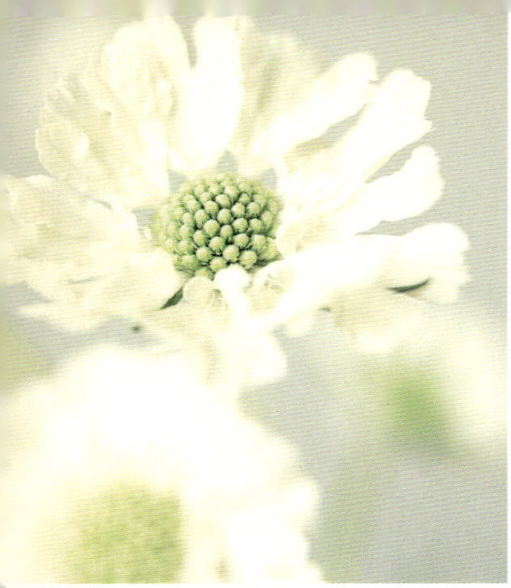
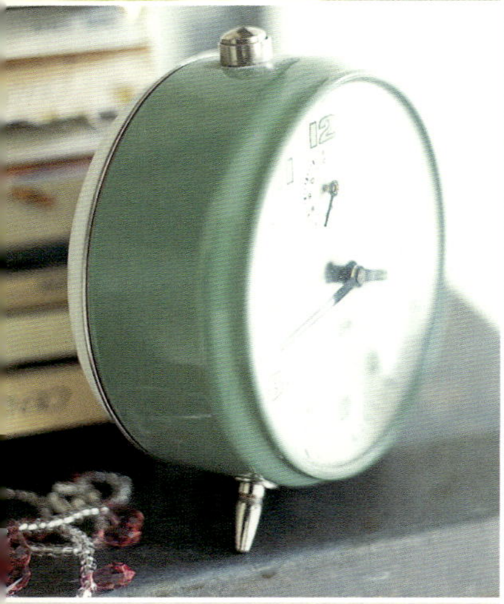
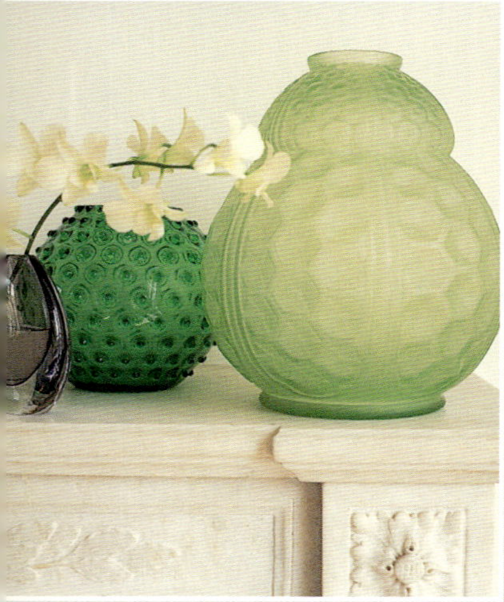
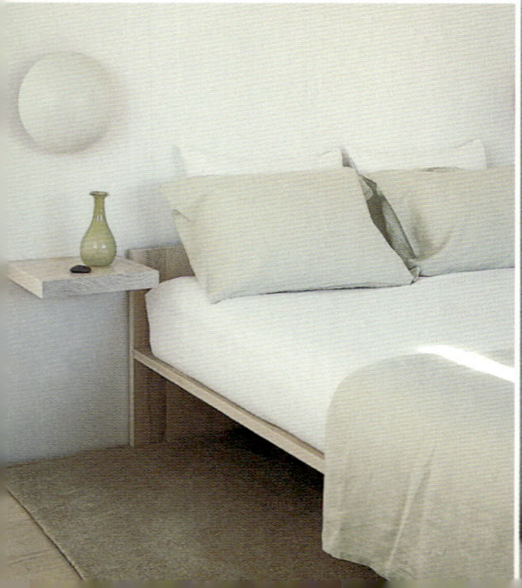
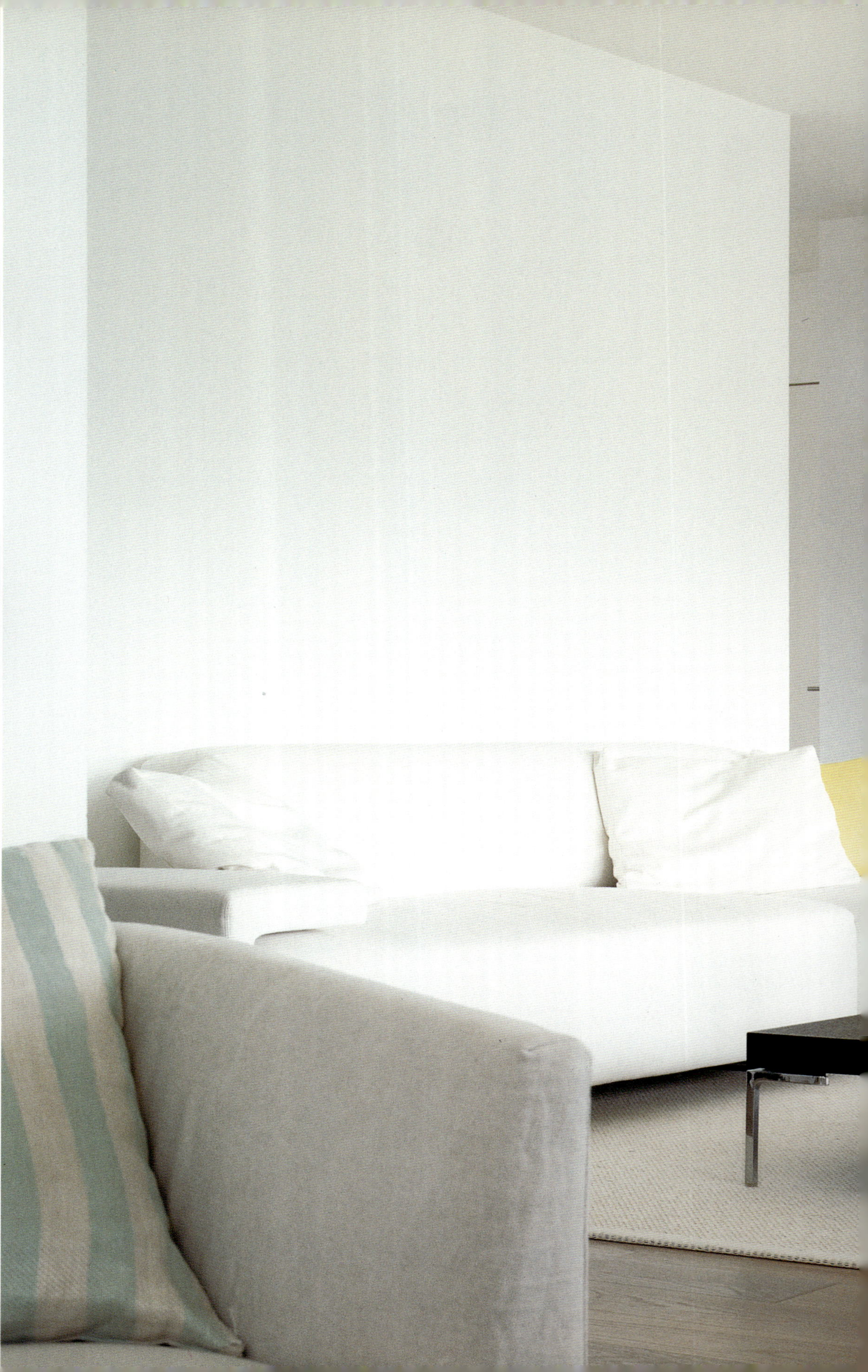

# Klare Verhältnisse

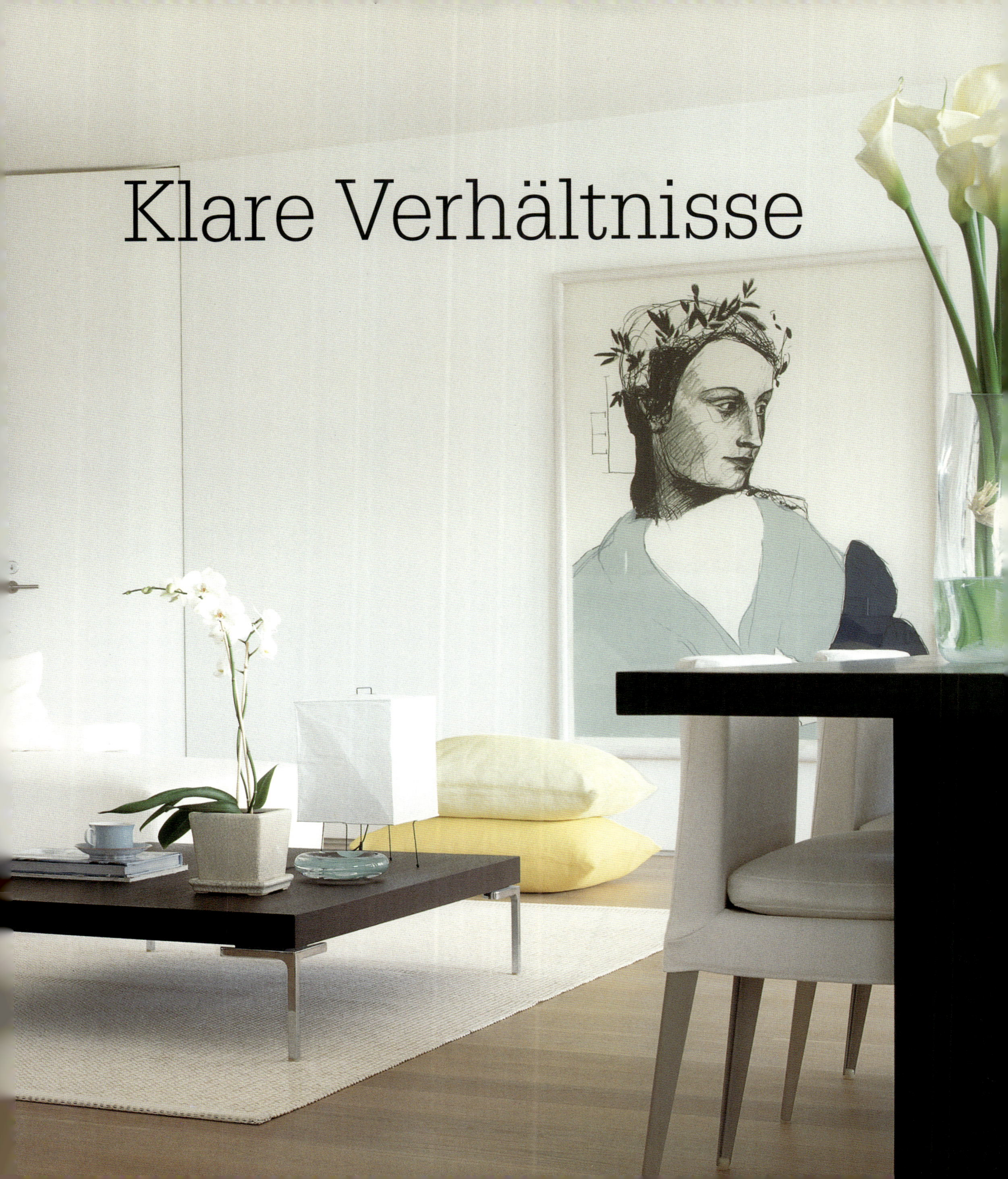

# Ordnung befreit

Eine Wohnung kann noch so schön dekoriert und eingerichtet sein – rundum wohl fühlt man sich erst, wenn der Alltag darin auch reibungslos abläuft. Dafür gibt es ein Rezept, das nüchtern klingt, aber Wunder wirkt: sichten, säubern, strukturieren.

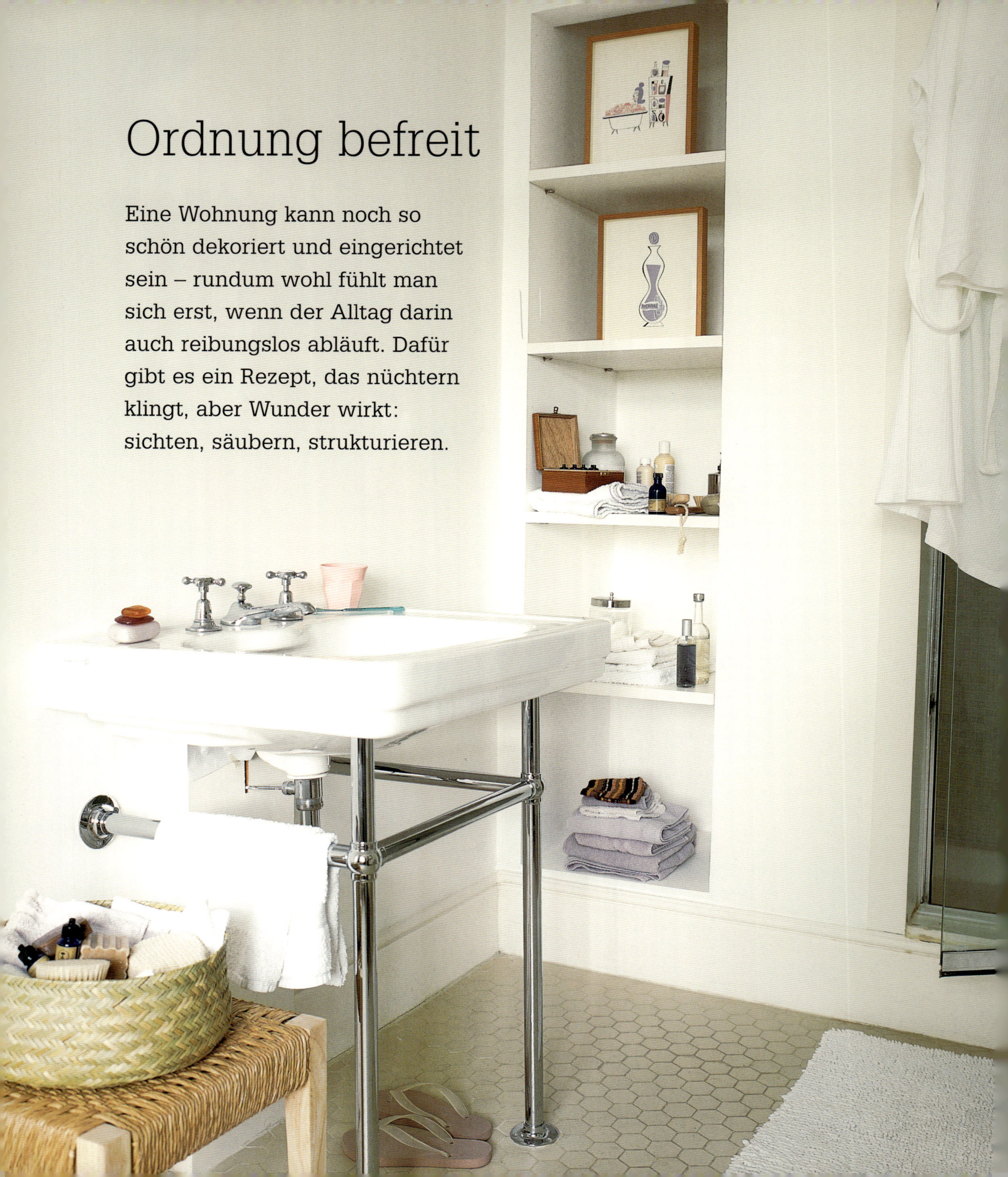

Den Dingen, die Sie in Ihr Leben holen, geben Sie ein Versprechen – dies ist ein Grundgedanke des Feng Shui. Die Pflanze erhält das Versprechen, gut gepflegt zu werden. Einem neuen Buch versprechen Sie, sich ihm mit Muße zu widmen, den teuren Joggingschuhen, sie zu benutzen. Liegen die Sachen dann unberührt herum oder stehen im Weg, erinnern sie uns immer wieder an unsere Versäumnisse, und so strahlen sie negative Energie aus. Darum spielen Ordnung und Reinheit im Feng Shui eine zentrale Rolle.

**Verschaffen Sie sich einen Überblick** Mit den Sachen, die wir besitzen und sammeln, kann es uns ganz ähnlich gehen wie mit Situationen, die Entscheidungen und Handlungen erfordern: Sie schaffen Blockaden oder verhindern die Orientierung und es entsteht Stress. Klare Verhältnisse dagegen und das Gefühl, die Dinge im Griff zu haben, verhelfen zu entspannter Gelassenheit. Schauen Sie sich alle Räume genau an und notieren Sie in Ihrem Wohn-Tagebuch, welche Bereiche Sie als ungeordnet oder unharmonisch empfinden.

**Befreien Sie sich von negativer Energie** Jeder Mensch verändert sich, und damit ändern sich auch seine Bedürfnisse. Besitztümer, die gestern noch wichtig waren, sind heute vielleicht überflüssig. Eine Bestandsaufnahme Ihrer Habseligkeiten ist also auch eine gute Gelegenheit, sich Ihren persönlichen Standort bewusst zu machen und Dinge loszulassen, an denen Ihnen nichts mehr liegt.

**Aufräumen und Ausmisten** hat auch ganz praktische Effekte: Weniger Ballast bedeutet mehr Platz. Ganz nebenbei erleichtern Sie sich damit die Hausarbeit. Denn wer viel besitzt, muss auch viel putzen. Hat einmal alles seinen Standort gefunden, ist es einfacher, die Ordnung zu bewahren, und der Haushalt ist leichter zu pflegen. Durch so etwas Altmodisches wie einen Putzplan sparen Sie sich die Mühe, Ihrer Wohnung immer wieder eine Grundreinigung zu verpassen.

**Öffnen Sie die Augen** Notieren Sie sich, durch welche Ihrer Gewohnheiten Unordnung entsteht, und überlegen Sie, wie Sie dem entgegenwirken können. So schaffen Sie neue Strukturen in Ihrem Haushalt – und es wird leichter, die Versprechen zu erfüllen, die Sie Ihrer Wohnung und all Ihren großen und kleinen Besitztümern gegeben haben.

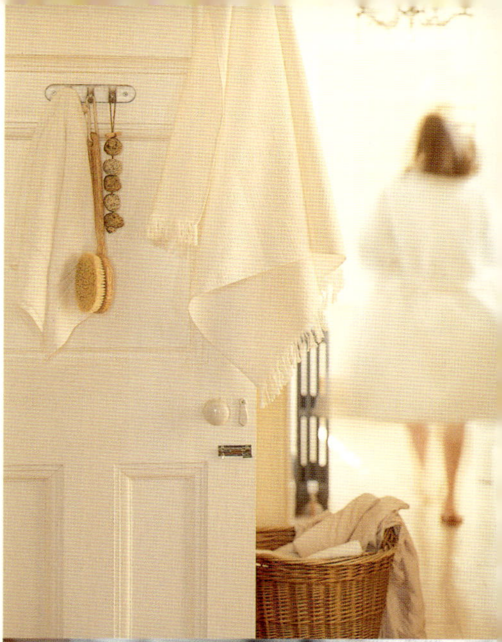

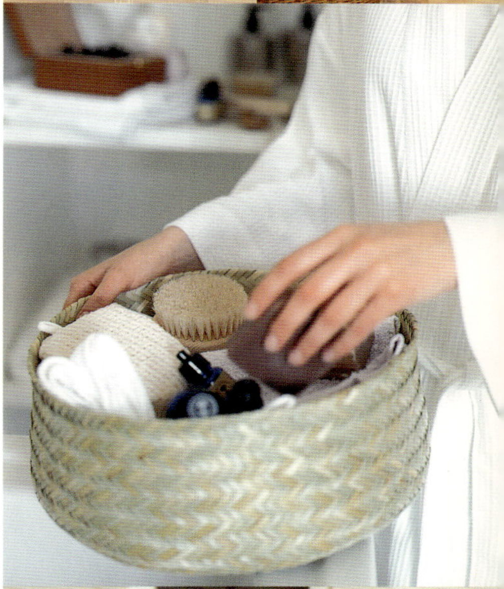

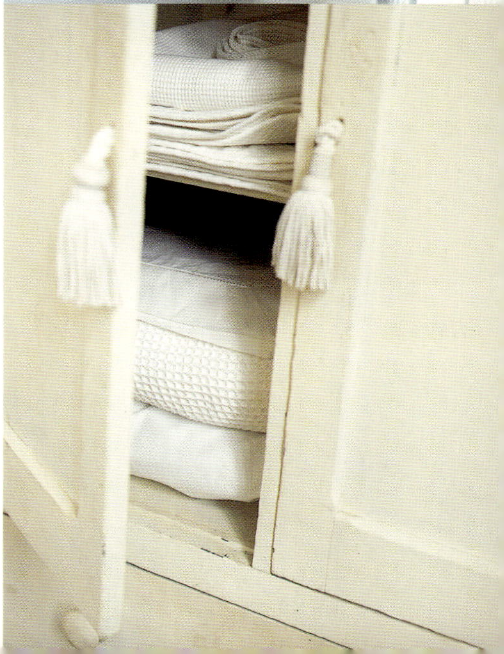

# Wer sind Sie?

Kaum jemand hat wirklich Spaß an der Hausarbeit. Wenn sie sich aber ständig wie ein Berg vor Ihnen auftürmt, dem sie sich nicht gewachsen fühlen, brauchen Sie vielleicht einen neuen Ansatz. Auf den nächsten Seiten sind ein paar Persönlichkeitstypen und die für sie charakteristischen Schwierigkeiten skizziert. Erkennen Sie sich wieder?

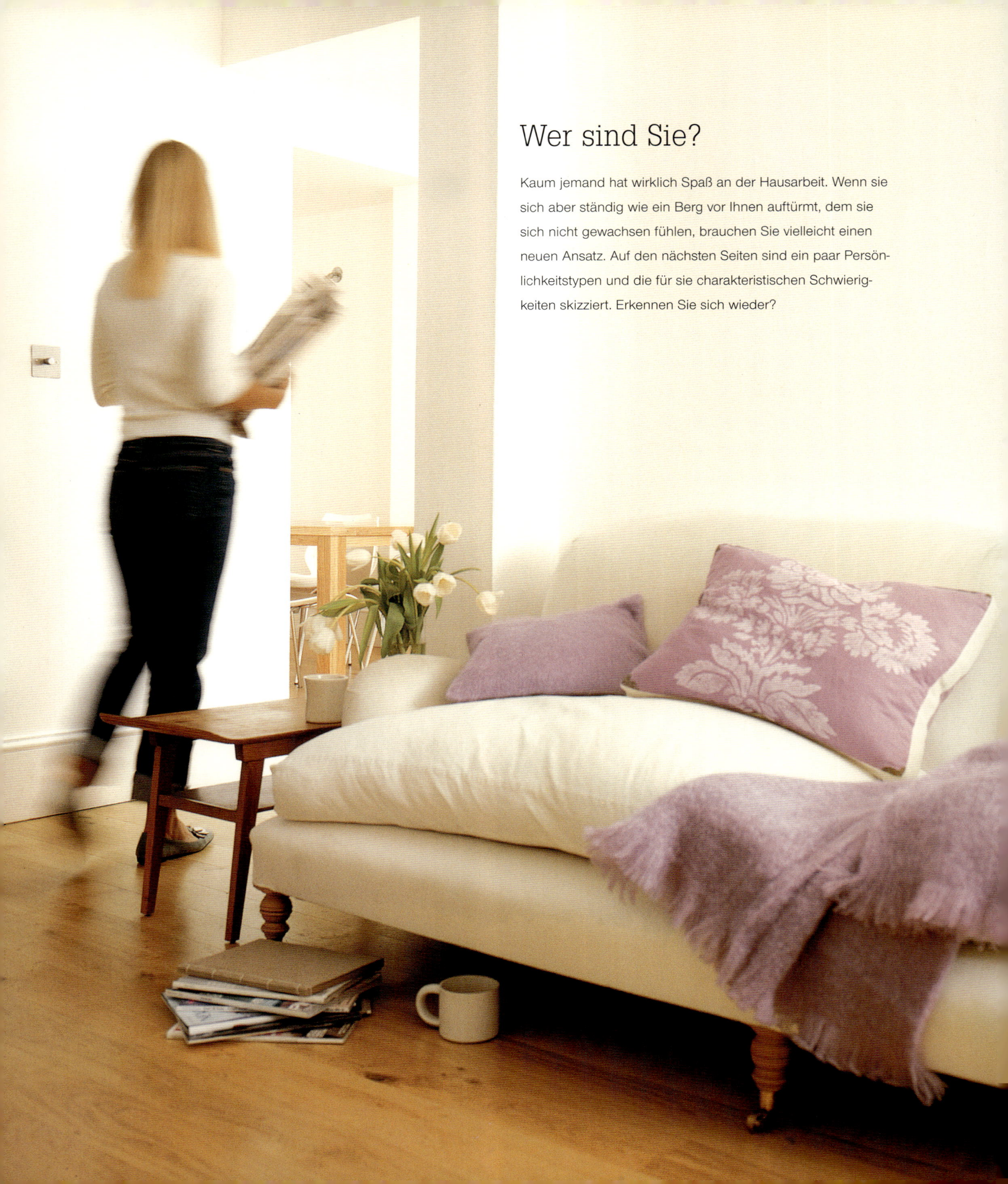

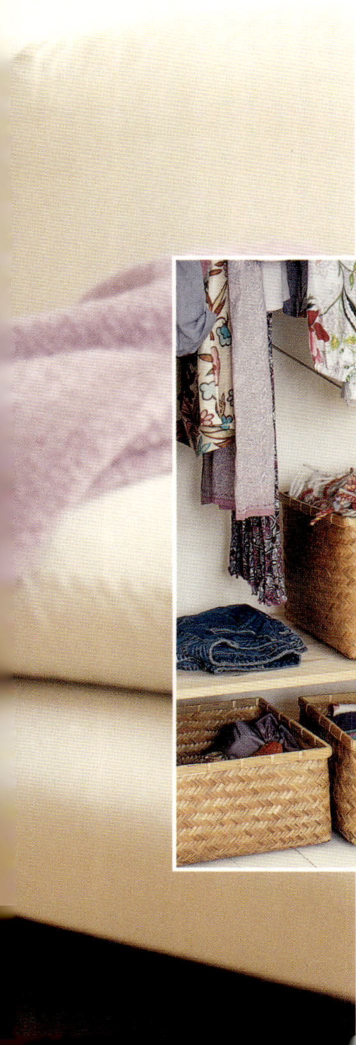

## Die Sammler

Der Lieblingssatz dieses Typs lautet: „Das kann man bestimmt irgendwann einmal gebrauchen!“ Schränke, Dachboden und Garage quellen über von Dingen, die dort aufbewahrt werden – „für alle Fälle“.

Tatsächlich kommen die meisten angesammelten Gegenstände dann doch nicht zum Einsatz, sondern brauchen einfach nur immer mehr Platz. In Notzeiten ist das Hamstern lebensnotwendig, aber sonst lässt sich heute fast alles überall und jederzeit beschaffen.

Das mehr oder weniger wahllose Sammeln raubt den Platz, den man für die Dinge braucht, die wirklich wichtig sind oder die man sich wünscht. „Hamster“ können sich mit gründlichem Sondieren einen Gefallen tun. Das heißt ja nicht, dass alles auf den Müll kommt – gut erhaltene Dinge lassen sich verkaufen oder verschenken, selbst Unbrauchbares erfüllt noch einen Zweck, wenn es recycelt wird.

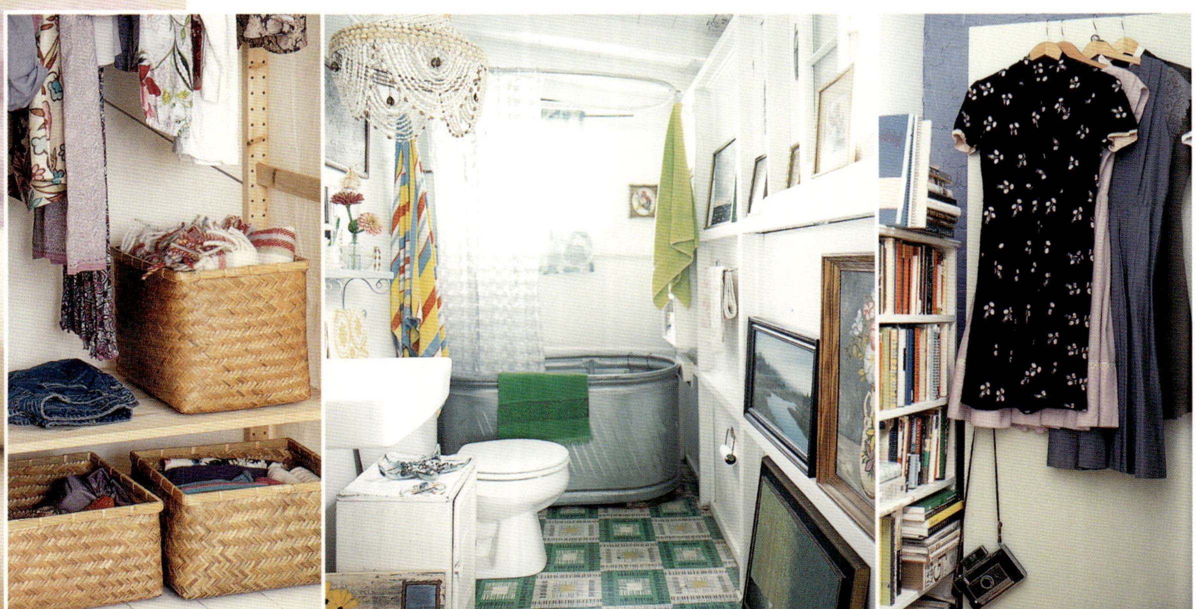

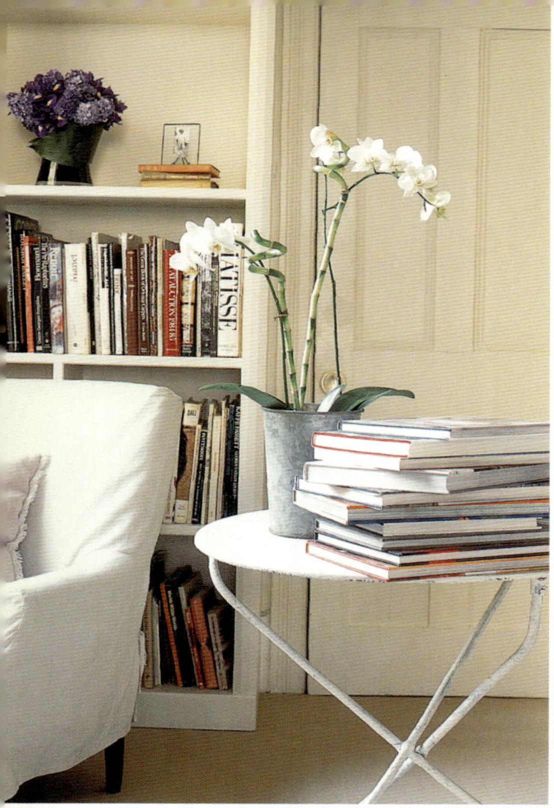

## Die Aufschieber

In der Wohnung des typischen Aufschiebers stapeln sich Papiere, Videos und Fotos und warten darauf, eines Tages abgelegt, sortiert oder eingeklebt zu werden. Es gibt die „perfektionistischen Aufschieber" und die „faulen Aufschieber". Der erste Typus vertagt die Aufgaben, bis er genug Zeit hat, um sie gründlich zu erledigen. Aber eigentlich gibt es nie genug Zeit – darum bleibt vieles liegen.

Jeder kennt aber wahrscheinlich auch den Impuls, aus purer Unlust Aufgaben liegen zu lassen und sich auf „morgen" herauszureden. Hartnäckige Unlust kann angesichts unbezahlter Rechnungen, unbeantworteter Briefe und Bergen von Bügelwäsche allerdings zum Problem werden.

Viele Menschen glauben, durch das Aufschieben Zeit für Angenehmeres zu gewinnen. Aber, so simpel das auch klingen mag: Jede Tätigkeit braucht Zeit, egal, wann man sie erledigt. Sind die unangenehmen Dinge aus dem Weg, kann man die Zeit danach ohne Druck im Nacken genießen – und das ist ein Gewinn an Lebensqualität. Fällt der Anfang etwas schwer, kann es sehr motivierend sein, wenn Freunde ihre Hilfe anbieten.

## Die Rebellen

Rebellen leben oft im Chaos zwischen verstreuten Kleidungsstücken im Schlafzimmer, leeren Pizza-Kartons in der Küche und einem Bad, das selten einen Putzlappen sieht. Sie empfinden einen tiefen Widerwillen gegenüber so langweiligen Tätigkeiten wie Abwaschen, Aufräumen oder Staubsaugen. Sie wollen sich keinen Regeln beugen, die sie nicht selbst aufgestellt haben.

Ob sie nun dazu erzogen wurden, gesellschaftliche Normen zu hinterfragen, oder gerade streng zur Ordnung angehalten wurden und sich noch immer dagegen wehren: Rebellen stehen sich in puncto Ordnung meist selbst im Weg.

Natürlich geht es nicht darum, zu tun, was „man" tut, sondern darum, wie jeder sich selbst in seiner Wohnung verwirklichen möchte. Dafür braucht man Zeit und Platz, und um diesen Freiraum zu schaffen, lohnt es sich, sinnvolle Alltagsroutinen zu entwickeln.

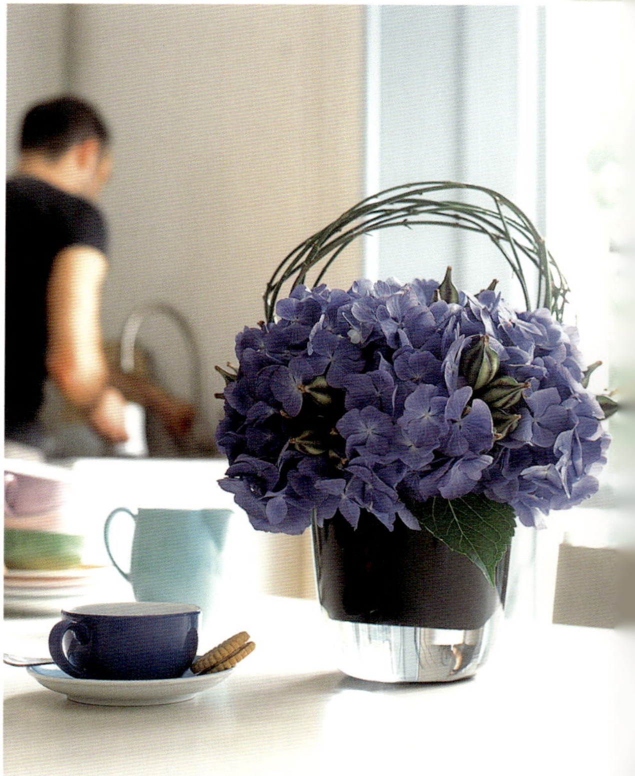

## Die Sentimentalen

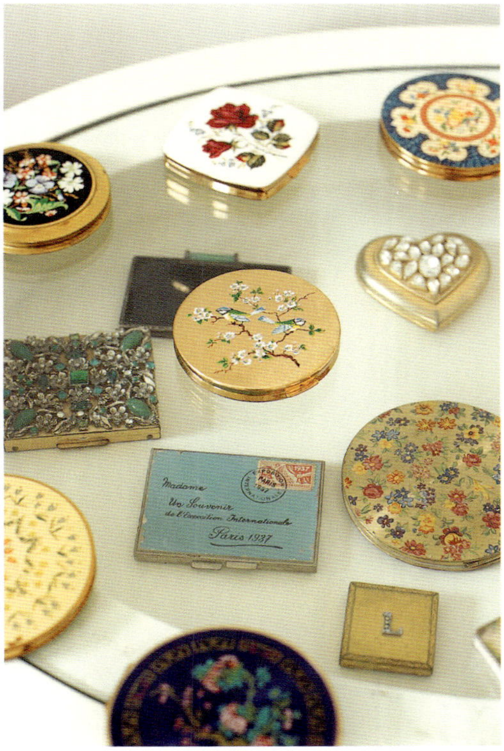

Die Wohnung dieses Typs quillt über von Briefen, Karten, Plüschtieren, Souvenirs und anderen sentimentalen Erinnerungsstücken. Mit der Vergangenheit ist ein Glücksgefühl verbunden, und jedes aufbewahrte Stück wird zum Symbol dafür. So leben diese Menschen in einem Museum des Gedenkens und fürchten, die Erinnerung könnte ihnen entgleiten, wenn sie sich von ihren greifbaren Belegen trennen. Ob alte Schulhefte oder vergilbte Urlaubskarten: Alles wird aufbewahrt, aber kaum jemals wieder angeschaut.

Es kann ein längerer Prozess sein, sich darüber klar zu werden, dass viele Erinnerungen von Gegenständen unabhängig sind. Natürlich haben manche Souvenirs besonderen ideellen Wert, etwa der erste Liebesbrief oder das Foto der Großmutter. Aber man muss auch nicht alles aufbewahren. Vielleicht reichen zwei Exemplare aus der großen Truhe mit Plüschtieren und eine kleine Sammlung von Kinderzeichnungen anstatt einer dicken Mappe. Es kann hilfreich sein, die Vergangenheit hinter sich zu lassen, im Jetzt zu leben und Platz für Erinnerungen an Erlebnisse zu schaffen, die die Zukunft noch bereithält.

## Mein Wohn-Tagebuch

Es gibt immer Gründe, warum etwas nicht fertig geworden ist oder ein Plan nicht umgesetzt wurde. Notieren Sie sich ein paar Stichworte zu Ihrer persönlichen Stolperfalle:

> Zu viele Pläne auf einmal

> Keine klaren Ziel- und Zeitvorstellungen

> Zu wenig Zeit

> Neue Prioritäten auf halbem Wege

> Fehlende Hilfsmittel für die Durchführung, z. B. Aufbewahrungskästen

> Kein anhaltendes Interesse am Vorhaben

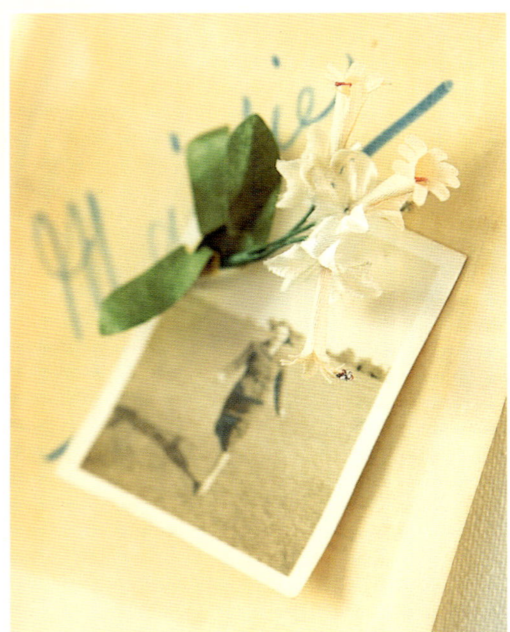

# Struktur

Ein geordnetes, strukturiertes Leben ist eine bewusste Entscheidung. Finden Sie heraus, welche Ihrer Gewohnheiten Unordnung verursachen – aber seien Sie nachsichtig mit sich, wenn Sie ab und zu die Zahnpastatube offen lassen oder die Kaffeetasse morgens am Bett stehen bleibt. Eine Veränderung, die Sie sich wünschen, können Sie leichter umsetzen, wenn Sie sich nicht dazu zwingen müssen.

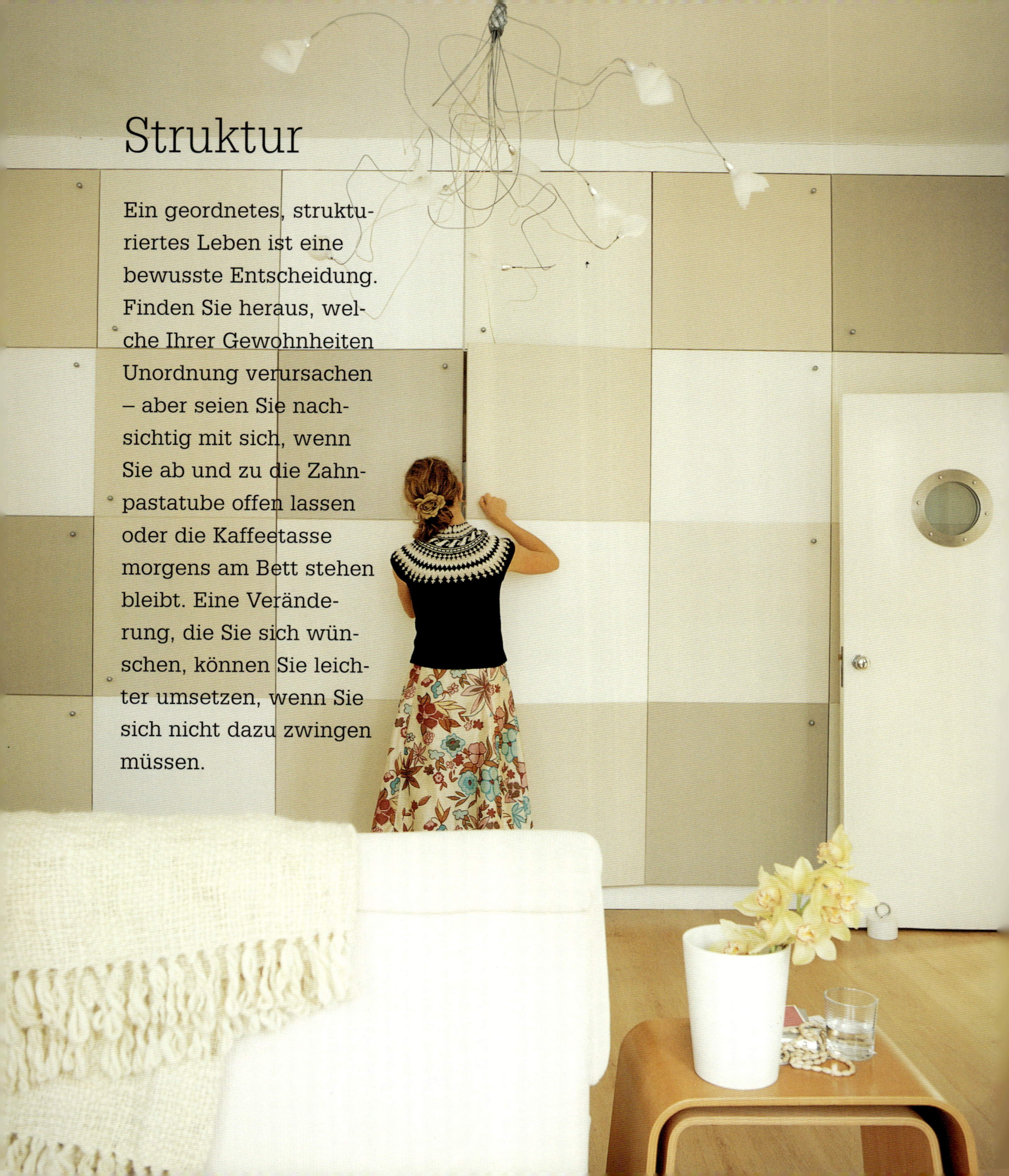

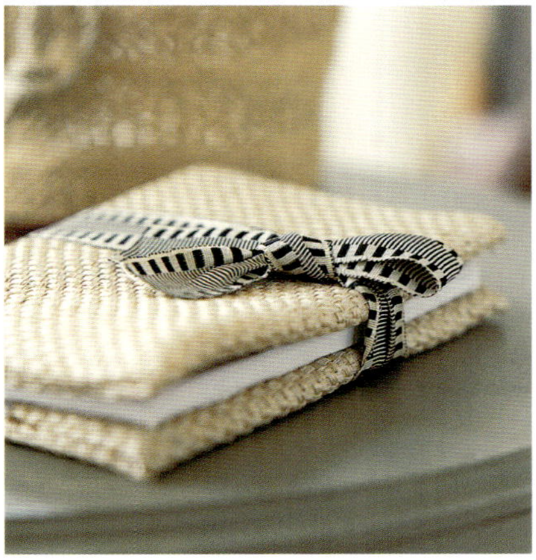

Stellen Sie in Ihrem Wohn-Tagebuch eine Liste der Bereiche zusammen, in denen Unordnung herrscht, und überlegen Sie, wie Sie Abhilfe schaffen können. Hier sind ein paar Stichworte, die Ihnen vielleicht dabei helfen.

**Krimskrams** Ein Stoß Postwurfsendungen, ein Fehlkauf, ein ungeliebtes Geschenk – auf all das können Sie getrost verzichten. Die Kunst besteht darin, unnötigen Ballast zu erkennen und sich möglichst gar nicht erst davon überrollen zu lassen.

**Zeitbewusstsein** Fast alles lässt sich ersetzen – nur nicht Ihre Zeit. Wenn es Ihnen schwer fällt, sich von Unnützem zu trennen, überlegen Sie, wie viel Zeit Sie mit Aufräumen verbringen oder wie oft Sie Dinge säubern, die letztlich gar keine Rolle in Ihrem Leben spielen.

**Problemzonen** An bestimmten Plätzen türmen sich Bücher, Zeitschriften, Kleidungsstücke und Papiere wie von selbst auf. Fangen Sie hier an aufzuräumen. So haben Sie schnell ein Erfolgserlebnis und spüren die positive Wirkung auf die Atmosphäre sofort. Umso mehr Lust bekommen Sie dann, auch schwierigere Chaosecken anzupacken.

**Vorbereitung** Bevor Sie anfangen, legen Sie sich alles bereit, was Sie vielleicht brauchen, dann können Sie ganz bei der Sache bleiben: Kisten und Plastikbeutel, um manches zu verstauen oder wegzuwerfen, Klebeetiketten und Stifte, um den Überblick zu bewahren.

**Etappenziele** Nehmen Sie sich nicht zu viel auf einmal vor! Und gönnen Sie sich zwischendurch ausreichende Pausen. So halten Sie besser durch und können Ihr Ziel erreichen, ohne völlig ausgepowert zu sein.

**Vorbeugung** Wenn Sie eine befriedigende Grundordnung in die Wohnung gebracht haben, nehmen Sie sich jeden Tag 5–10 Minuten Zeit, um benutzte Sachen wieder wegzuräumen oder Überflüssiges auszusortieren. Dann sammelt sich kein einschüchternder Berg mehr an, und Sie sparen viel Zeit.

**Reparaturen** Defekte Dinge haben negative Energie. Ob angestoßene Tassen oder eine quietschende Schranktür: Schieben Sie kleinere Reparaturen nicht zu lange vor sich her.

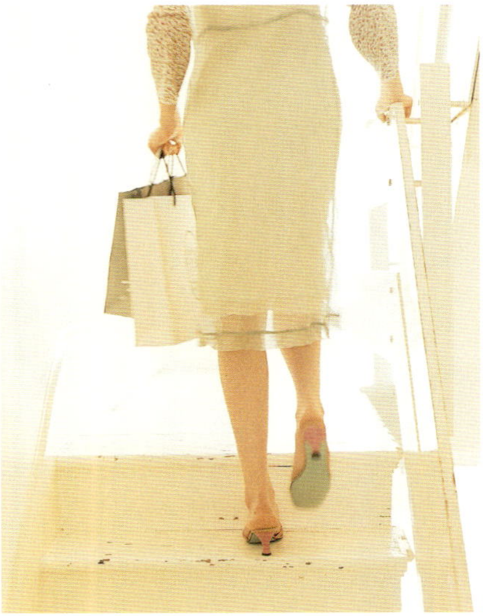

# Souvenirs, Souvenirs

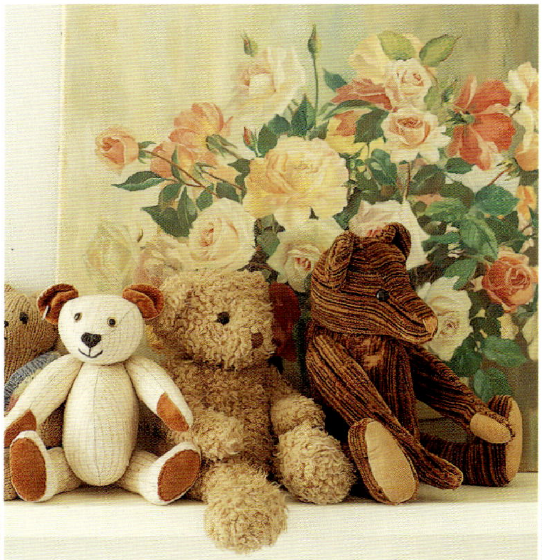

Kleinigkeiten, die wir mit unserer Lebensgeschichte verbinden, geben einer Wohnung eine ganz persönliche Note. Nur: Gerade von solchen Stücken können wir uns meist sehr schwer trennen. Sie erinnern uns an bestimmte Personen oder Momente mit besonderer emotionaler Bedeutung.

Manchmal können Gegenstände Halt geben, weil von ihnen positive Impulse ausgehen. Sie können jedoch auch als willkommene Ablenkung dienen, weil sie es leichter machen, der Auseinandersetzung mit ernsteren Lebensfragen auszuweichen. Eines lässt sich kaum leugnen: Für viele Menschen sind sentimentale Souvenirs ein Festhalten an der Vergangenheit, das nicht nur positiv ist. Denn es kann sie auch daran hindern, aus dem Leben im Jetzt das Beste zu machen.

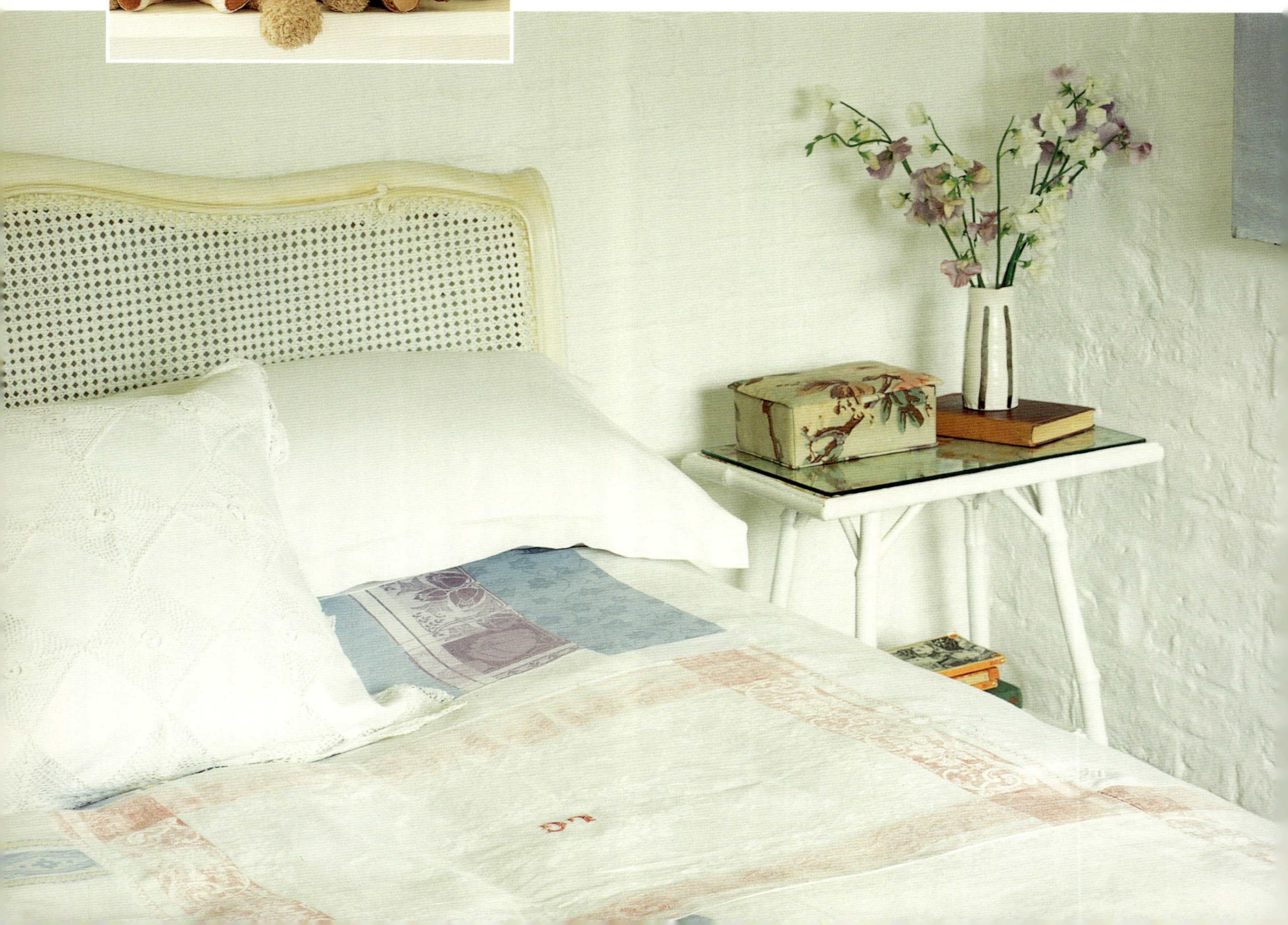

Neigen Sie dazu, Erinnerungsstücke zu horten? Dann können Ihnen die folgenden Tipps dabei helfen, die Spreu vom Weizen zu trennen. Dabei können Sie eine interessante Erfahrung machen: Die Angst vor dem Vergessen legt sich beim Sichten meist von selbst.

**Bestandsaufnahme** Tragen Sie zuerst alle Dinge zusammen, die Sie aus sentimentalen Gründen aufbewahrt haben. Wenn es einfach zu viele sind, machen Sie eine Liste für jeden Raum der Wohnung.

**Freie Wahl** Sie allein entscheiden, was Sie behalten wollen und wovon Sie sich trennen möchten. Sie müssen nichts erklären oder rechtfertigen.

**Prioritäten** Wenn Sie das Gefühl haben, dass das Heute vom Gestern verdrängt wird: Wählen Sie die Erinnerungsstücke aus, die eine wirklich schöne oder wichtige Geschichte zu erzählen haben. Und wenn mehrere Souvenirs an die gleiche Person oder Situation erinnern, wählen Sie das aus, das Ihnen am besten gefällt.

**Entscheidungshilfe** Enge Freunde oder Verwandte haben manchmal den klareren Blick, und sie wissen auch, was Ihnen wichtig ist. Lassen Sie sich beim Aussortieren helfen, wenn es Ihnen schwer fällt.

**Platz** Ihre Erinnerungsstücke nehmen Platz ein. Bewahren Sie nur auf, was Sie unterbringen können.

**Stimmungsbarometer** Achten Sie beim Sichten der Souvenirs genau auf Ihre Gefühle. Sind Dinge dabei, die Sie traurig machen oder auf die Stimmung drücken? Warum sollten Sie sie aufbewahren?

**Ordnen** Suchen Sie sich als Sammelplatz für kleine Erinnerungsstücke eine Art Schatzkästchen aus. Briefe und Karten könnten Sie in ein hübsches Album kleben, kombiniert mit Fotos von den Menschen, die sie Ihnen geschickt haben.

**Nur die Ruhe** Von persönlichen Erinnerungsstücken trennt man sich nicht von jetzt auf gleich, das ist ganz natürlich. Legen Sie alle Souvenirs, bei denen Ihnen die Entscheidung schwer fällt, in einen separaten Kasten. Wenn Sie in der richtigen Stimmung sind, sehen Sie diesen Kasten durch. Sie werden immer wieder Dinge darin entdecken, von denen Sie nicht mehr befürchten, sie eines Tages doch zu vermissen.

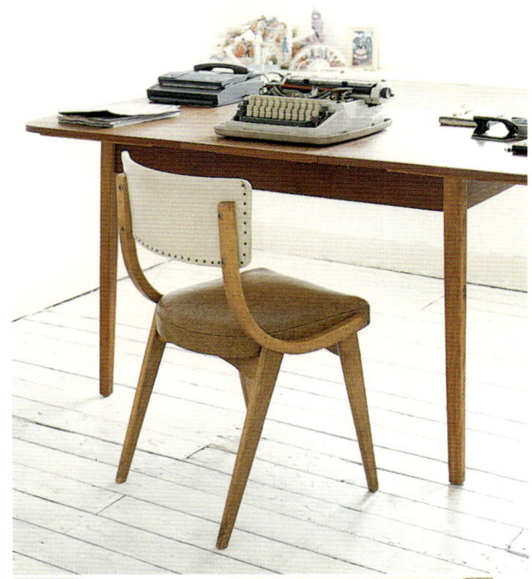

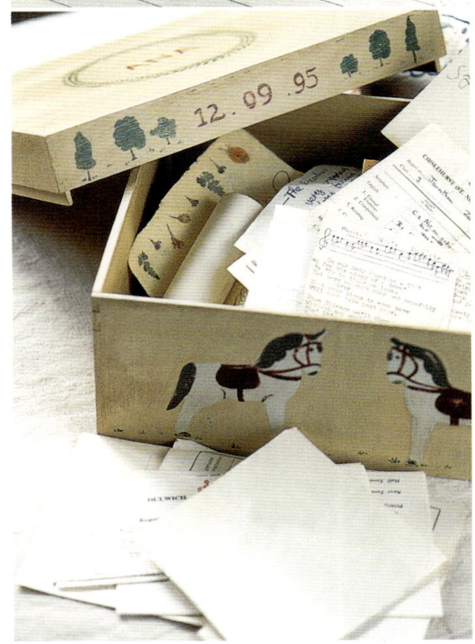

# Der Papierberg

Jeden Tag landen Briefe, Rechnungen, Kontoauszüge, Kataloge und Prospekte im Briefkasten. Die Kinder bringen Bilder und Notizen aus der Schule mit, wir selbst nehmen Unterlagen von der Arbeit mit nach Hause. Wen wundert es da, wenn der Papierberg bedrohliche Ausmaße annimmt!

Papier-Chaos kostet Zeit, Energie und – wenn es um übersehene Rechnungen geht – manchmal auch Geld. Wer den Überblick verliert, kann ihn mit ein paar einfachen Methoden zurückgewinnen:

> Einzelne Mini-Notizzettel können prinzipiell durch ein Heft ersetzt werden, das immer an seinem Platz liegt. Es dient für Nachrichten an andere Mitbewohner, für Telefonnummern und andere Notizen – und wenn es voll ist, wird es weggeworfen. Nur das Wichtigste wird in Adressbücher oder in den Telefonspeicher übertragen.

> Nehmen Sie sich jeden Tag etwas Zeit für den Schriftverkehr. Unterlagen wie Briefe oder Rechnungen, die erledigt werden müssen, legen Sie gut sichtbar auf den Schreibtisch, um sich gleich darum zu kümmern. Stellen Sie einen Kasten für Papiere bereit, die Sie lesen wollen. Und was Sie langfristig aufbewahren möchten, wandert sofort in den richtigen Ordner.

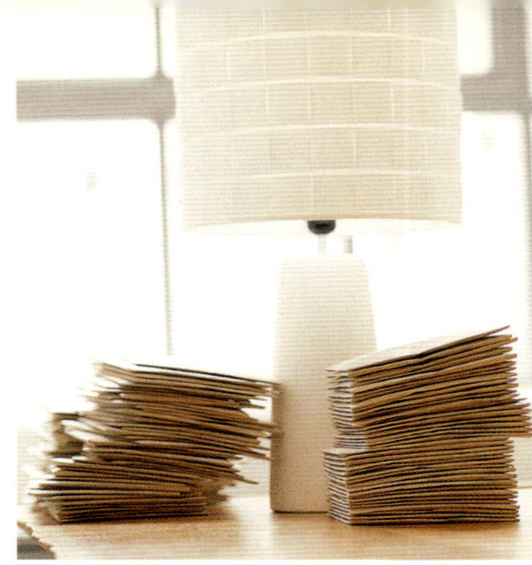

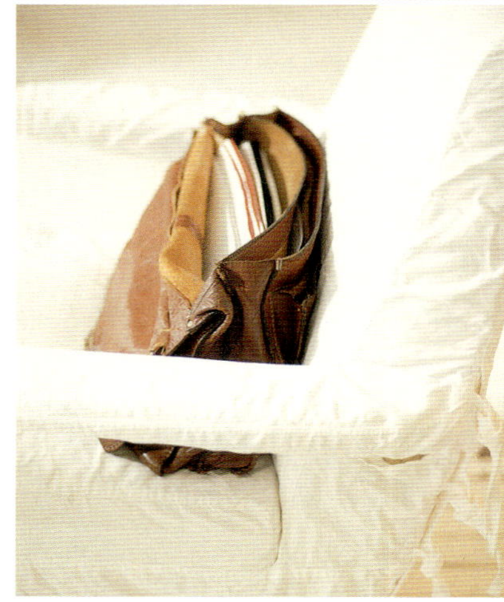

> Was soll mit diesem Zettel oder jenem Brief passieren? Entscheiden Sie sofort, wenn Sie ihn in die Hand nehmen, dann häufen sich keine neuen Stapel an.

> Sobald Sie den Briefkasten geleert haben, werfen Sie alles Unwichtige weg. Dazu gehören neben Prospekten und Wurfsendungen auch die leeren Briefumschläge und die Werbebeilagen aus der Tageszeitung. Die restliche Post wird nach Kategorien sortiert: Briefe, Rechnungen, Zeitschriften und Kataloge kommen gleich an den richtigen Platz.

> Wenn Sie die neueste Ausgabe einer Zeitschrift kaufen, werfen Sie die vorherige weg – es sei denn, Sie sammeln alle Jahrgänge. In dem Fall sortieren Sie die Magazine in Stehsammlern oder beschrifteten Kästen.

> Hängen Sie für wichtige Notizen ein Pinboard auf. Hier können Sie auch das aktuelle Kino- oder Theaterprogramm im Blick behalten.

> Lesen Sie Ihre Zeitung täglich und werfen Sie sie anschließend weg. Ist die Zeit knapp, schneiden Sie die wichtigsten Artikel aus und legen Sie sie in den „Lesekasten". Wenn Sie diesen dann nicht im untersten Regalfach verstecken, sondern griffbereit haben, finden Sie plötzlich viele Gelegenheiten, bei denen Sie eine Lektüre zwischendurch einbauen können – im Bus zur Arbeit, im Wartezimmer oder in der Badewanne.

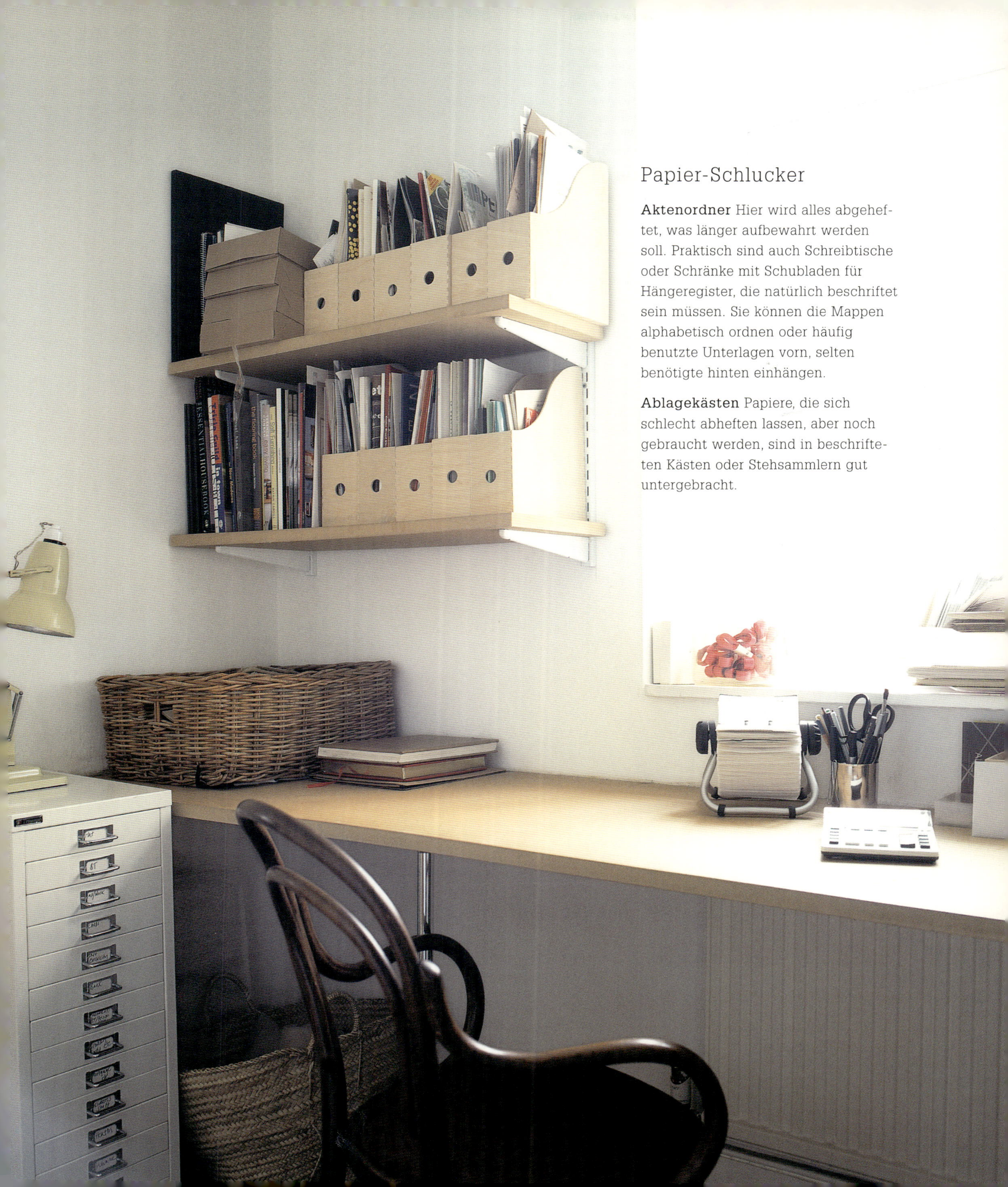

## Papier-Schlucker

**Aktenordner** Hier wird alles abgeheftet, was länger aufbewahrt werden soll. Praktisch sind auch Schreibtische oder Schränke mit Schubladen für Hängeregister, die natürlich beschriftet sein müssen. Sie können die Mappen alphabetisch ordnen oder häufig benutzte Unterlagen vorn, selten benötigte hinten einhängen.

**Ablagekästen** Papiere, die sich schlecht abheften lassen, aber noch gebraucht werden, sind in beschrifteten Kästen oder Stehsammlern gut untergebracht.

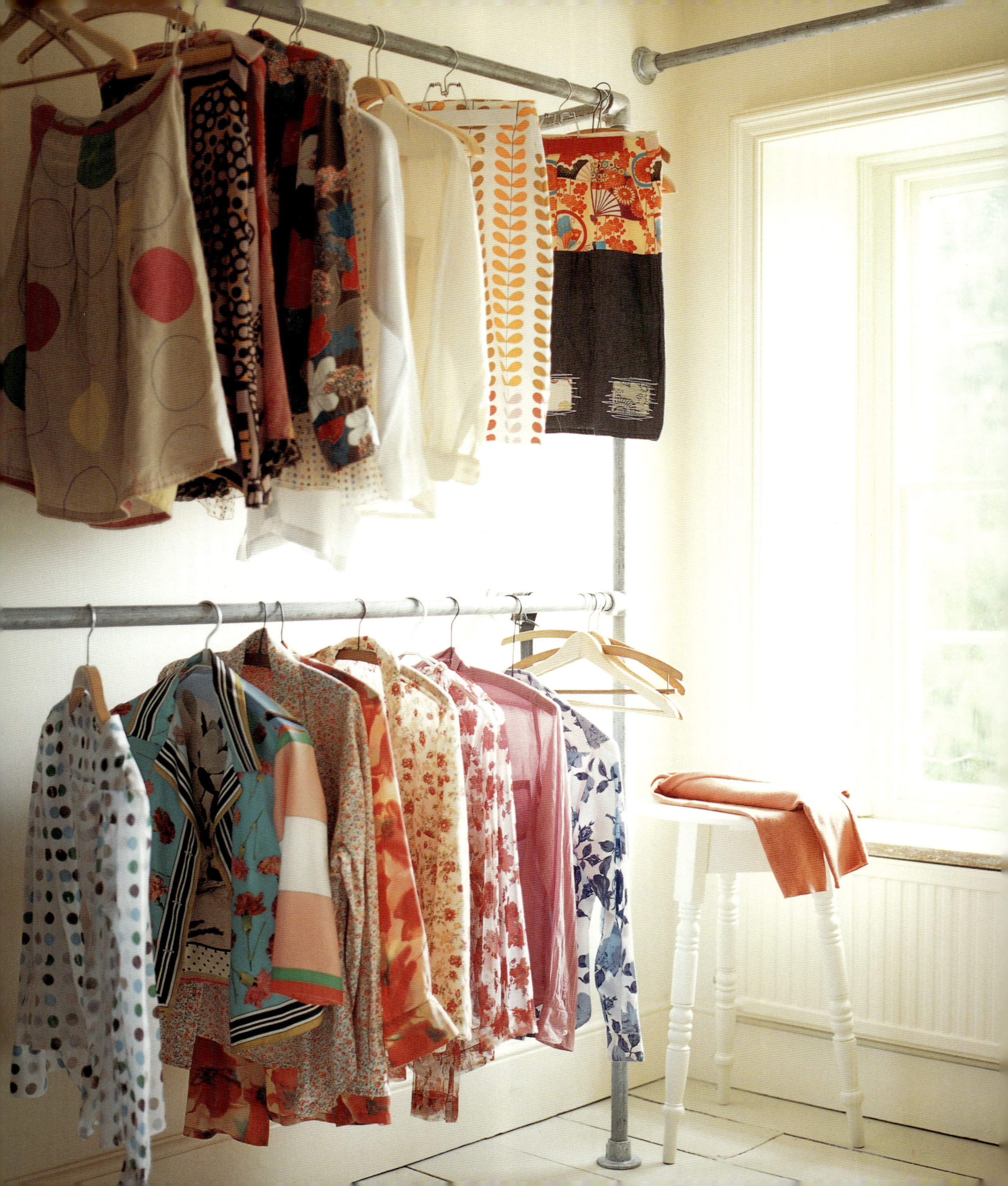

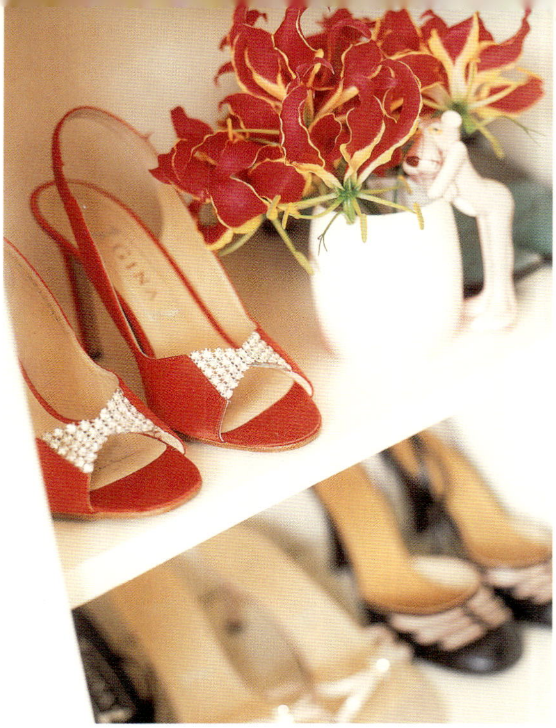

# Kleiderordnung

Aussehen und Wohlbefinden haben viel mit Kleidung zu tun. Normalerweise tragen wir aber nur 20 Prozent unserer Kleidung regelmäßig – also sollte man die übrigen 80 Prozent einmal genau unter die Lupe nehmen. Eine ernsthafte Erleichterung des Kleiderschranks kann Zeit kosten – ein Regennachmittag ist dafür ideal. Wenn Sie richtig Ordnung schaffen, können Sie sich gleichzeitig von Altlasten und dem damit verbundenen negativen Energiepotenzial befreien. Setzen Sie sich Etappenziele: Zuerst der Kleiderschrank, dann die Schubladen und der Schuhschrank. Bevor Sie beginnen, legen Sie Tüten oder Kisten zum Verpacken der aussortierten Kleidung bereit.

- Leeren Sie den Schrank komplett aus und legen Sie alles auf das Bett.
- Reinigen Sie Schrank und Schubladen gründlich.
- Die Schuhe, Kleider und Taschen, die Sie oft und gern tragen, können jetzt schon wieder an ihren Platz.
- Sortieren Sie alle Stücke aus, die Ihnen nicht passen, nicht stehen oder nicht gefallen.
- Alle Stücke, die repariert oder gereinigt werden müssen, markieren Sie mit einer Wäscheklammer.
- Probieren Sie alle Kleider an, die jetzt noch übrig sind – vielleicht stellen Sie fest, dass einige Sachen zu nichts mehr passen, das Sie sonst gerne tragen. Und es gibt immer Teile, die man jahrelang nicht getragen hat: Stellen Sie sich eine konkrete Gelegenheit vor, zu der Sie sie wieder anziehen würden.
- Die Kleider und Schuhe, bei denen Sie sich nicht entscheiden können, bringen Sie alle auf einer Seite des Schranks unter. In den folgenden Wochen tragen Sie diese Teile, um zu prüfen, ob Sie sich darin noch wohl fühlen.
- Zum Schluss nehmen Sie die mit Wäscheklammern markierten Teile aus dem Schrank. Kleine Reparaturen erledigen Sie sofort, dann sortieren Sie aus, was in die Reinigung muss. Auf einen weiteren Stapel kommen die Sachen, die Sie in die Altkleidersammlung oder den Secondhand-Laden bringen möchten.

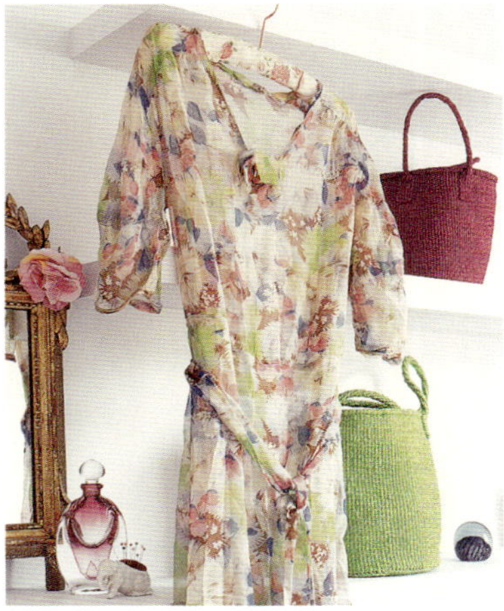

## Festhalten und loslassen

Wenn Sie sich von Kleidungsstücken nicht trennen können, steckt dahinter wahrscheinlich einer der folgenden drei Gründe:

**Schlechtes Gewissen** Von Kleidungsstücken, die sehr teuer waren oder die man geschenkt bekommen hat, trennt man sich oft nur schwer, weil man sich ihnen irgendwie verpflichtet fühlt. Es macht aber keinen Sinn, Kleider zu behalten, die Sie nicht tragen. Erleichtern Sie Ihr Gewissen, indem Sie solche Stücke an jemanden weitergeben, der sie wirklich zu schätzen weiß.

**Diätpläne** Seien Sie realistisch! Werden Sie wirklich genug abnehmen, um in die knallenge Hose zu passen – oder nimmt sie nur unnötig Platz ein? Wenn Sie ernsthafte Diätpläne haben, legen Sie einen Zieltermin fest und fangen Sie gleich damit an.

**Erinnerungen** Manche Kleidungsstücke bewahrt man auch auf, weil sie an einen besonderen Anlass erinnern. Solche Andenken haben ihren besonderen Wert, wenn Sie genau wissen, warum Sie ein Stück aufbewahren und was Sie damit vorhaben. Überlegen Sie zum Beispiel, ob Sie Ihr Hochzeitskleid für Ihre Tochter (die vielleicht noch gar nicht geboren ist) aufbewahren wollen oder ob es sinnvoller wäre, es in ein Abendkleid umarbeiten zu lassen.

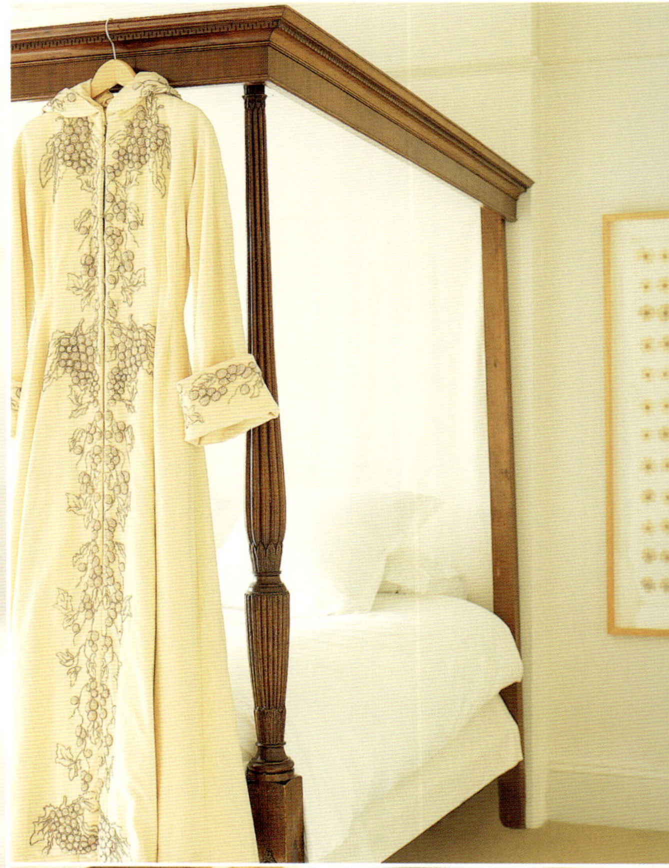

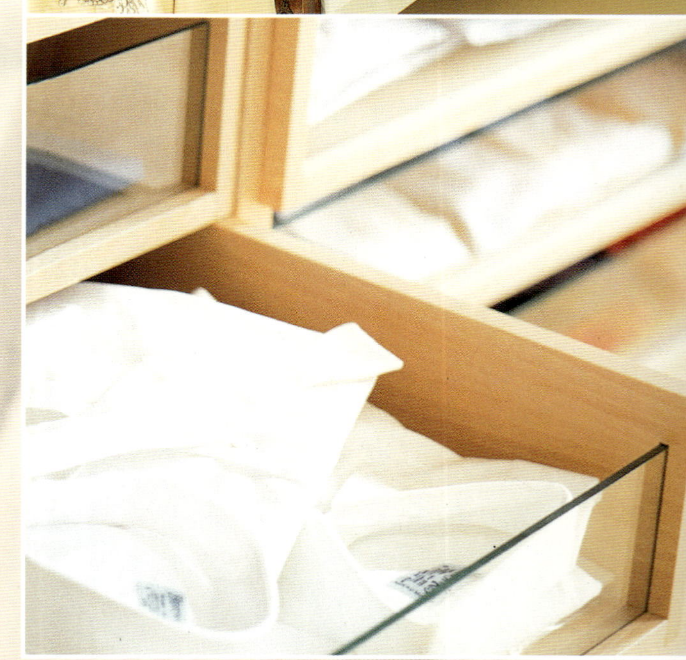

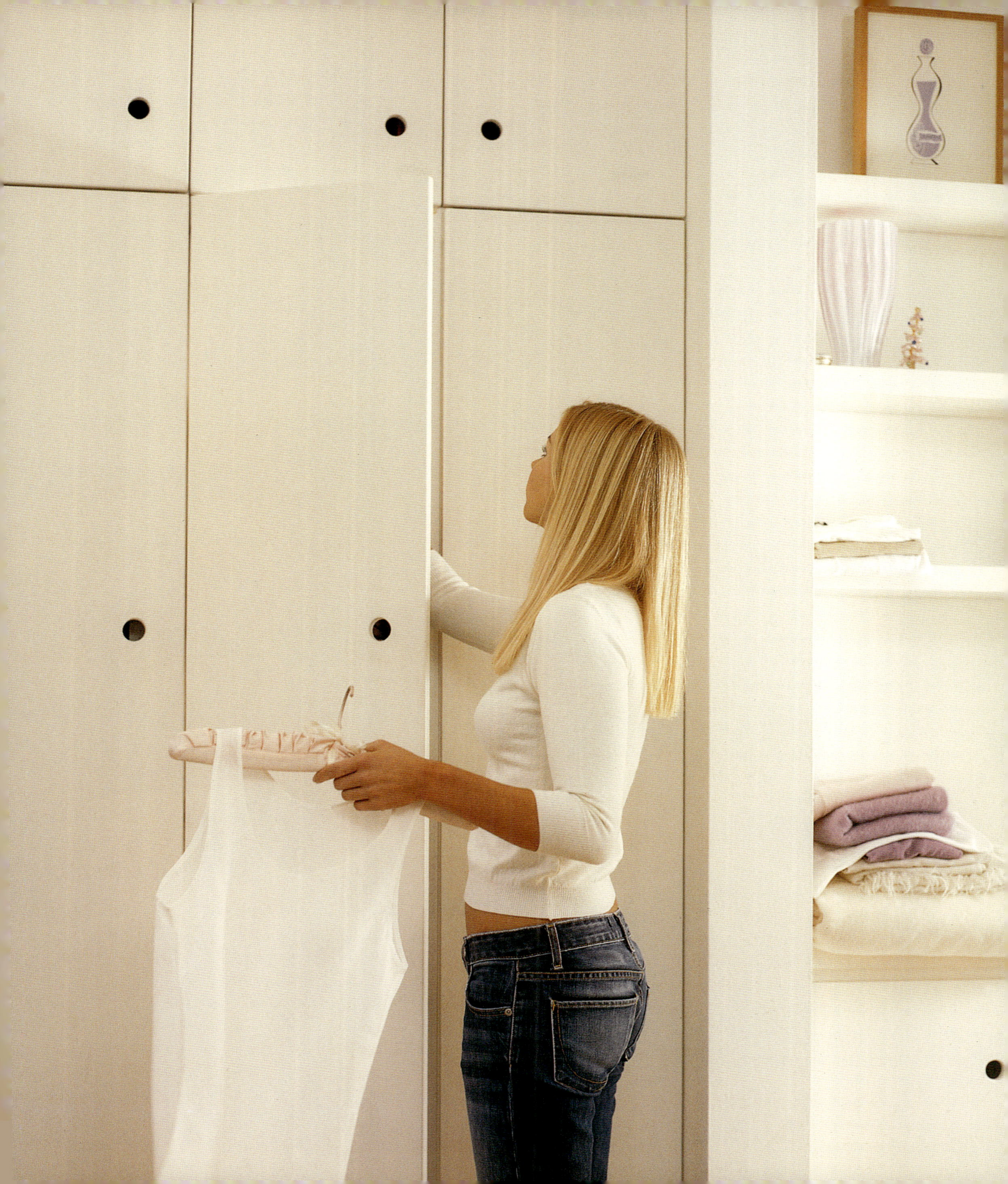

# Saubere Sache

Oft scheint Hausarbeit kein Ende zu nehmen. Etwas Systematik kann die Arbeit aber wenigstens erleichtern, und so gewinnt man Zeit für die schöneren Dinge des Lebens.

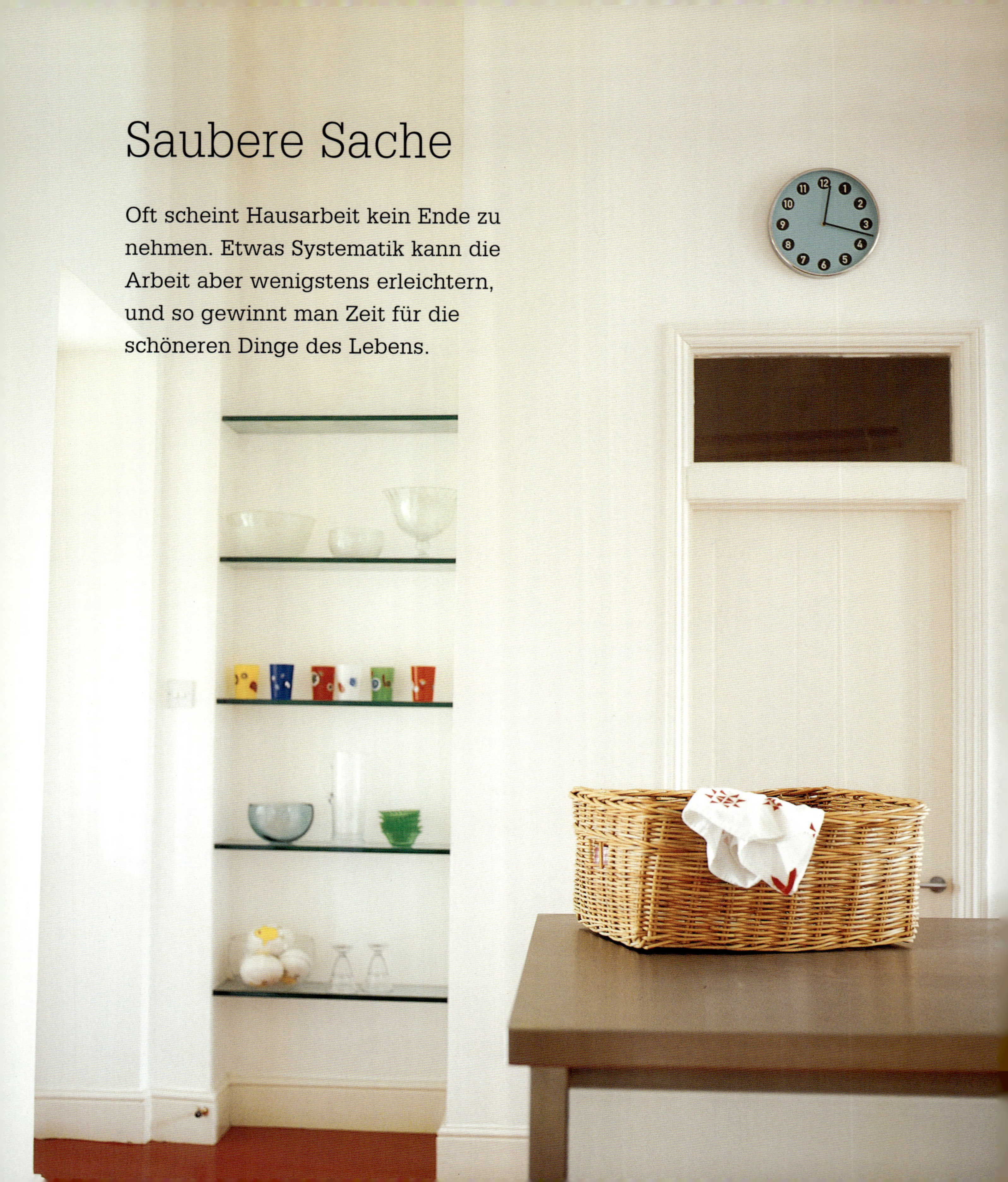

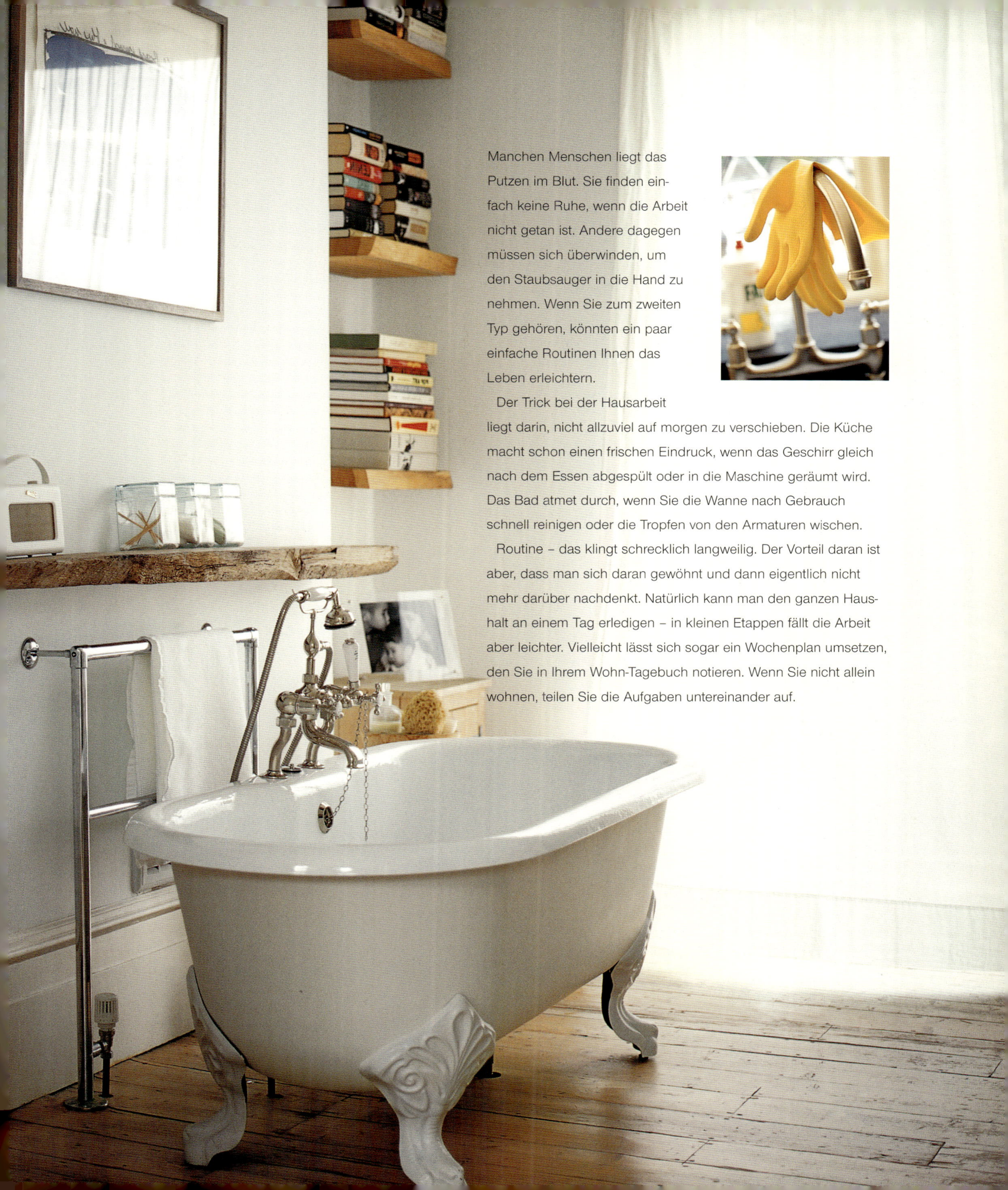

Manchen Menschen liegt das Putzen im Blut. Sie finden einfach keine Ruhe, wenn die Arbeit nicht getan ist. Andere dagegen müssen sich überwinden, um den Staubsauger in die Hand zu nehmen. Wenn Sie zum zweiten Typ gehören, könnten ein paar einfache Routinen Ihnen das Leben erleichtern.

Der Trick bei der Hausarbeit liegt darin, nicht allzuviel auf morgen zu verschieben. Die Küche macht schon einen frischen Eindruck, wenn das Geschirr gleich nach dem Essen abgespült oder in die Maschine geräumt wird. Das Bad atmet durch, wenn Sie die Wanne nach Gebrauch schnell reinigen oder die Tropfen von den Armaturen wischen.

Routine – das klingt schrecklich langweilig. Der Vorteil daran ist aber, dass man sich daran gewöhnt und dann eigentlich nicht mehr darüber nachdenkt. Natürlich kann man den ganzen Haushalt an einem Tag erledigen – in kleinen Etappen fällt die Arbeit aber leichter. Vielleicht lässt sich sogar ein Wochenplan umsetzen, den Sie in Ihrem Wohn-Tagebuch notieren. Wenn Sie nicht allein wohnen, teilen Sie die Aufgaben untereinander auf.

## Einmal täglich

**Lüften** Öffnen Sie für einige Minuten die Fenster und schalten Sie auf Durchzug. So verbessern Sie die Raumatmosphäre und vermeiden Feuchtigkeitsprobleme.

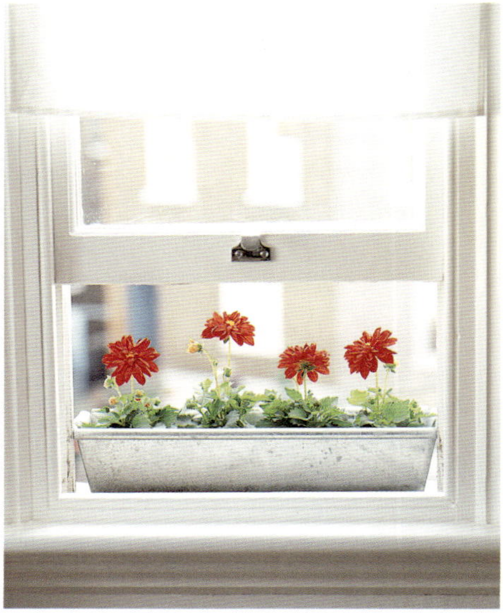

**Küche** Wischen Sie die Arbeitsflächen und Fliesen über Herd und Spüle ab. Nebenbei lassen Sie die Tomatensaucen-Kleckser auf dem Kochfeld in Reinigungsmittel einweichen, danach lassen sie sich einfach abwischen.

**Betten** Schlagen Sie die Betten auf, damit die Matratzen auslüften können.

## Einmal wöchentlich

**Aufräumen** Das Putzen geht schneller, wenn Fußboden, Sitzmöbel und Arbeitsflächen frei sind. Wenn die Zeit knapp ist, stellen Sie einen Korb bereit, in dem Einzelteile gesammelt werden.

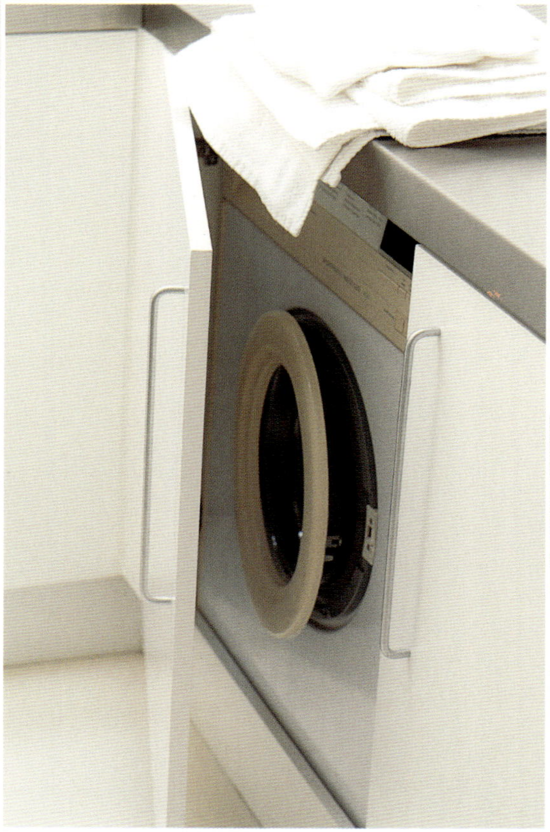

**Badezimmer** Sprühen Sie die Toilette mit WC-Reiniger ein und lassen Sie ihn einwirken, während Sie Wanne, Dusche und Waschbecken säubern.

**Abfall** Bringen Sie den Müll zur Tonne – unbedingt pünktlich zum Abfuhrtag, sonst stehen Ihnen womöglich zwei Wochen lang volle Tüten im Weg. Für Altglas und -papier eignen sich Kisten, die bequem zum Container getragen werden können.

**Griffe und Schalter** Jeder hinterlässt Fett, Schmutz und Keime auf Tür- und Schrankgriffen sowie Lichtschaltern. Abwischen mit heißem Seifenwasser ist eine hygienische Gegenmaßnahme.

**Bettwäsche** sollte wöchentlich gewechselt und bei 60° gewaschen werden.

**Wäsche** Hängen Sie feuchte Wäsche immer sofort auf oder stecken Sie sie in den Trockner. Sie wird sonst muffig.

**Kissen und Decken** Das Wohnzimmer sieht ansprechender aus, wenn Sie die Kissen aufschütteln und Decken und Überwürfe glatt ziehen.

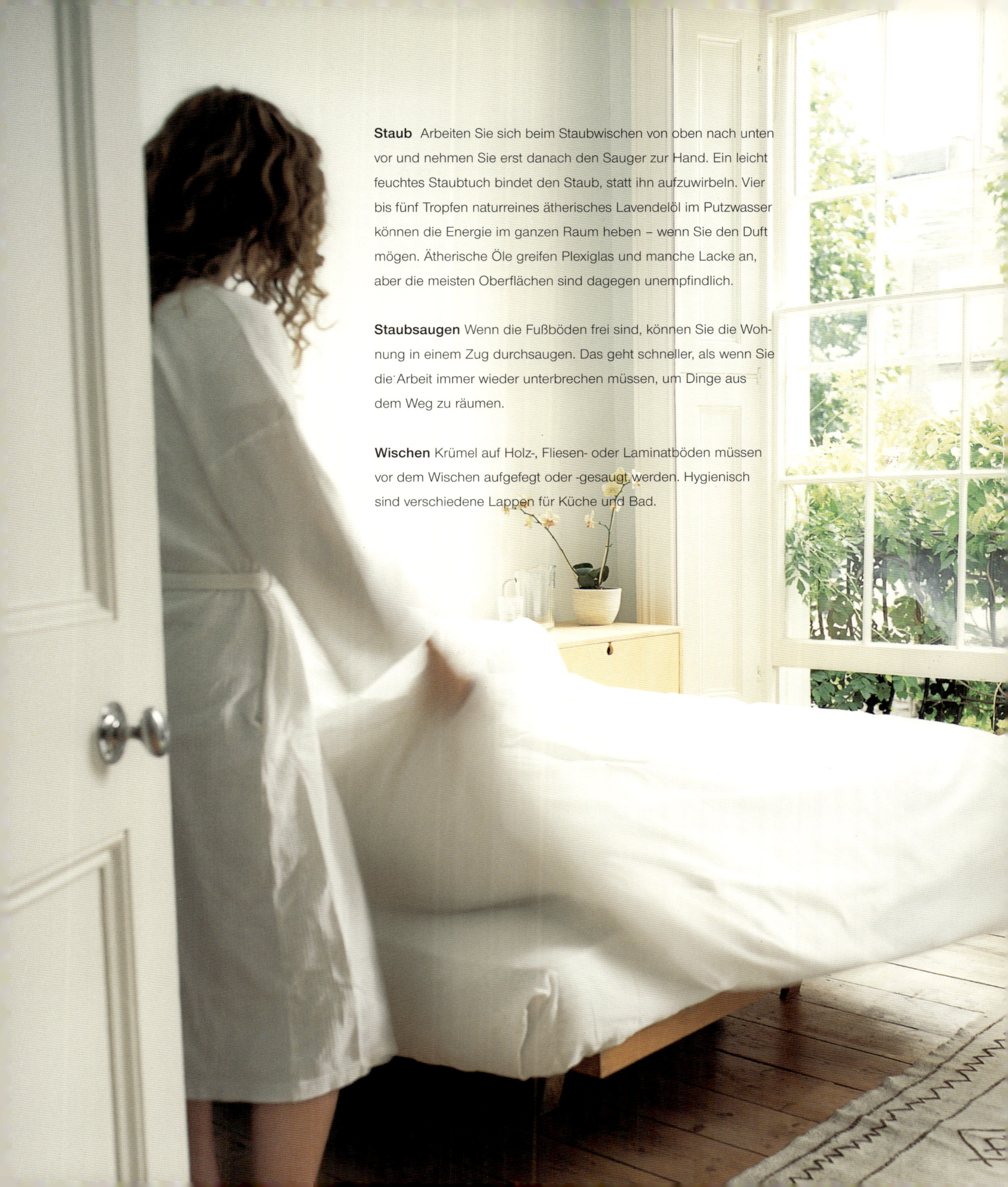

**Staub** Arbeiten Sie sich beim Staubwischen von oben nach unten vor und nehmen Sie erst danach den Sauger zur Hand. Ein leicht feuchtes Staubtuch bindet den Staub, statt ihn aufzuwirbeln. Vier bis fünf Tropfen naturreines ätherisches Lavendelöl im Putzwasser können die Energie im ganzen Raum heben – wenn Sie den Duft mögen. Ätherische Öle greifen Plexiglas und manche Lacke an, aber die meisten Oberflächen sind dagegen unempfindlich.

**Staubsaugen** Wenn die Fußböden frei sind, können Sie die Wohnung in einem Zug durchsaugen. Das geht schneller, als wenn Sie die Arbeit immer wieder unterbrechen müssen, um Dinge aus dem Weg zu räumen.

**Wischen** Krümel auf Holz-, Fliesen- oder Laminatböden müssen vor dem Wischen aufgefegt oder -gesaugt werden. Hygienisch sind verschiedene Lappen für Küche und Bad.

## Einmal monatlich

Wenn Sie sich regelmäßig zu dem Tages- und Wochenprogramm durchringen können, haben Sie Ihren Haushalt schon gut im Griff. Einige zusätzliche Arbeiten sind nur etwa alle vier Wochen nötig. Ergänzen Sie Ihre To-do-Liste durch eine Aufstellung der Dinge, die Sie jeden Monat im Haushalt erledigen wollen. So ein Plan klingt immer nach Arbeit, macht sie aber leichter – und lässt mehr Zeit zum Genießen.

**Matratzen wenden** Durch das Wenden werden die Matratzen gelüftet und halten die Form besser. Muffig riechende Matratzen bestreuen Sie mit etwas Natron, das nach einer guten Stunde abgesaugt wird.

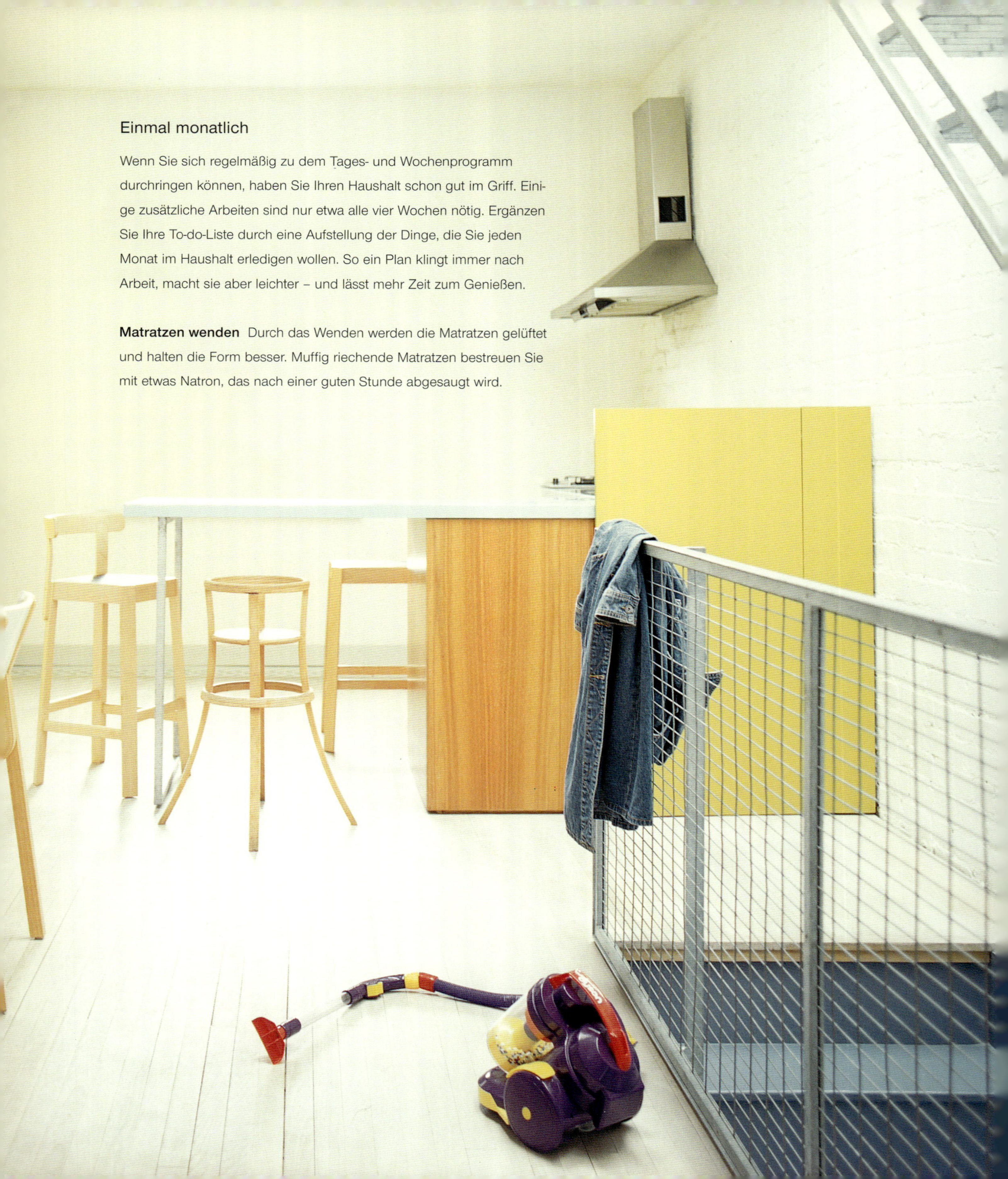

**Fenster und Spiegel** Wie lange die Fenster freien Durchblick gewähren, hängt auch vom Wetter in Ihrer Region ab. Wenn Sie nicht jeden Monat dazu kommen, alle Fenster zu putzen, nehmen Sie sich jeweils einige vor. Die Spiegel können meist etwas mehr Zuwendung gebrauchen – vor allem der Badezimmerspiegel mit den typischen Zahncremespritzern. Mit einem Microfasertuch oder Küchenpapier und etwas Essigessenz bringen Sie das Glas schnell auf Hochglanz.

**Kissen und Überwürfe** Die Polstermöbel sind einladender, wenn Sie Kissenbezüge und Decken regelmäßig reinigen.

**Backofen** Eine praktische Vereinfachung ist Alufolie, die Sie auf den Boden des Backofens legen und regelmäßig auswechseln. Reiben Sie die Flächen mit Natron und einem feuchten Draht- oder Nylonpad ab und wischen Sie mit klarem Wasser nach, damit es beim nächsten Braten nicht nach Seife duftet. Für starke Verschmutzungen können Sie einen Backofenreiniger verwenden.

**Ecken und Winkel** Stauben Sie Bereiche ab, die beim schnellen Staubwischen übersehen werden. Auf Vorhangschienen, Jalousien, Bildern und Lampen sammeln sich Staubflusen und Spinnweben. Ein weiches Wolltuch wirbelt den Staub nicht auf. Man wundert sich auch, wie viel Staub unter Betten, Schränken und Sofas auf den Einsatz des Staubsaugers wartet.

**Polieren** Lackiertes Holz ist für gelegentliche Pflege mit Möbelpolitur dankbar, für unbehandeltes Holz gibt es spezielles Möbelwachs. Aber Vorsicht – wenn man zu viel davon nimmt, baut sich eine Schicht auf, die mit der Zeit matt wird. Beschläge aus Messing und Kupfer werden mit einer Mischung aus Essigessenz oder Zitronensaft mit Salz oder Natron wieder blank. (Versilberte Beschläge nicht mit Säure behandeln.) Meist genügt es, wenn Hölzer und Beschläge einmal jährlich poliert werden.

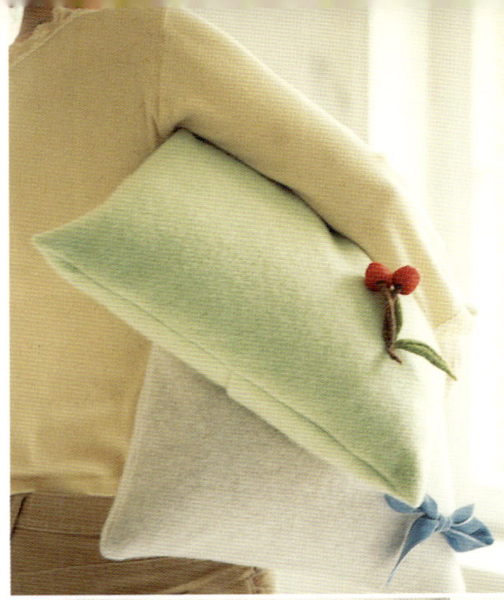

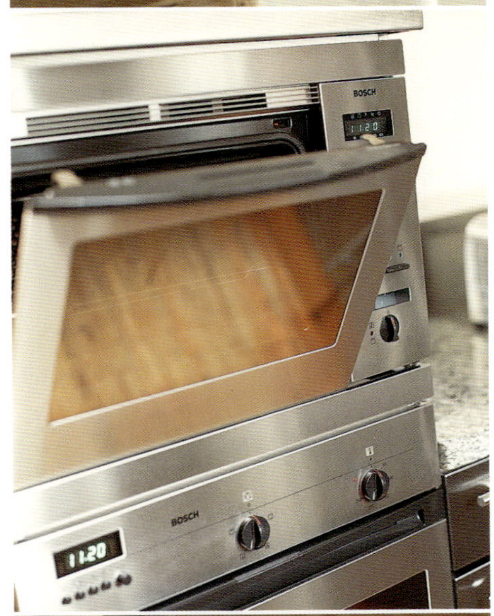

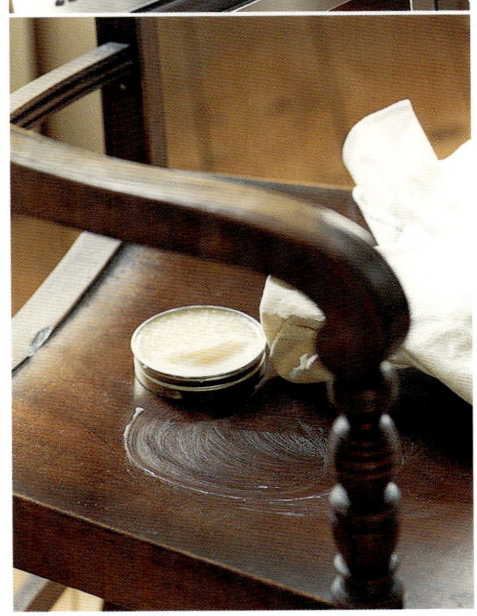

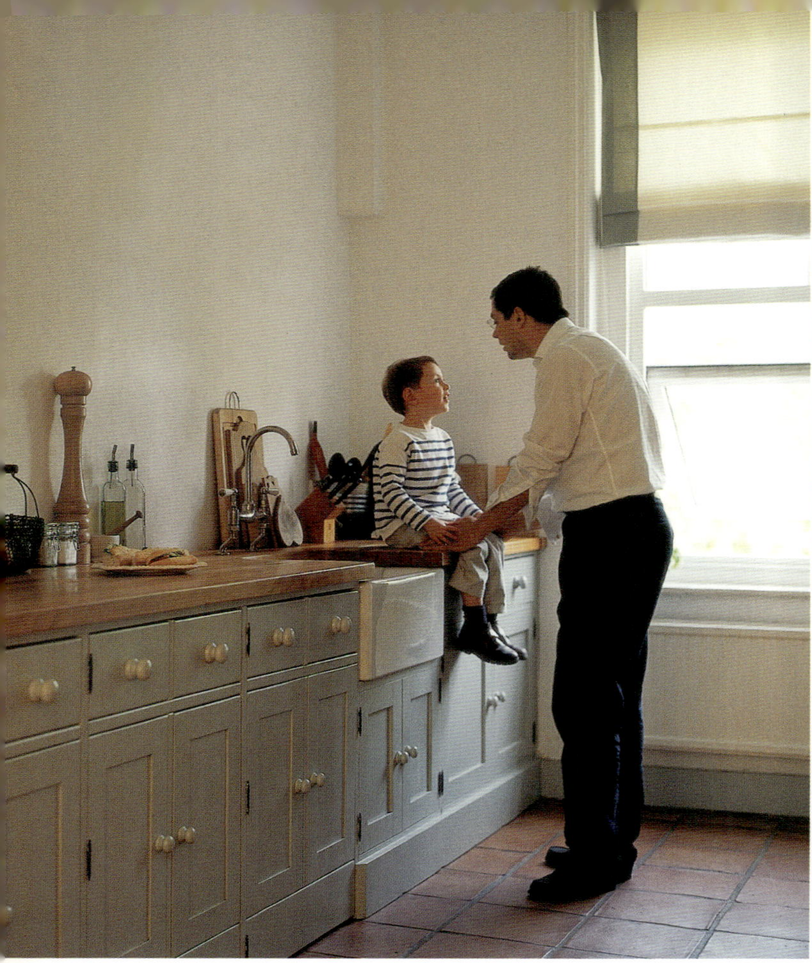

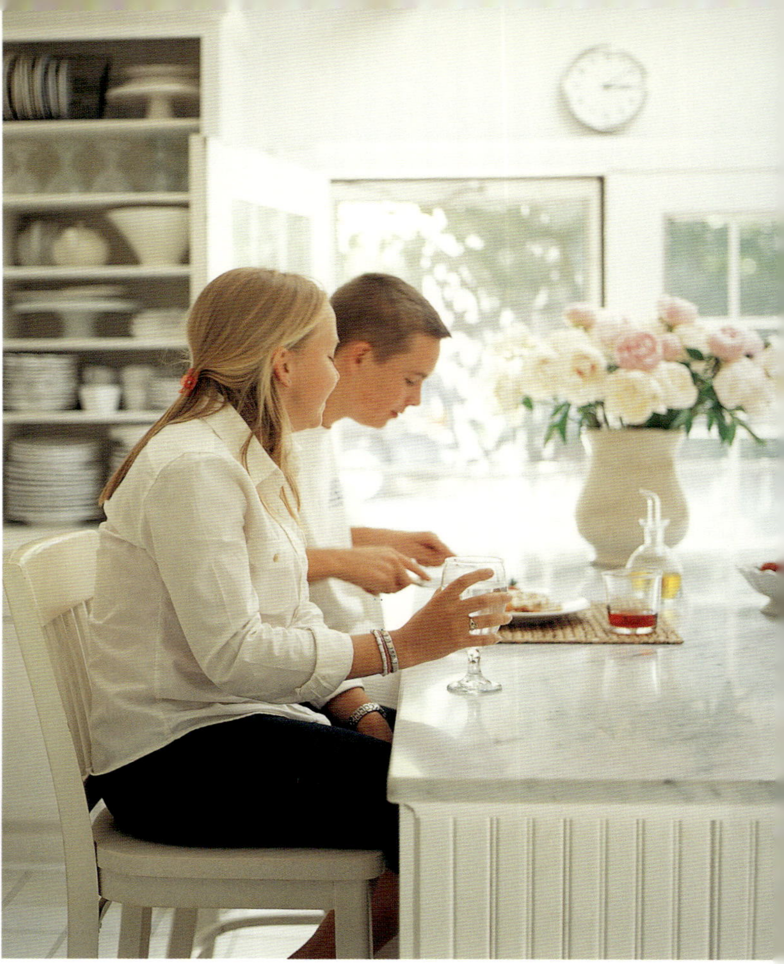

## Teamwork

In den letzten Jahrzehnten hat es sich in vielen Haushalten eingebürgert, dass jeder mithilft. Zum Beispiel durch das Sauber- und In-Ordnung-Halten des eigenen Zimmers und dadurch, dass schmutzige wie saubere Wäsche von jedem selbst an ihren Platz geräumt wird. Allein dadurch wird die tägliche Hausarbeit schon sehr erleichtert.

Auch einige der jede Woche oder monatlich anfallenden Arbeiten lassen sich gut auf alle Schultern verteilen – natürlich nur mit Rücksicht auf das Alter der Mitbewohner. Die besten Chancen hat die Beteiligung aller am gemeinsamen Hausputz, wenn die Motivation stimmt und alle einverstanden sind. Und in einem Punkt sind sich wahrscheinlich sowieso alle einig: Dass eine gepflegte Wohnung einfach wirklich schön und angenehm ist!

Bei den langweiligeren Aufgaben wechseln Sie sich am besten ab. Aber: Ist Hausarbeit wirklich immer langweilig?

**Let's Rock** Motivieren Sie sich mit fetziger Musik – oder genießen Sie bei ruhigeren Arbeiten ein Hörbuch.

**Mitmachen** Engagieren Sie Ihre Mitbewohner. Putzen Sie um die Wette (und trotzdem ordentlich). Machen Sie mit Kindern ein Hausarbeitsspiel und belohnen Sie erledigte Aufgaben. Bei kleinen Kindern geht es aber nur darum, sie an ein paar Gewohnheiten heranzuführen, nicht darum, dass sie wirklich arbeiten!

**Prioritäten** Wenn die Zeit sehr knapp ist, konzentrieren Sie sich auf die „öffentlichen Räume" – Diele und Flur, Wohnzimmer, Bad.

**Locker bleiben** Solange Sie Ihr Gesamtziel im Auge behalten, brauchen Sie sich nicht sklavisch an den Arbeitsplan zu halten. Manchmal gibt es eben Wichtigeres – zum Beispiel ein spontanes Picknick im Garten, wenn die Sonne endlich wieder scheint.

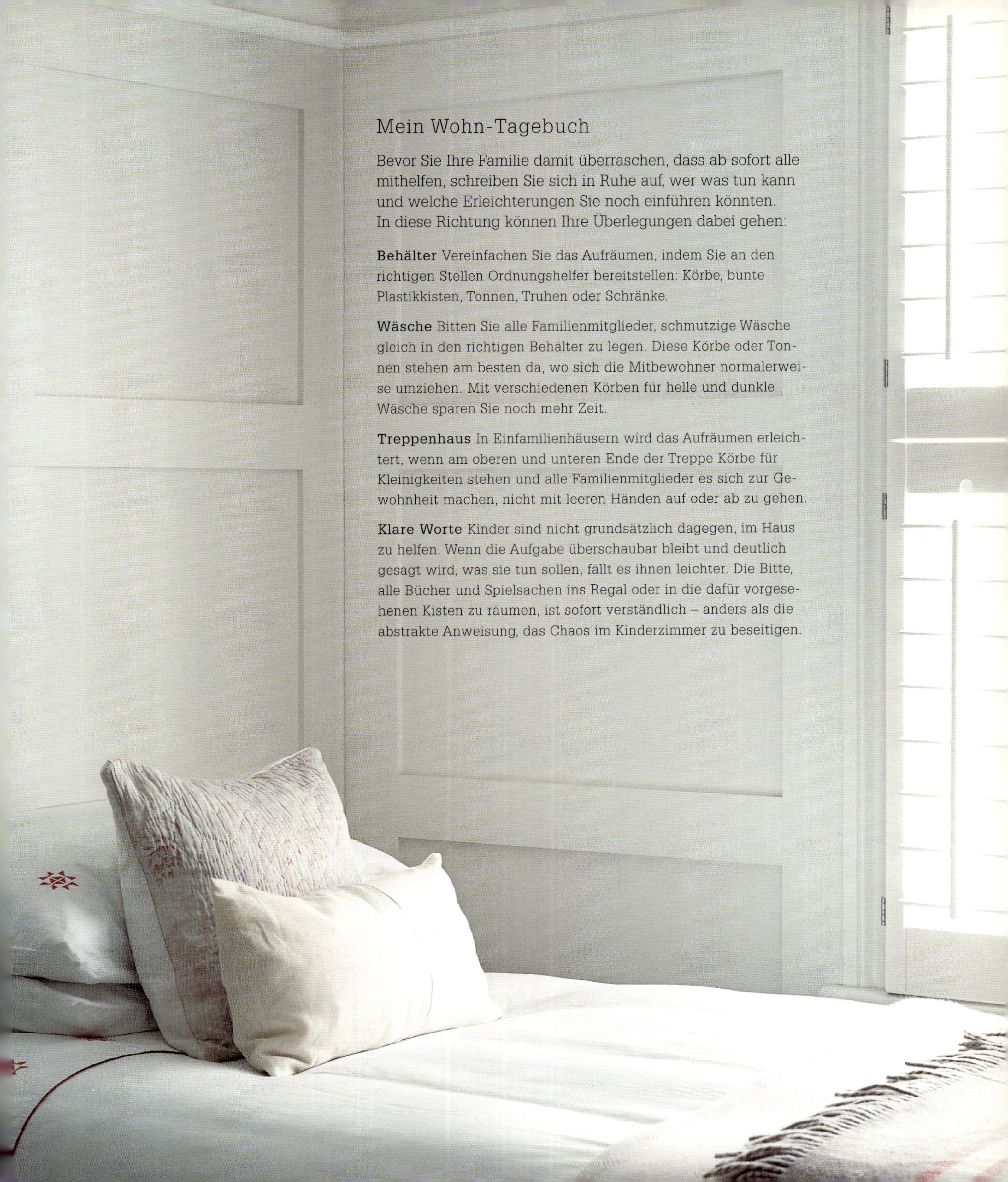

## Mein Wohn-Tagebuch

Bevor Sie Ihre Familie damit überraschen, dass ab sofort alle mithelfen, schreiben Sie sich in Ruhe auf, wer was tun kann und welche Erleichterungen Sie noch einführen könnten. In diese Richtung können Ihre Überlegungen dabei gehen:

**Behälter** Vereinfachen Sie das Aufräumen, indem Sie an den richtigen Stellen Ordnungshelfer bereitstellen: Körbe, bunte Plastikkisten, Tonnen, Truhen oder Schränke.

**Wäsche** Bitten Sie alle Familienmitglieder, schmutzige Wäsche gleich in den richtigen Behälter zu legen. Diese Körbe oder Tonnen stehen am besten da, wo sich die Mitbewohner normalerweise umziehen. Mit verschiedenen Körben für helle und dunkle Wäsche sparen Sie noch mehr Zeit.

**Treppenhaus** In Einfamilienhäusern wird das Aufräumen erleichtert, wenn am oberen und unteren Ende der Treppe Körbe für Kleinigkeiten stehen und alle Familienmitglieder es sich zur Gewohnheit machen, nicht mit leeren Händen auf oder ab zu gehen.

**Klare Worte** Kinder sind nicht grundsätzlich dagegen, im Haus zu helfen. Wenn die Aufgabe überschaubar bleibt und deutlich gesagt wird, was sie tun sollen, fällt es ihnen leichter. Die Bitte, alle Bücher und Spielsachen ins Regal oder in die dafür vorgesehenen Kisten zu räumen, ist sofort verständlich – anders als die abstrakte Anweisung, das Chaos im Kinderzimmer zu beseitigen.

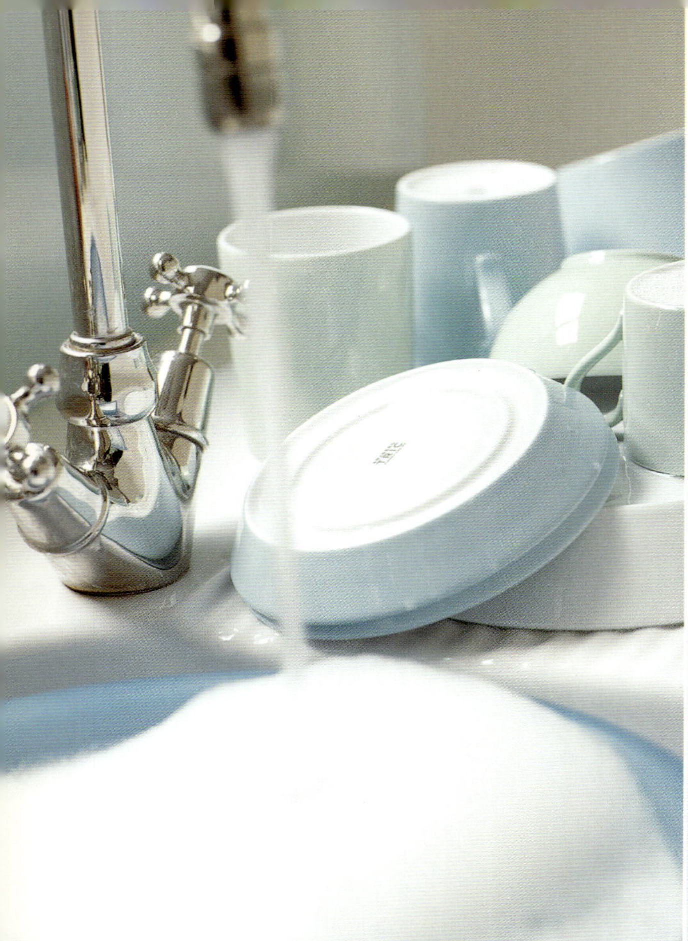

# Putzhilfen

Jede Arbeit geht mit dem geeigneten Werkzeug besser von der Hand. Heute gibt es in vielen Geschäften nicht nur praktische, sondern auch schöne und witzig gestaltete Bürsten, Lappen und Eimer. Wenn die dann auch noch griffbereit im Bad und in der Küche stehen, steht einer Auffrischung der Räume zwischendurch nichts mehr im Wege. In einer kleinen Kammer oder Abseite können Sie alles verstauen, was Sie für die anderen Zimmer noch brauchen: einen großen Eimer, einen Schwamm, Gummihandschuhe, Allzweckreiniger, Staubtücher und sonstige Requisiten, die Sie nützlich finden. Wenn auch Staubsauger, Besen, Handfeger und Wischmopp in Reichweite sind, brauchen Sie länger, eine Ausrede zu suchen, als einfach loszulegen!

Die Putzmittelpalette in Supermärkten und Drogerien ist unüberschaubar. Es gibt zahllose Produkte für die verschiedensten Zwecke – aber was brauchen Sie wirklich? Außerdem sind viele Produkte ohne Zweifel sehr wirksam, enthalten aber oft auch Zusatzstoffe, die weder die Gesundheit noch die Umwelt schonen. Wenn Ihnen diese Chemikalien suspekt sind, probieren Sie doch einmal natürliche Alternativen, die günstig und leicht zu verwenden sind (siehe gegenüber).

## Grundausstattung

**Geschirrspülmittel** Für Geschirr, Fußböden, Wände und Flecken in Kleidung.

**Scheuermilch** Für gröberen Schmutz in Küche und Bad.

**Allzweckreiniger** Für alle anderen Flächen.

**Bleichmittel** Für verfärbte Spülen, Toiletten und manche Küchen-Arbeitsflächen.

**Backofenreiniger** Für stark verschmutzte Backöfen.

**Möbelpolitur oder Wachs** Für Möbel und Treppengeländer aus Holz.

**Glasreiniger** Für Fenster und Spiegel.

**Spültuch** Gut zum feuchten Wischen, muss aber oft gewaschen werden.

**Scheuerschwamm** Für hartnäckigen Schmutz. Nach der Verwendung gut auswaschen.

**Stahlwolle-Pads** Für manche Backöfen, Kochplatten und Backbleche.

**Staub- und Geschirrtücher** Zum Abstauben und trocken Nachwischen.

**Fensterleder oder Leinentuch** Zum Polieren von Fenstern und Spiegeln. Zeitungs- oder Küchenpapier funktioniert aber auch.

**Alte, saubere Zahnbürste** Für die Kanten von Wasserhähnen und Kochfeldern

**Sprühflaschen** Sehr praktisch für alle Flüssigreiniger.

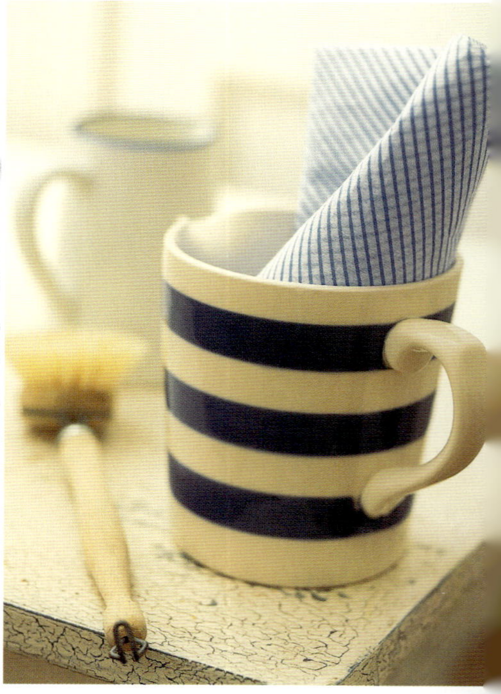

**Besen, Handfeger und Schaufel** Beginnen Sie in der entferntesten Ecke des Raums und fegen Sie den Staub an einer Stelle zusammen. Dann mit Handfeger und Schaufel aufnehmen.
**Staubsauger** Unerlässlich für Teppiche, Auslegeware und Polstermöbel.
**Eimer und Wischmopp** Zum Aufwischen von Böden.

## Natürliche Alternativen

**Seifenflocken** Eine Lösung von Seifenflocken und etwas Soda in heißem Wasser ist ein guter Universalreiniger.
**Natron** Ein natürlicher Wasserenthärter, der Schmutz und Fett gut löst. Für Arbeitsflächen in der Küche, Wände und Hartböden, aber auch zum Reinigen von Abflüssen. Als leichtes Scheuermittel auch ideal zum Säubern von Edelstahl, mit heißem Wasser zum Einweichen eingebrannter Schmortöpfe. Das trockene Pulver kann zum Binden von Gerüchen auf Teppiche und Matratzen gestreut und abgesaugt werden.
**Essigessenz** Die Säure im Essig löst Fett und Kalkablagerungen, bringt Fliesen und Glasflächen zum Glänzen und beseitigt Verfärbungen in Teetassen und -kannen. Auch die Flecken vom noch nicht stubenreinen Haustier kann man damit entfernen. Eine Mischung aus Essigessenz und Salz oder Natron eignet sich zum Polieren von Messing und Kupfer.
**Zitronensaft** Zur kräftigen Reinigungswirkung gesellt sich der frische Duft. Zitronensaft entfernt Flecken von Schneidebrettern und Küchenarbeitsflächen. Mit etwas Salz vermischt kann man ihn ebenfalls zum Putzen von Messing und Kupfer verwenden.
**Tafelsalz** Normales Speisesalz reinigt, desinfiziert und kann als mildes Scheuermittel eingesetzt werden.
**Ätherische Öle** Eukalyptus, Grapefruit, Lavendel, Zitrone und Kiefer eignen sich zur Desinfektion von Räumen. In einer Sprühflasche mit Wasser vermischt ergeben diese Öle ein frisches Raumspray (siehe Seite 96–97).

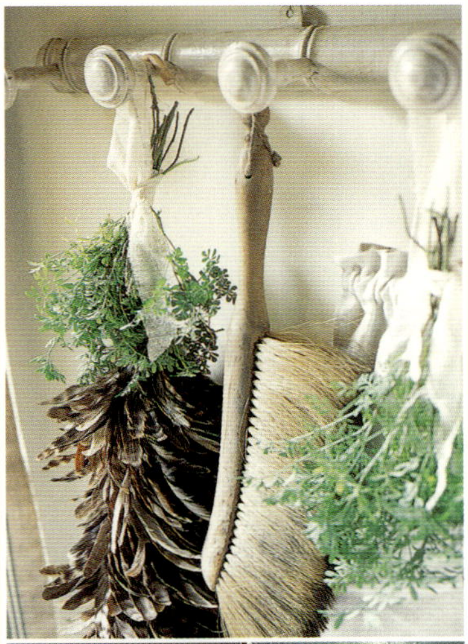

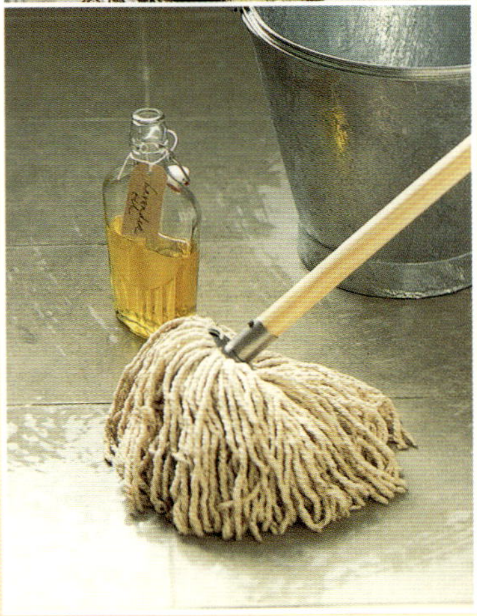

# Gut organisiert

Nach dem gründlichen Aussortieren und Putzen können Sie wirklich stolz auf sich sein! Jetzt fragt sich nur, wie lange die Pracht hält. Versuchen Sie, den neuen, positiven Energiefluss in Ihrer Wohnung zu spüren. Dann fällt es Ihnen leichter, nicht in die alten Gewohnheiten zurückzufallen.

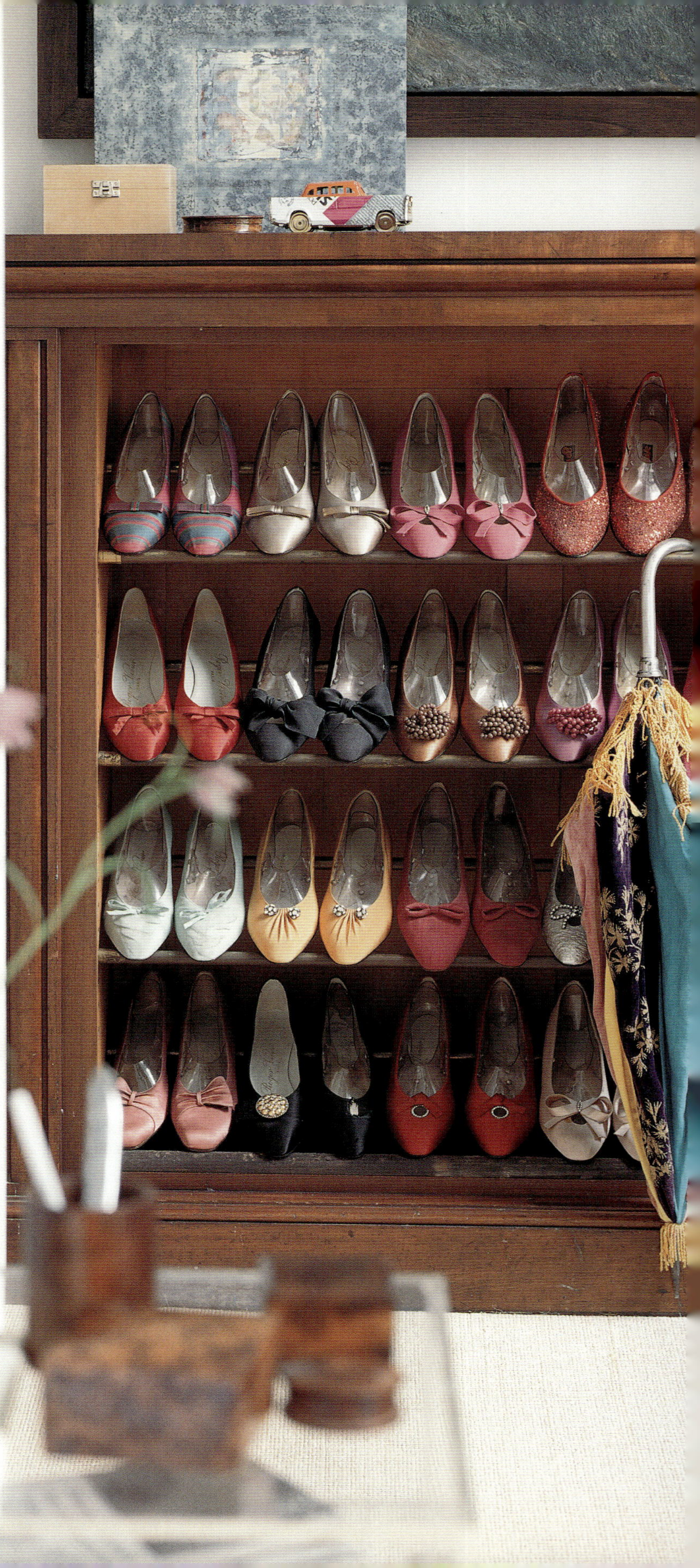

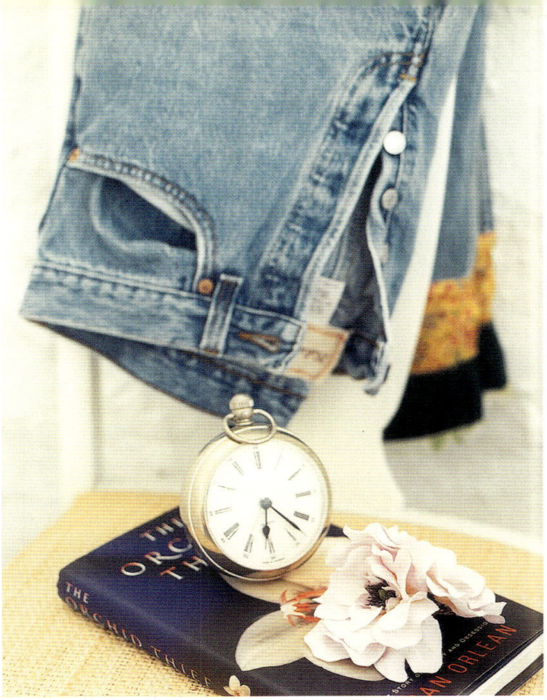

**Überblick** Behalten Sie ein klares Bild davon, wie Sie Ihr Zuhause haben möchten, und gleichen Sie es gelegentlich mit der Wirklichkeit ab. So sehen Sie schnell, wo etwas herumsteht, das überflüssig ist, oder wo ein Papierstapel wächst, weil ihn niemand bemerkt hat.

**Kein Zwang** Alte Gewohnheiten lassen sich am leichtesten ablegen, indem man sie ganz bewusst durch neue ersetzt. Allerdings müssen die auch realistisch sein und zu Ihrem Lebensstil passen, sonst ist es schwer durchzuhalten.

**Zeitmanagement** Nehmen Sie noch einmal Ihr Wohn-Tagebuch zur Hand und schreiben Sie auf, welche Tätigkeiten wie viel Zeit kosten. Machen Sie drei Listen – für die täglichen Aufgaben, für die wöchentlich und monatlich zu erledigenden Arbeiten. Wenn Sie unsicher sind, schauen Sie beim nächsten Mal, wenn Sie den Küchenboden wischen oder das Badezimmer putzen, auf die Uhr. Danach addieren Sie die Zeitangaben der drei Listen. Sie werden staunen: Insgesamt brauchen Sie gar nicht so viel Zeit, um Ihre Wohnung in Topform zu halten.

**Ausgleich** Die Disziplin, die Sie für das Aufräumen und Putzen aufbringen, braucht auch ein Gegengewicht, denn schließlich geht es ja nur darum: Sie möchten Ihre Wohnung zu einem Zuhause Ihrer Wünsche machen. Und das Ergebnis dürfen Sie auch in aller Ruhe genießen. Gönnen Sie sich frische Blumen oder ein ausgiebiges Bad, wenn Sie Ihr Ziel erreicht haben. So schöpfen Sie Kraft für alles, was Sie sonst noch zu Hause oder außerhalb des Hauses tun möchten. Wenn es Ihnen dabei hilft, sich diese Zeit auch regelmäßig einzurichten, können Sie zusätzlich notieren, was Sie alles unternehmen möchten und wie viel Zeit Sie für genussvolle, sportliche oder kulturelle Aktivitäten zur Verfügung haben möchten – und was realistisch ist.

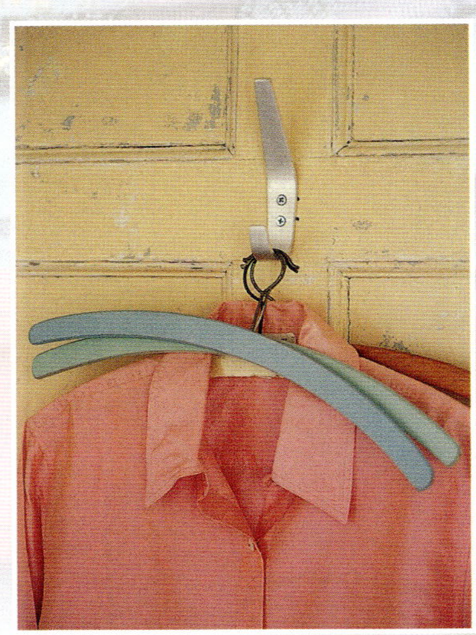

## Der Terminkalender

Wenn es um die Haushaltsplanung geht, wissen viele Menschen nicht, wo sie anfangen sollen. Ein guter Start ist ein Wandkalender, in den Sie alle wichtigen Termine eintragen, die Ihnen schon bekannt sind: Geburtstage, Urlaubszeiten, den TÜV-Termin und den Ultimo für die Steuererklärung. So wissen Sie, wann was auf Sie zukommt.

Denken Sie einen Monat voraus. Gibt es Termine oder Fristen, die Sie sich schon jetzt notieren wollen? Eine Einladung zum Brunch, der Ausstand eines Kollegen, der Zahlungstermin für eine Rechnung? Wenn Sie einen Haushaltsplan aufgestellt haben, können Sie auch die wöchentlichen und monatlichen Arbeiten eintragen.

Ein Blick auf den Terminkalender verschafft jeden Tag ein Gefühl von Organisiertheit – und schließlich zeigt er auch die Zeit, die nicht verplant ist!

## Tagesplanung

Nehmen Sie sich am Morgen oder abends mindestens zehn Minuten Zeit, um den Tag zu planen. Wenn Sie den Überblick verlieren, weil so viel ansteht, schreiben Sie eine Liste. Wenn Sie die Aufgaben nach ihrer Wichtigkeit aufreihen und eine Uhrzeit dazuschreiben, haben Sie gleich eine Struktur. Wenn Sie wenig Zeit haben, sollte die Liste nicht mehr als drei bis fünf Dinge umfassen.

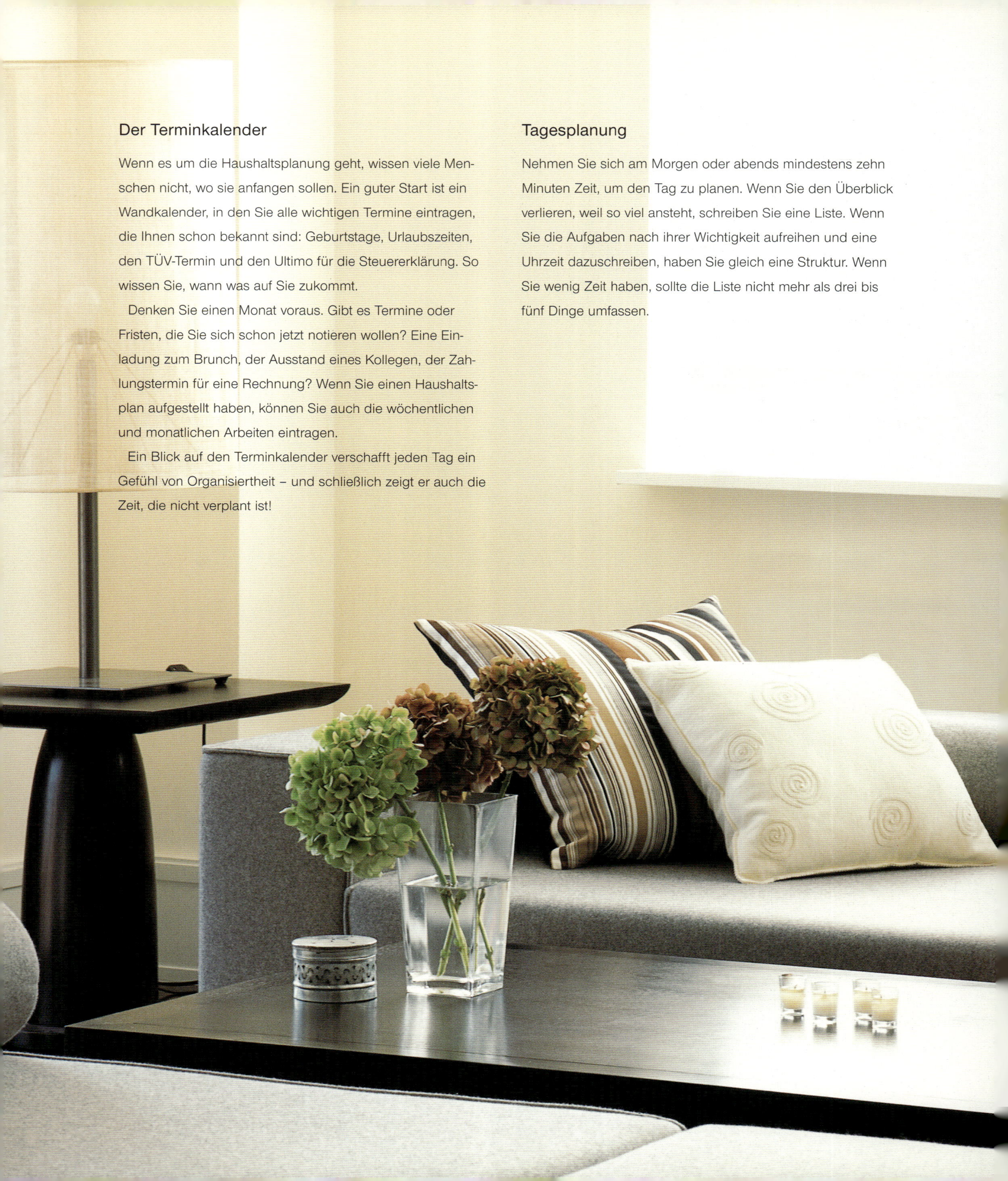

## Haushalt ohne Stress

**Realismus** Inzwischen wissen Sie, wie Sie Ihr privates Reich ganz nach Ihren Wünschen und Bedürfnissen gestalten. Sie können also realistisch planen – und zwar zugeschnitten auf Ihren Lebensstil.

**Aufteilung** Wenn Sie vor einer aufwendigen Arbeit stehen, die Sie nicht an einem Tag erledigen können, unterteilen Sie sie in überschaubarere Schritte. So haben Sie auch schneller ein Erfolgserlebnis.

**Delegieren** Partner, Mitbewohner und Kinder können Aufgaben übernehmen – nicht jeder ist es gewöhnt, die Arbeit zu teilen.

**Biorhythmus** Zu welcher Tageszeit sind Sie besonders produktiv? Nutzen Sie Ihre Energie im richtigen Moment.

**Erfolge** Wenn Ihre To-do-Liste sehr lang ist, überlegen Sie, welche Arbeit die schnellsten Resultate bringt. Erledigen Sie diese Arbeit zuerst, freuen Sie sich am Erfolg und nutzen Sie die Motivation, die Sie daraus schöpfen können.

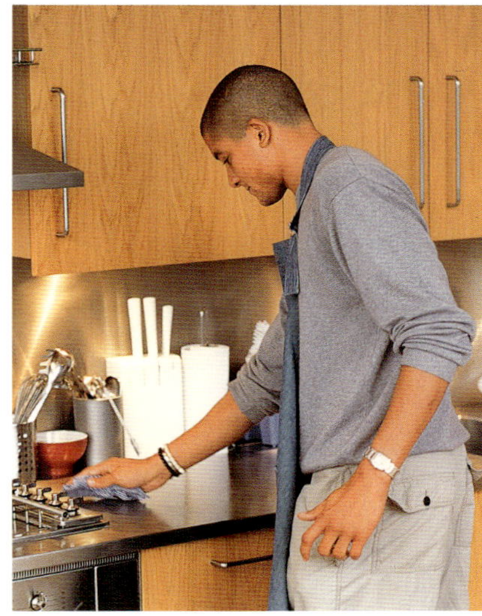

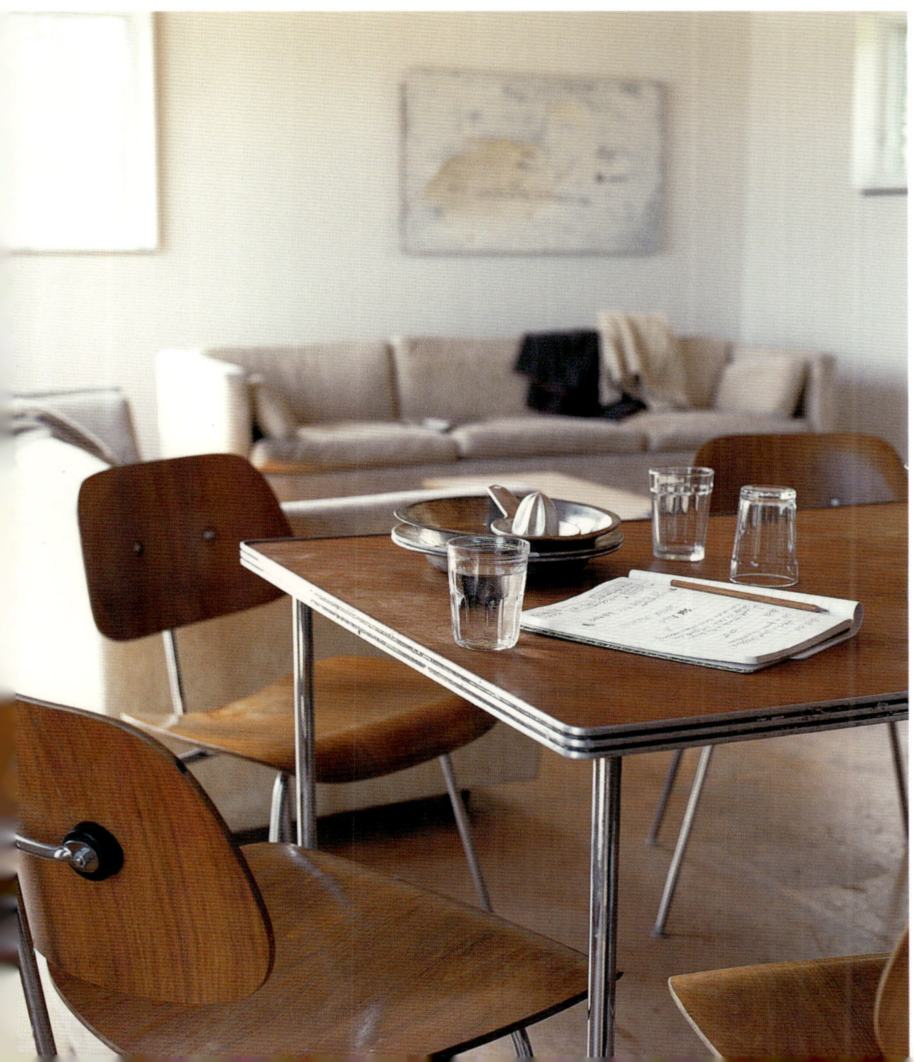

## Das schwarze Brett

Ob Single-Haushalt oder Großfamilie, ein schwarzes Brett ist eine gute Sache. Es sollte an einem zentralen, gut sichtbaren Platz hängen und alle wichtigen Informationen für den Haushalt enthalten. Dazu gehören Adressen und Telefonnummern, Einkaufszettel, die Speisekarte des Pizzaservice, der Bibliotheksausweis und Ähnliches. Wenn Sie die angepinnten Notizen und Kinoprogramme gleich abnehmen, wenn sie nicht mehr aktuell sind, wird das Pinboard statt zum Staubfänger zum aktiven Teil Ihrer Tagesplanung.

# 10 Tipps, um gleich zu starten

Jeder kennt das Gefühl: Der innere Widerstand gegen den dringend nötigen Hausputz wächst von Tag zu Tag. Der Gedanke an das Endresultat kann dabei eine wichtige Motivation sein – fürs Erste genügt es, wenn man sich nur einen Raum so vorstellt, wie er eigentlich aussehen sollte. Damit stecken Sie sich Etappenziele, und der erste Schritt fällt gleich viel leichter. Und so könnte er aussehen:

1 Nehmen Sie sich einen Bereich im Raum vor, an dem sich zu viel angesammelt hat. Suchen Sie fünf Dinge aus, die Sie verschenken, wegwerfen oder recyceln können – einen Stapel Zeitschriften, ein überquellendes Bücherregal oder eine überdekorierte Fensterbank. Loslassen ist der erste Schritt zu Übersicht und Klarheit.

2 Verschaffen Sie sich Bewegungsfreiheit, indem Sie alles vom Boden aufheben, was nicht dorthin gehört. Packen Sie die Dinge, die noch keinen angestammten Platz haben, in Kartons oder Tüten. So fällt das Saubermachen leichter, und Sie können die beiseite gelegten Schachteln später durchsehen. (Aber nicht vergessen!)

3 Fenster sind ein Symbol für Ihre Sicht auf die Welt, Spiegel dagegen für Ihre Selbstsicht. Sorgen Sie für Durchblick – mischen Sie 25 ml Essigessenz mit 275 ml Wasser in einer Sprühflasche und sprühen Sie die Glasflächen ein. Mit Küchenpapier oder einem Geschirrtuch nachpolieren.

4 Erfrischen Sie Ihre Teppiche, indem Sie sie mit einem Dampfreiniger behandeln. Träufeln Sie etwas ätherisches Öl – Lavendel, Zitrone oder Orange – auf den Filter des Staubsaugers oder einen Wattebausch, den Sie in den Staubbeutel legen. Beim Saugen verbreitet sich so ein angenehmer Duft in der ganzen Wohnung.

5 Ablagerungen in Badewanne und Waschbecken lösen sich wie von selbst: Mischen Sie vier Esslöffel Bleichmittel mit 25 g Natron und 300 ml warmem Wasser. Ziehen Sie Gummihandschuhe an und verteilen Sie den Mix über die verschmutzten Flächen. Zehn Minuten einwirken lassen, klar nachspülen und trockenwischen.

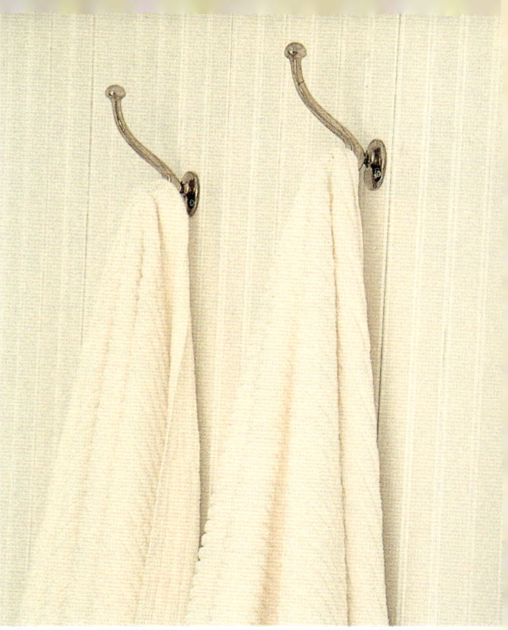

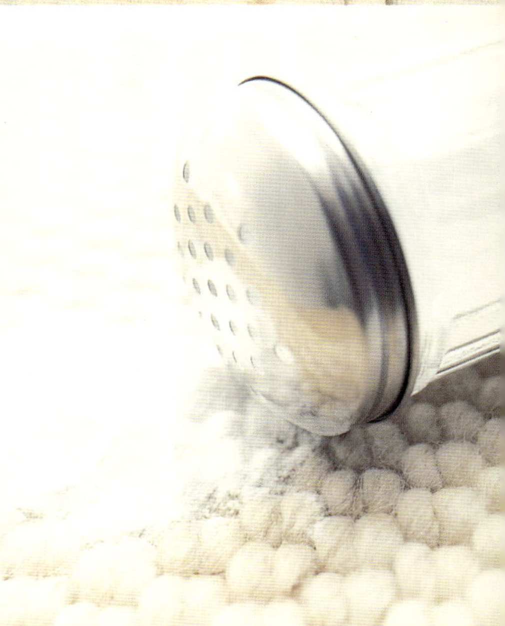

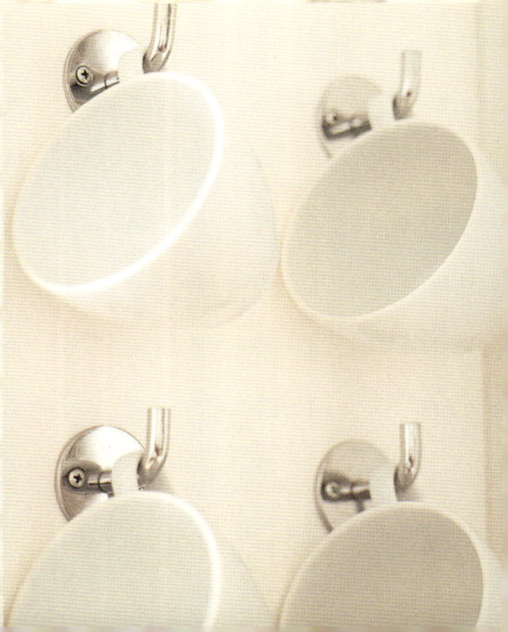

6 Fällt Ihnen auf Anhieb eine Gewohnheit ein, die Sie gern ändern würden? Vielleicht wollen Sie sich angewöhnen, die Post sofort zu öffnen und zu erledigen oder nach jeder Mahlzeit schnell abzuspülen. Ein gut funktionierender Haushalt kann einfach eine gute Angewohnheit sein!

7 Bestimmt finden sich in jedem Haushalt ein paar Dinge, die schon lange auf eine Reparatur warten – ein abgerissener Knopf oder ein zerbrochenes Dekorationsstück etwa. Sammeln Sie diese Sachen in einer Kiste und nehmen Sie sich an drei Tagen hintereinander jeweils nur zehn Minuten Zeit dafür. Sie werden staunen, wie schnell die Box leer ist.

8 In jeder Wohnung fehlen ein paar Haken – für die Schlüssel im Flur, für die Schürze in der Küche, für die Kaffeebecher unter dem Regal. Besorgen Sie ein paar Haken zum Anschrauben oder Ankleben und schaffen Sie sich im Handumdrehen größere Arbeitsflächen und mehr Überblick.

9 Für frischen Duft im Kleiderschrank sorgen Sie mit Lavendelsäckchen. Vor allem für Kleidung aus Naturfasern wie Wolle, Leinen und Baumwolle ist Lavendel auch ein guter Mottenschutz.

10 Mit angenehmem Duft im ganzen Haus können Sie sich schon während der Hausarbeit etwas Entspannendes gönnen. Wenn Sie keine Zeit für ein Reinigungsritual haben (siehe Seite 123), stellen Sie ein Räucherstäbchen mit natürlichem Zitronen- oder Kiefernaroma während der Hausarbeit mitten ins Zimmer. Nehmen Sie es mit, wenn Sie in den nächsten Raum gehen.

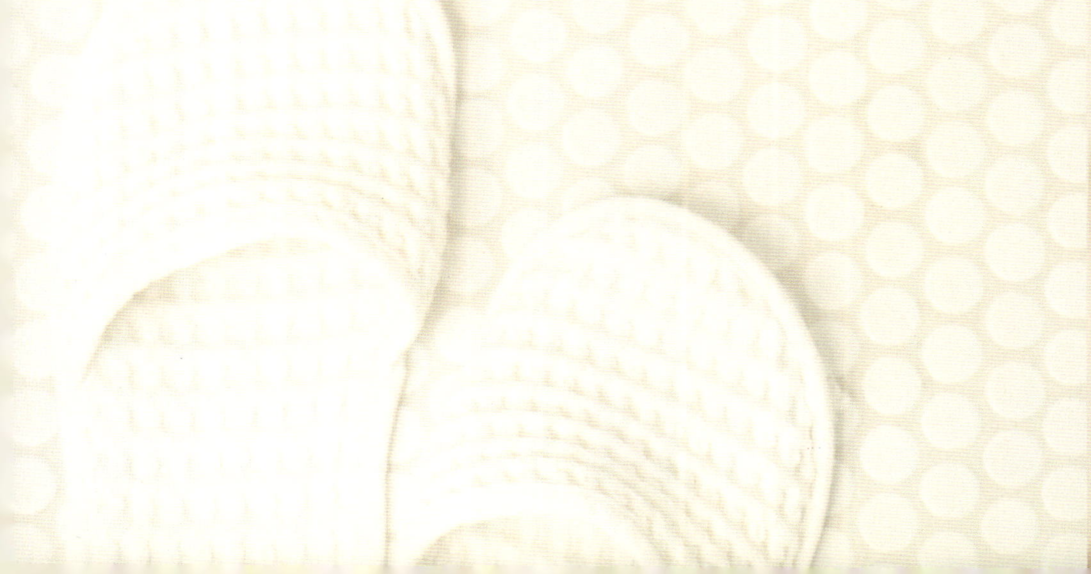

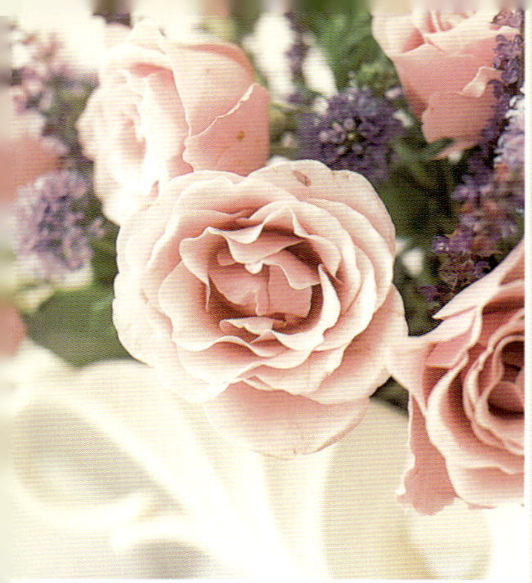
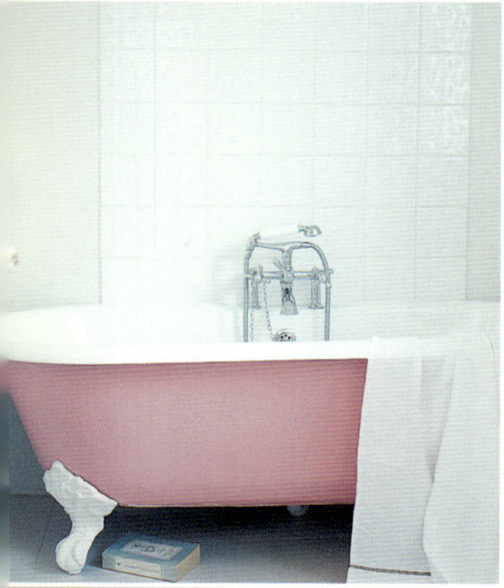
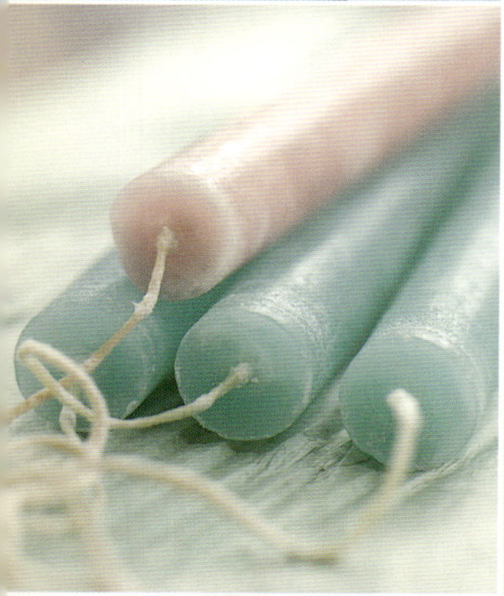
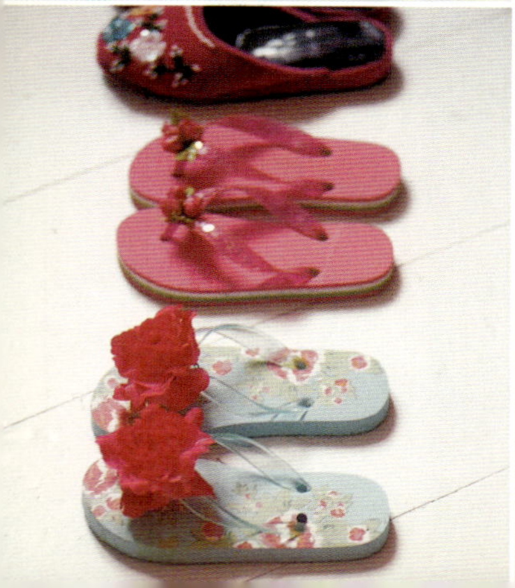
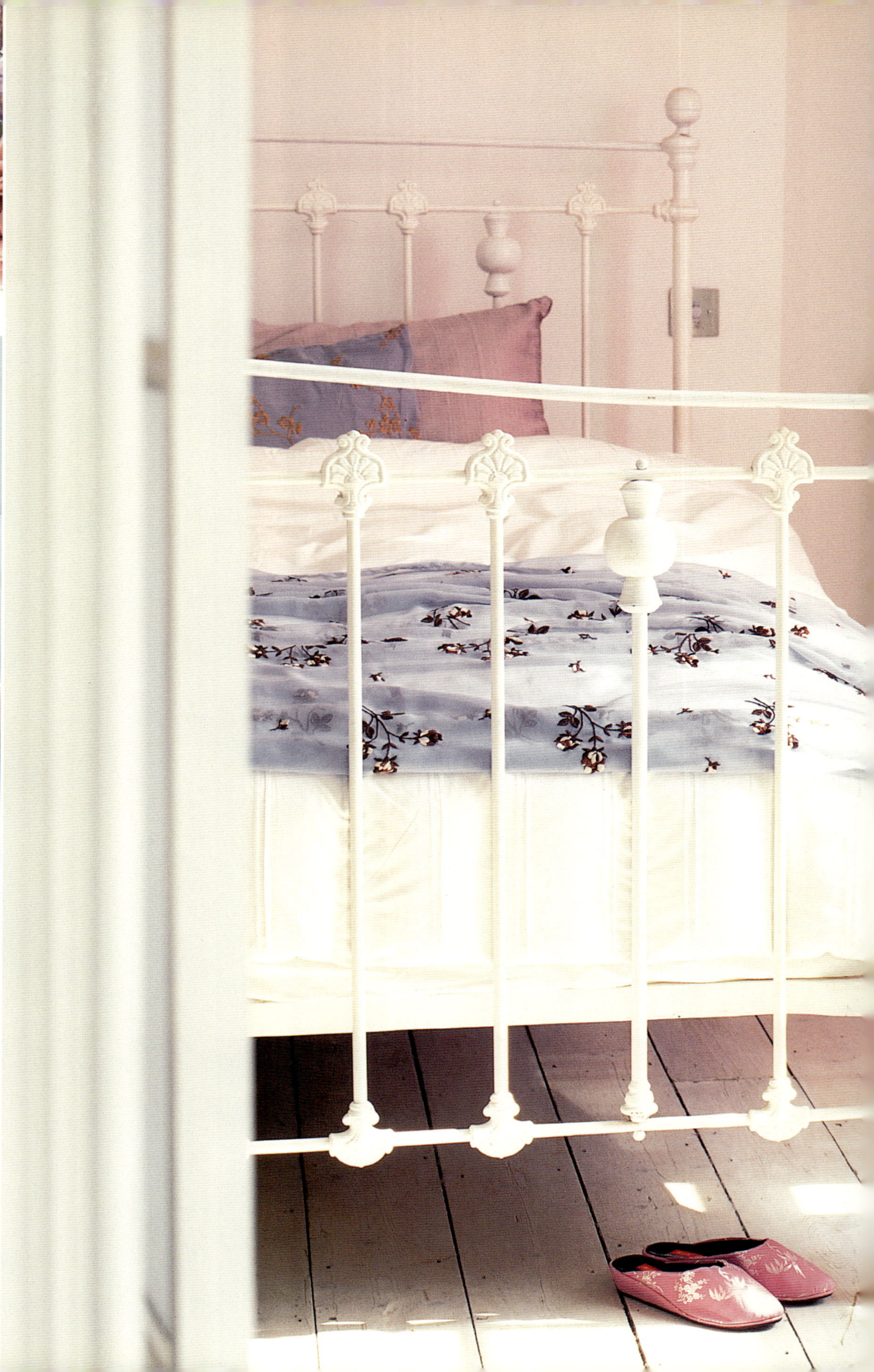

# Harmonisch leben

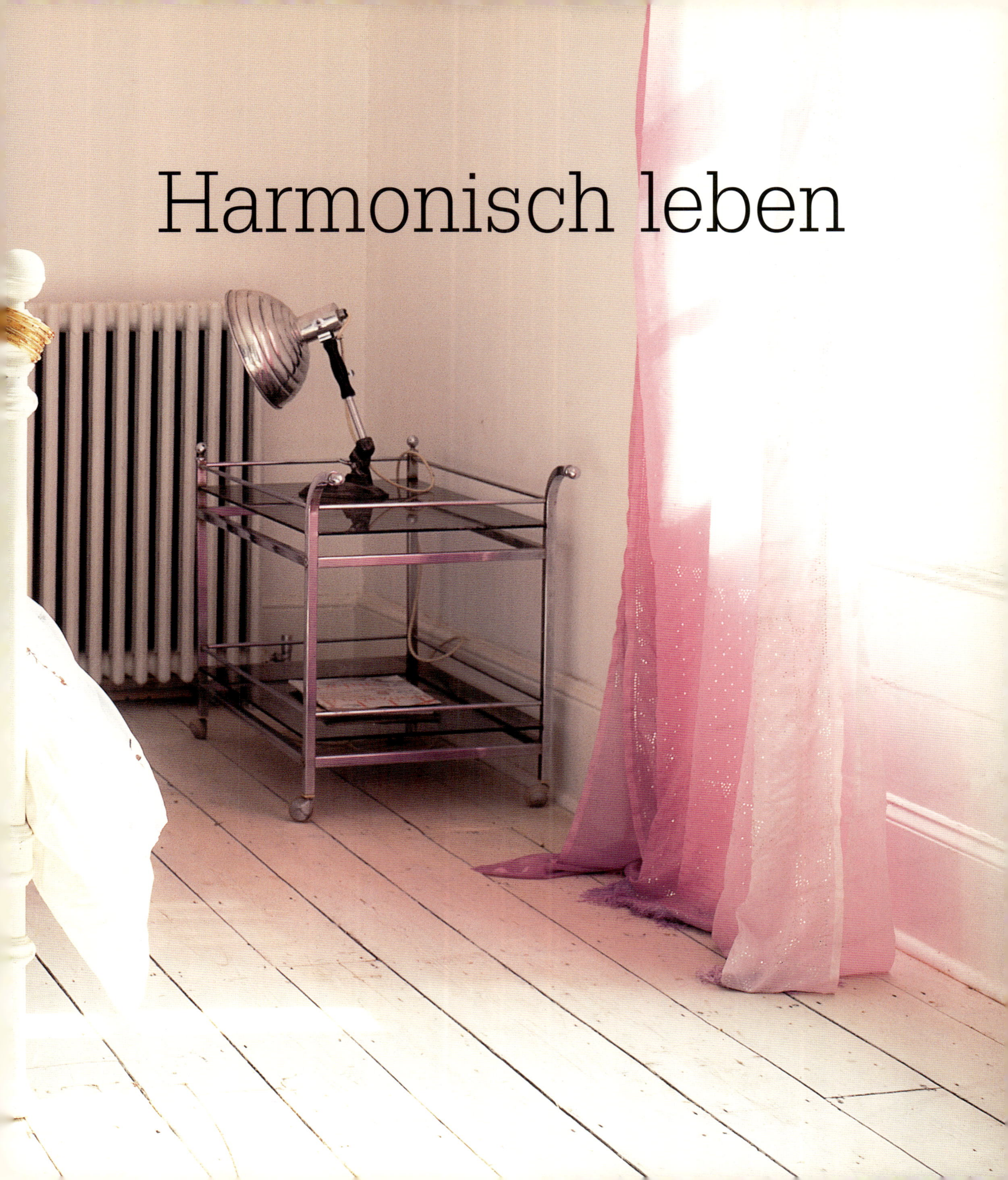

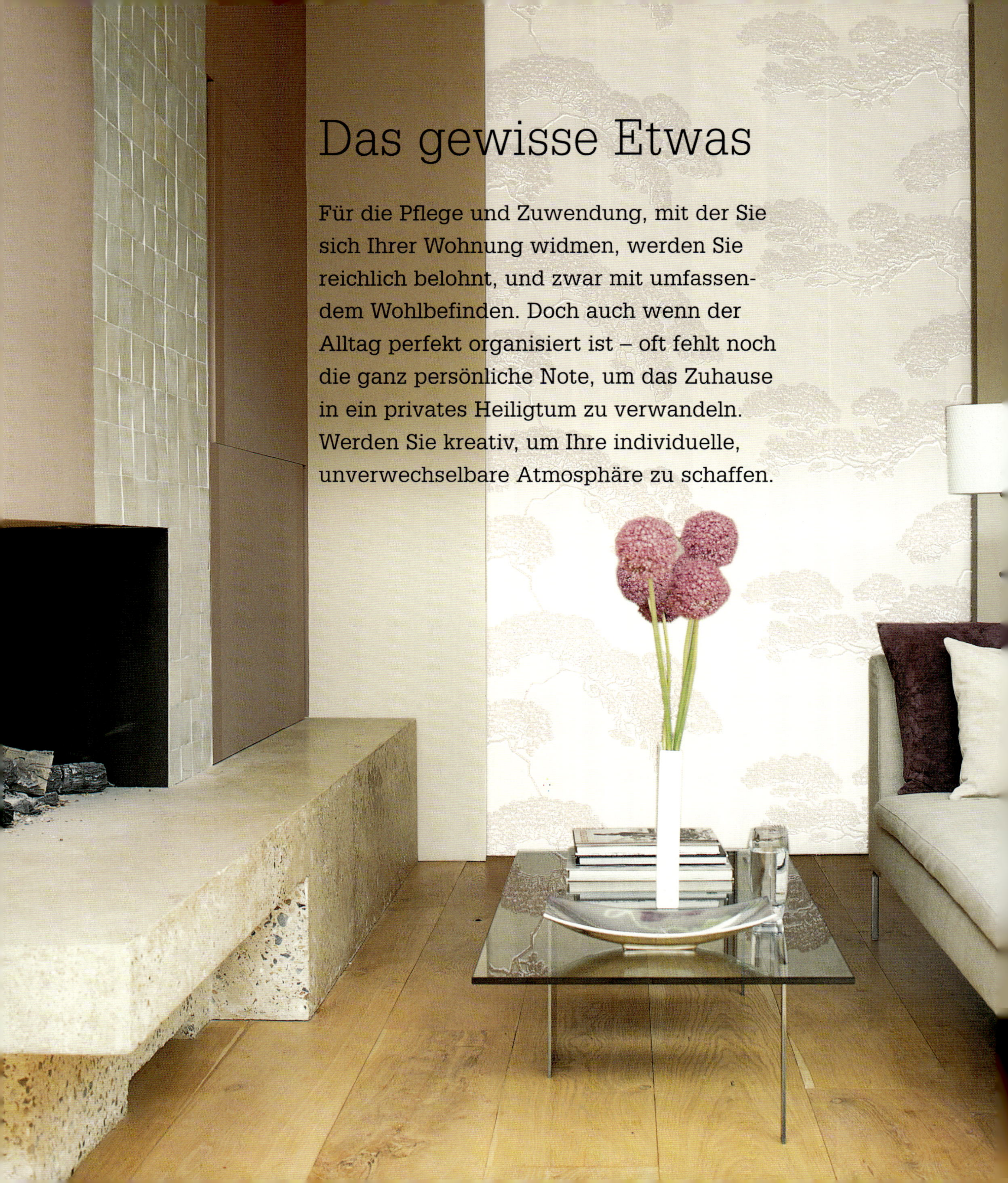

# Das gewisse Etwas

Für die Pflege und Zuwendung, mit der Sie sich Ihrer Wohnung widmen, werden Sie reichlich belohnt, und zwar mit umfassendem Wohlbefinden. Doch auch wenn der Alltag perfekt organisiert ist – oft fehlt noch die ganz persönliche Note, um das Zuhause in ein privates Heiligtum zu verwandeln. Werden Sie kreativ, um Ihre individuelle, unverwechselbare Atmosphäre zu schaffen.

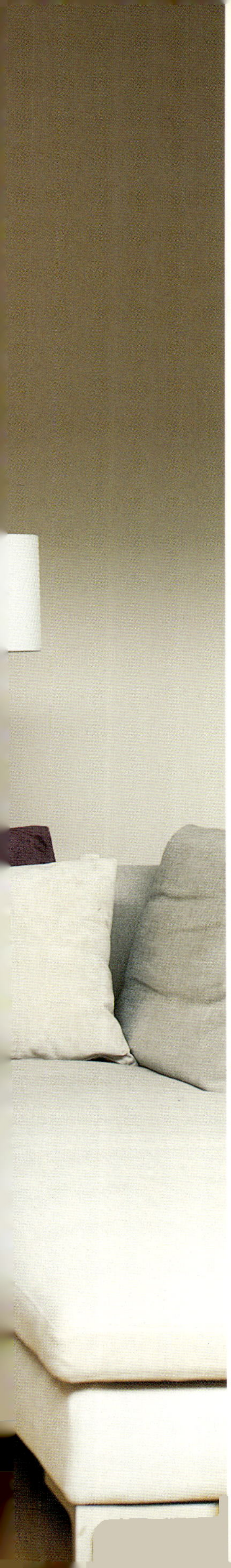

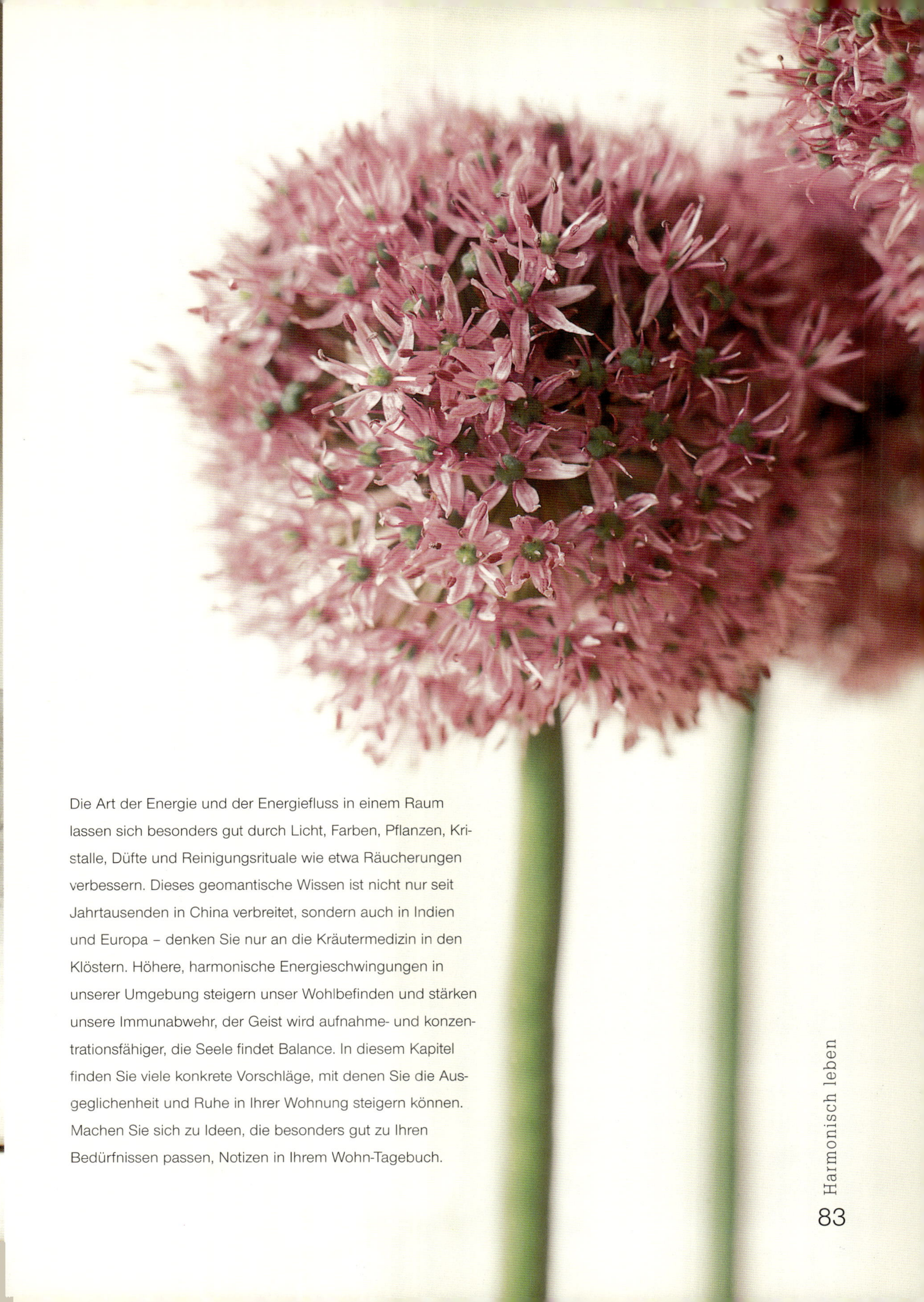

Die Art der Energie und der Energiefluss in einem Raum lassen sich besonders gut durch Licht, Farben, Pflanzen, Kristalle, Düfte und Reinigungsrituale wie etwa Räucherungen verbessern. Dieses geomantische Wissen ist nicht nur seit Jahrtausenden in China verbreitet, sondern auch in Indien und Europa – denken Sie nur an die Kräutermedizin in den Klöstern. Höhere, harmonische Energieschwingungen in unserer Umgebung steigern unser Wohlbefinden und stärken unsere Immunabwehr, der Geist wird aufnahme- und konzentrationsfähiger, die Seele findet Balance. In diesem Kapitel finden Sie viele konkrete Vorschläge, mit denen Sie die Ausgeglichenheit und Ruhe in Ihrer Wohnung steigern können. Machen Sie sich zu Ideen, die besonders gut zu Ihren Bedürfnissen passen, Notizen in Ihrem Wohn-Tagebuch.

## Anheimelnde Details

Wohlfühlfaktoren sind Wärme, Behaglichkeit und Schutz – durch Kleinigkeiten können Sie diese Aspekte fördern:

**Lieblingsstücke** Damit ist alles gemeint, was Ihnen persönlich ein Gefühl der Sicherheit oder Geborgenheit gibt. Der Lieblings-Kaffeebecher, eine Kuscheldecke, der Teddybär aus Kindertagen oder sogar ein Videofilm, der besondere Erinnerungen weckt.

**Porträts** Aufnahmen von Ihnen selbst, Ihrem Partner, von Familie oder Freunden funktionieren wie ein kleiner Tresor für gute Gefühle: Jedes Mal, wenn Sie auf eines dieser Bilder schauen, empfinden Sie eine positive Schwingung. Hängen Sie auch Porträts von Vorfahren auf, mit denen Sie gute Erinnerungen oder Geschichten verbinden. In Asien ist man davon überzeugt, dass die „Anwesenheit" der Ahnen im Raum eine stärkende Kraft hat.

**Anregende Bilder** Welche Motive sprechen Sie an – moderne Stadtarchitektur, ein Landhäuschen, ein Bauerngarten, Boote auf dem Wasser? Vielleicht bevorzugen Sie aber auch abstrakte Bilder, Form und Farbe sind Ihnen am wichtigsten? Überlegen Sie, womit Sie sich wohl fühlen, und halten Sie Ausschau nach Bildern, die zu Ihnen passen.

**Kissen und weiche Stoffe** Vielleicht mögen Sie strenge, schlichte Formen – aber muss das Sofa deswegen ungemütlich sein? Mit ein paar Kissen in schönen Farben wirkt es gleich viel einladender. Zu viele Kissen wirken allerdings unruhig und sind unbequem. Vorhänge, Decken und Möbelbezüge aus weichen Stoffen mit einer leicht bewegten Textur lassen jeden Raum intimer wirken. Samt, Wolle und Baumwolle fühlen sich besonders angenehm an.

**Teppiche** Auch am Fußboden sind Naturfasern perfekt. Ein Holzboden wird durch einzelne Teppiche oder Läufer aus Wolle oder Baumwolle noch behaglicher, und auf Teppichböden können sie attraktive Farbakzente setzen. Auch der robustere Sisal oder Jute haben eine warme Ausstrahlung, sind aber weniger geeignet, wenn kleine Kinder im Haus sind.

**Pflanzen und Schnittblumen** Gut gepflegte Pflanzen heben die Energie im Raum und vermitteln das Gefühl, dass in dieser Wohnung Fürsorge groß geschrieben wird. Blühende Pflanzen und Schnittblumen geben dem Raum frische, lebendige Farben.

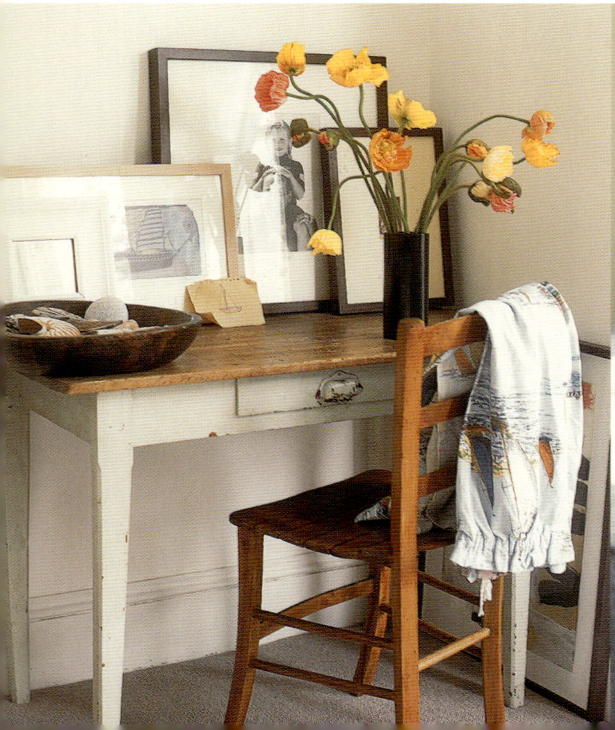

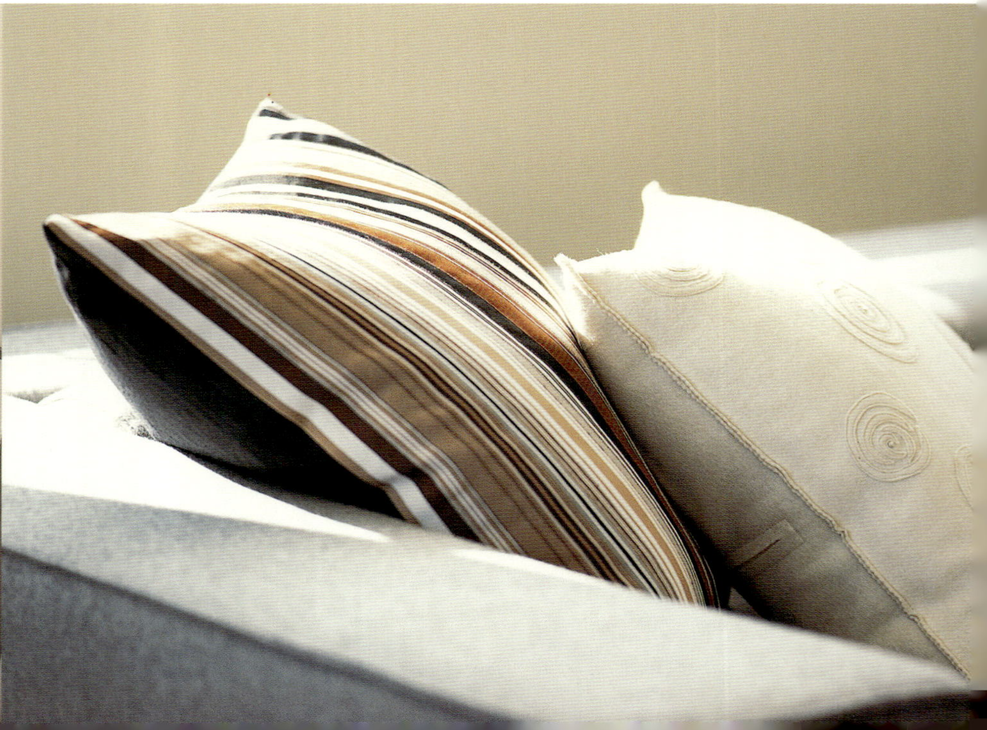

**Lampen** Mit einer guten Leseleuchte an Ihrem Lieblingssessel schaffen Sie eine Rückzugsecke, in der Sie es sich über Stunden gut gehen lassen können. Eine oder zwei Tischlampen tauchen den ganzen Wohnbereich in ein stimmungsvolles, entspannendes Licht. Ideal sind Lampenschirme in zarten Gelb-, Rosa- oder Orangetönen.

**Kamin** Nichts verbreitet mehr urtümliche Gemütlichkeit als ein loderndes, prasselndes Feuer im Kamin. Früher verbanden sich vor allem Nahrungszubereitung und Wärme mit der Feuerstelle, daher galt sie als magischer Ort. Heute sind Kamine eher eine Rarität. Eine vergleichbare Atmosphäre – wenn auch in kleinerem Maßstab – schafft aber zu besonderen Gelegenheiten ein Meer aus Kerzen.

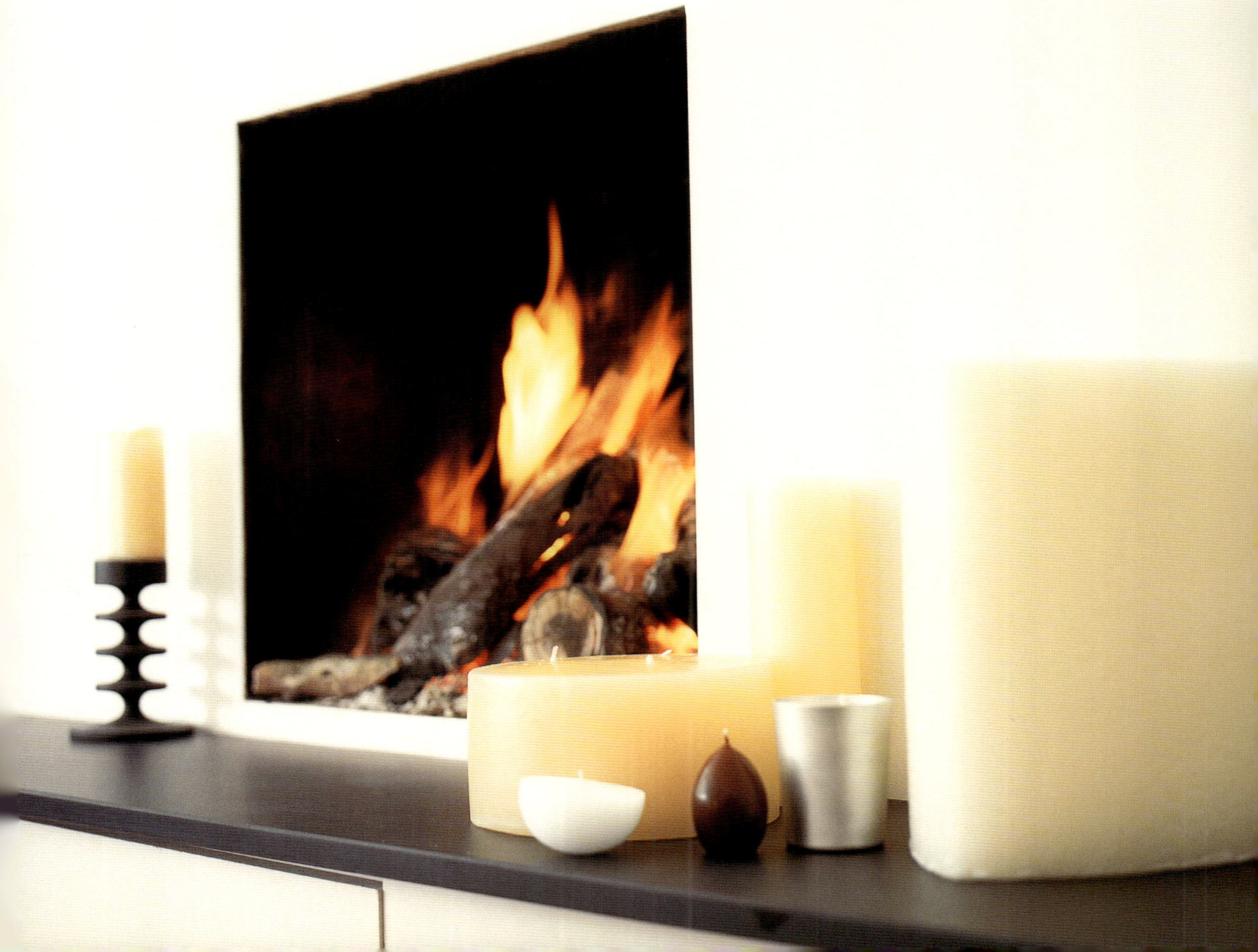

# Ihre Farben

Das Wundermittel für die Neugestaltung des Ambientes ist Farbe. Wände, Böden oder Einbauten lassen sich oft ohne allzu großen Aufwand ändern, und vielleicht ist auch schon mit einem farbigen Vorhang oder einem knallbunten Teppich viel gewonnen. Wenn Sie mit den Farben wohnen, die Ihnen entsprechen, fühlen Sie sich einfach wohl und entspannt – nur: Welches sind die richtigen Farben für Sie?

Jeder hat seine Lieblingsfarben und solche, die er völlig ablehnt. Aber das ist nicht nur eine Frage des Geschmacks, sondern Farbe wirkt auch auf uns, ohne dass wir sie bewusst wahrnehmen: Manche strahlen Harmonie aus, andere zerren an den Nerven. Eine Veränderung der Wohnfarben kann also weitreichende Auswirkungen haben. Besorgen Sie sich darum zunächst Farbmuster und Probetöpfchen, blättern Sie auch noch einmal in Ihrem Wohn-Tagebuch und schauen Sie sich die Materialsammlungen an, die Sie zusammengestellt haben. Vergessen Sie nicht, dass Farben im Geschäft unter Umständen völlig anders aussehen als in Ihrer Wohnung; hier kommt es auf die Lichtverhältnisse und die übrigen Farben im Raum an. Eine zentrale Rolle spielt bei der Wahl der Farbkombination natürlich die Funktion des Zimmers, das neu gestaltet werden soll.

**Warm oder kühl** Das Spektrum gliedert sich in warme und kalte Farben. Die warmen Rot- und Orangetöne werden im Feng Shui dem aktiven Yang zugeordnet. Sie scheinen sich dem Betrachter zu nähern und eignen sich besonders, um kühle oder sonnenarme

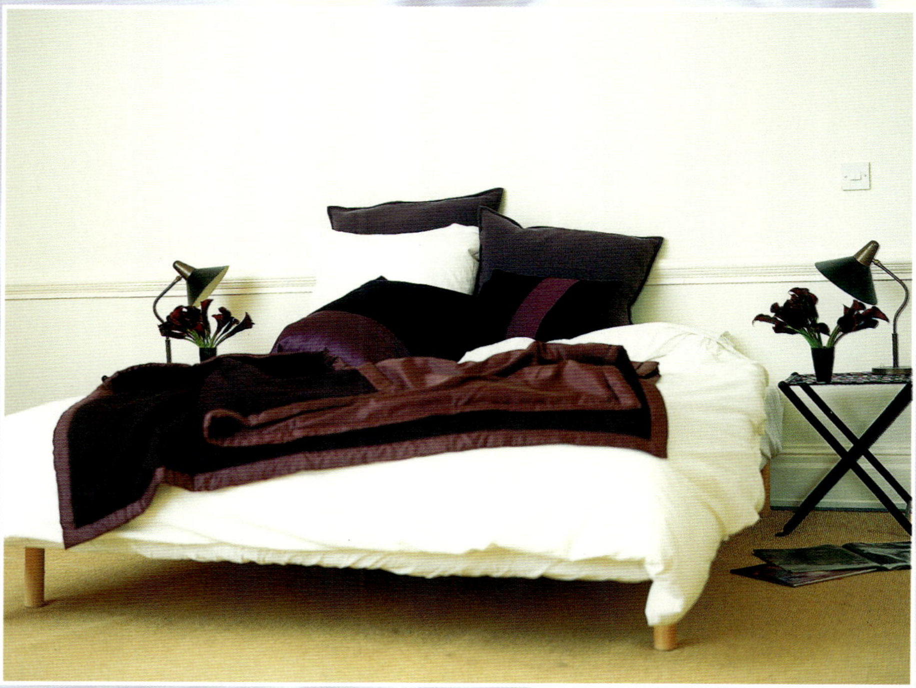

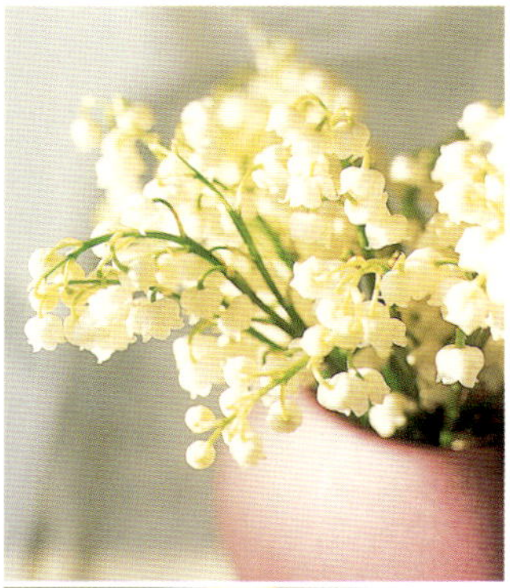

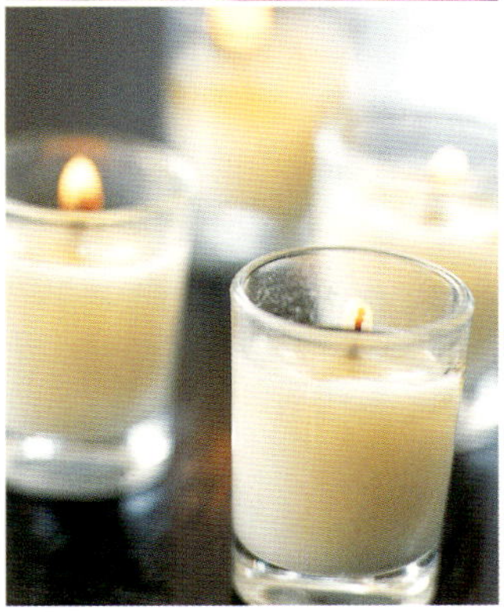

Räume zu beleben. Kalte Farben aus der Blau-Violett-Familie haben eine Yin-Energie und scheinen mehr in den Hintergrund zu rücken. Sie empfehlen sich für kleine, sehr sonnige Räume, die leicht zu warm werden. Innerhalb ihres Spektrums lassen sich warme und kalte Farben sehr gut kombinieren. Aber es kann auch leicht zu viel des Guten sein. Ein einheitlich kühles Farbschema kann durch Akzente in Rot durchbrochen werden, während zu viele warme Farben durch Details in Blau „abkühlen".

Die warmen, aktiven Yang-Farben eignen sich vor allem für Küche und Kinderzimmer, in denen es von Natur aus lebendig zugeht. Kühle Yin- Farben fördern die Entspannung und die Konzentration und sind daher ideal für Schlafräume, Bäder und Arbeitszimmer.

**Hell oder dunkel** Helle Farben reflektieren Licht und lassen Räume größer wirken, während dunkle Farben Licht absorbieren und Räume optisch verkleinern. Ein großer Raum mit hoher Decke kann warme, dunklere Farben gebrauchen, um dennoch intim zu wirken. Ein kleiner Raum ohne viel Tageslicht dagegen gewinnt durch helle, freundliche Farben.

**Neutrale Farben** Auch Creme, Beige, Grau und reines oder gebrochenes Weiß vergrößern kleine Räume optisch. Nur mit einer geringen Beimischung einer Abtönfarbe kann man die Wirkung einer sehr hellen Farbe von Grund auf ändern: Ungebrochenes Weiß mit einem leichten Blaustich wird kälter, mit ein paar Spritzern Rot oder Gelb bekommt es Wärme.

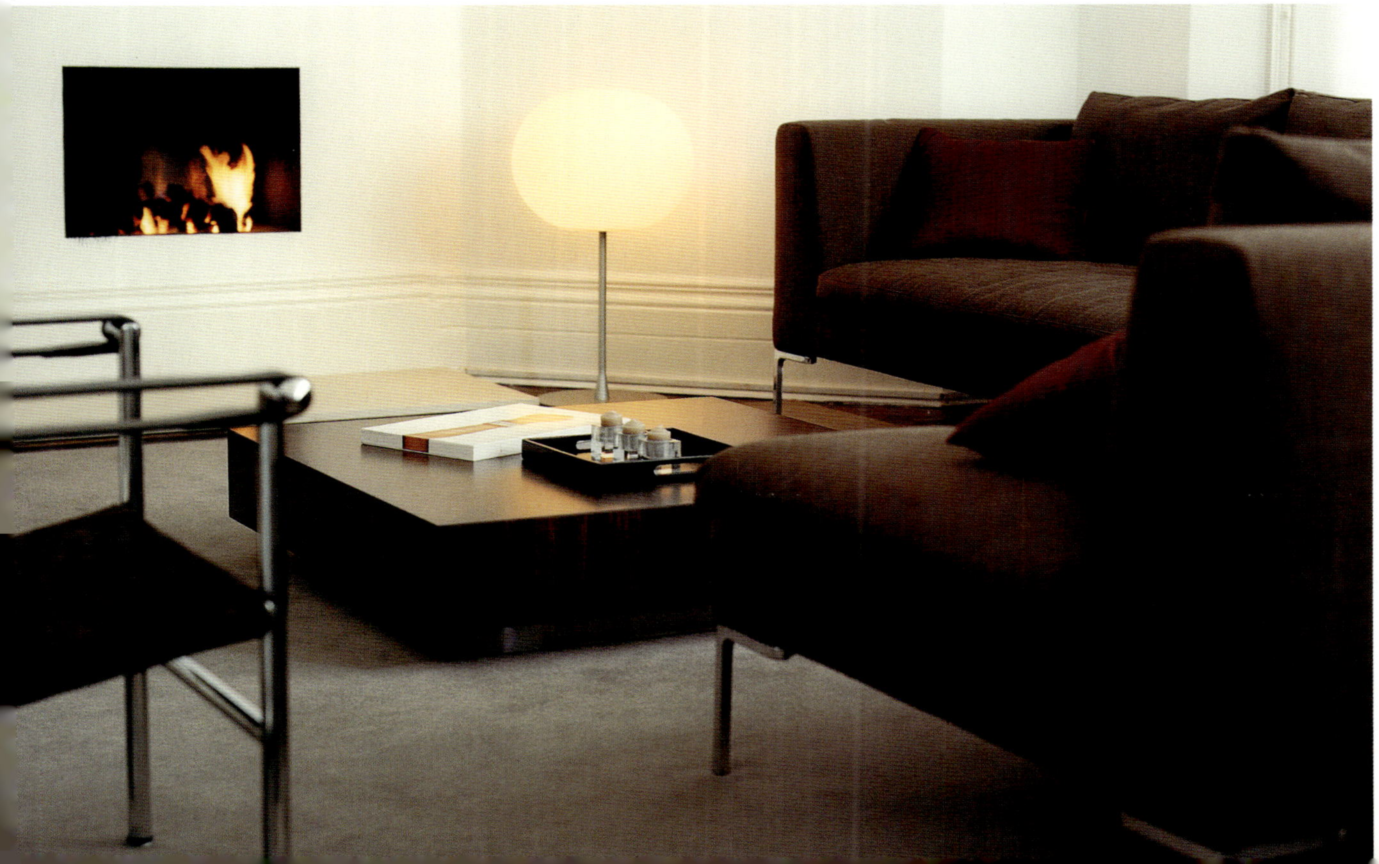

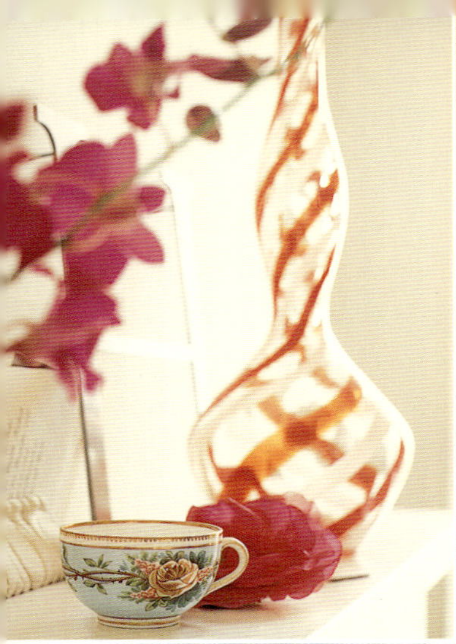
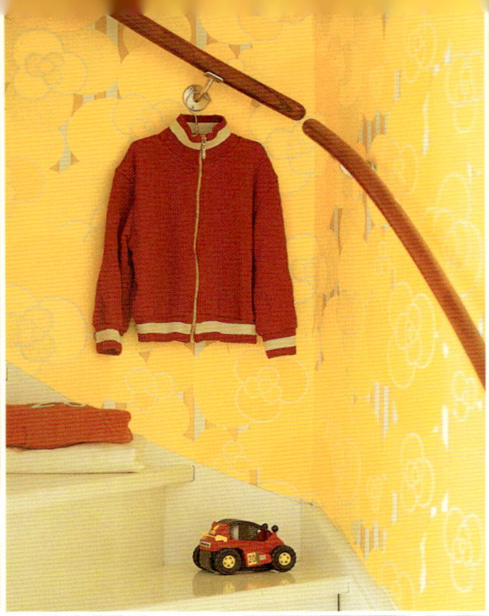
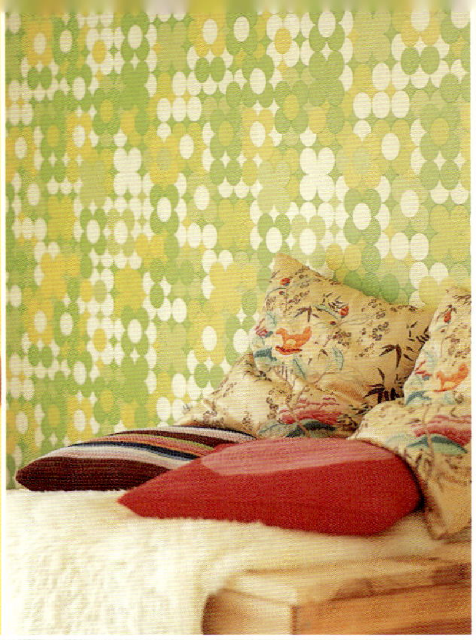
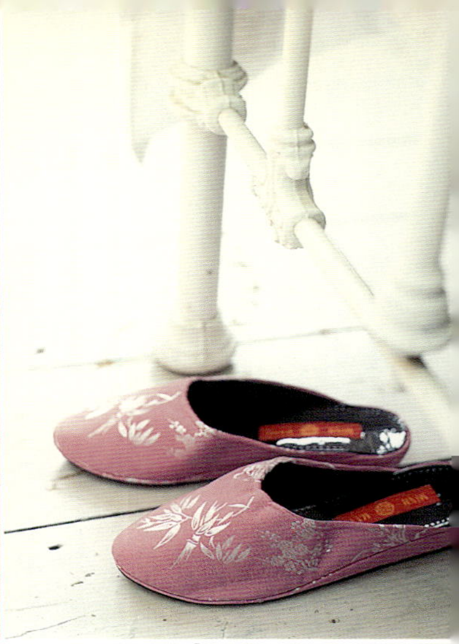
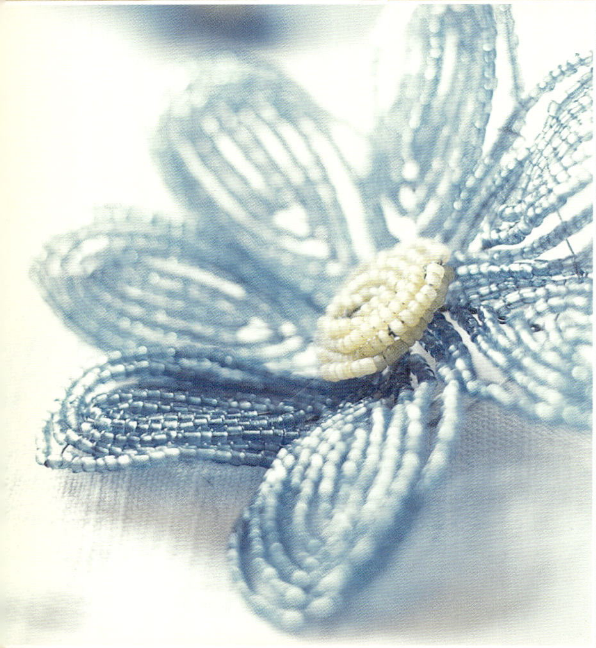
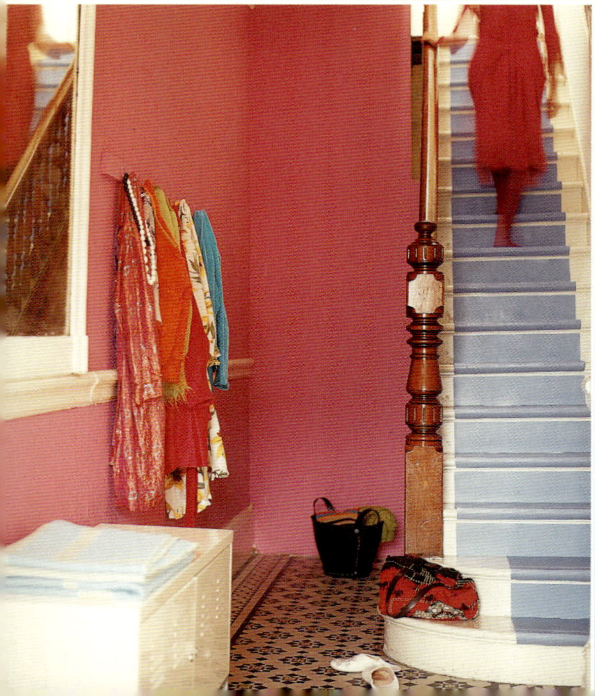
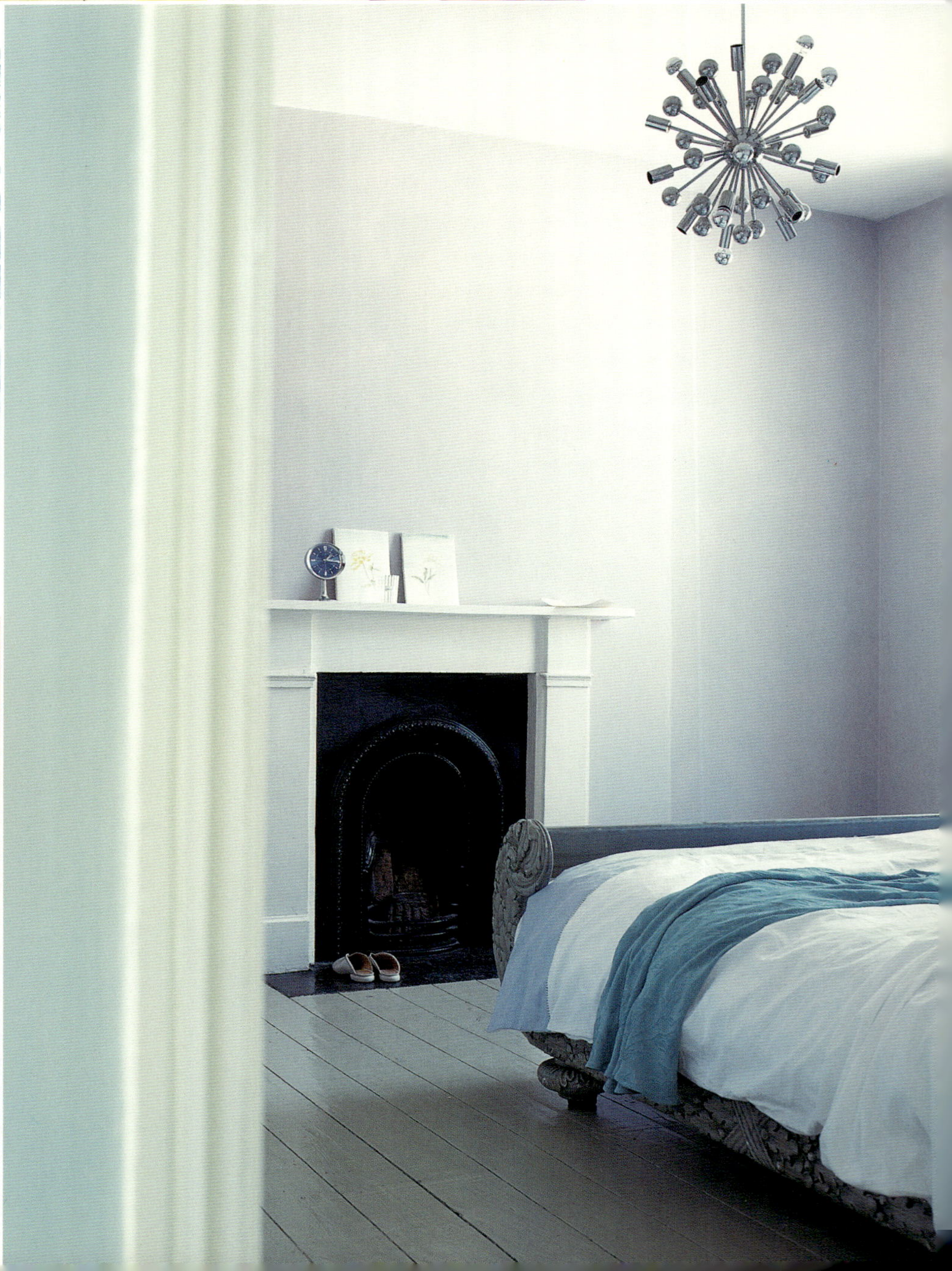

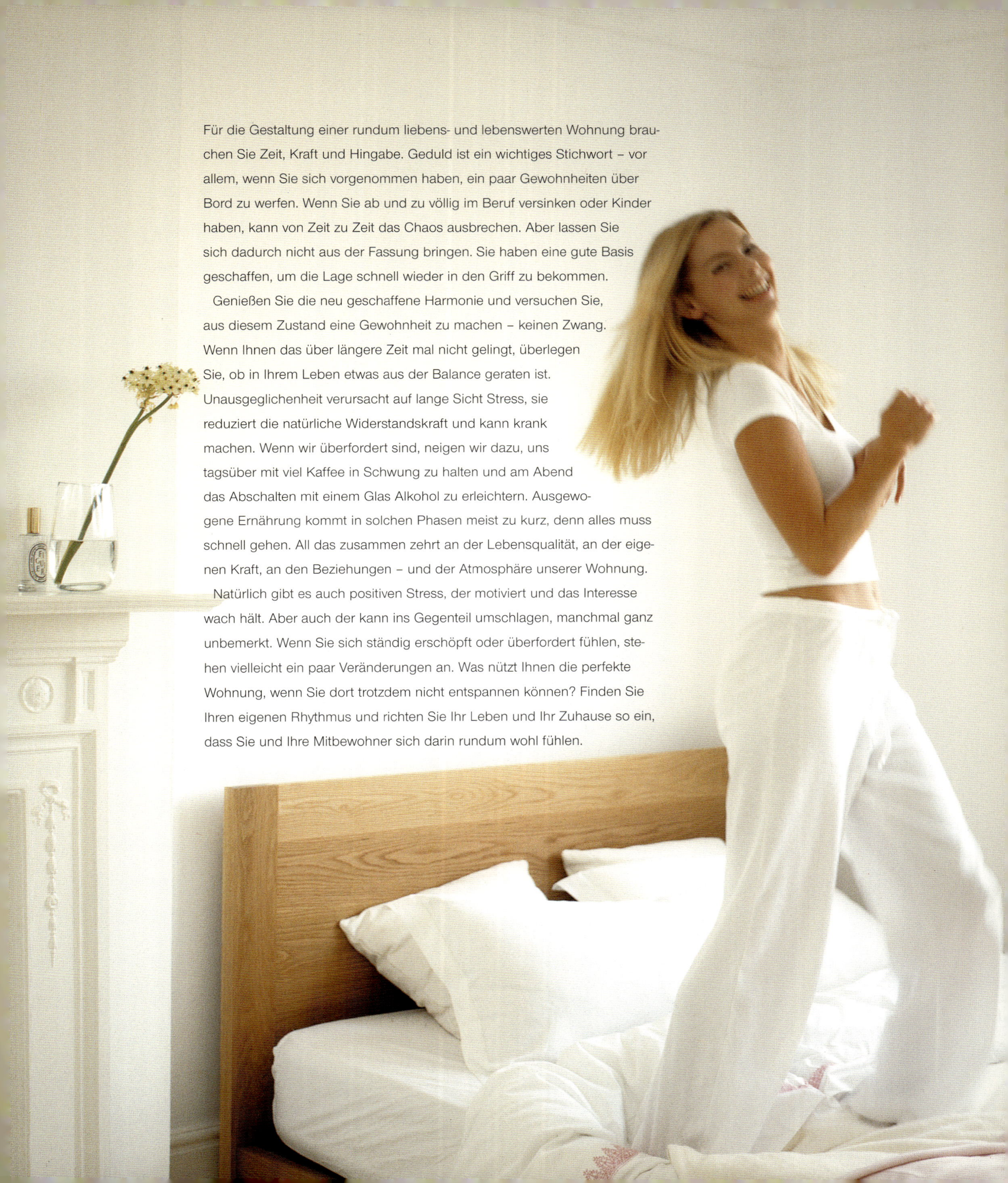

Für die Gestaltung einer rundum liebens- und lebenswerten Wohnung brauchen Sie Zeit, Kraft und Hingabe. Geduld ist ein wichtiges Stichwort – vor allem, wenn Sie sich vorgenommen haben, ein paar Gewohnheiten über Bord zu werfen. Wenn Sie ab und zu völlig im Beruf versinken oder Kinder haben, kann von Zeit zu Zeit das Chaos ausbrechen. Aber lassen Sie sich dadurch nicht aus der Fassung bringen. Sie haben eine gute Basis geschaffen, um die Lage schnell wieder in den Griff zu bekommen.

Genießen Sie die neu geschaffene Harmonie und versuchen Sie, aus diesem Zustand eine Gewohnheit zu machen – keinen Zwang. Wenn Ihnen das über längere Zeit mal nicht gelingt, überlegen Sie, ob in Ihrem Leben etwas aus der Balance geraten ist. Unausgeglichenheit verursacht auf lange Sicht Stress, sie reduziert die natürliche Widerstandskraft und kann krank machen. Wenn wir überfordert sind, neigen wir dazu, uns tagsüber mit viel Kaffee in Schwung zu halten und am Abend das Abschalten mit einem Glas Alkohol zu erleichtern. Ausgewogene Ernährung kommt in solchen Phasen meist zu kurz, denn alles muss schnell gehen. All das zusammen zehrt an der Lebensqualität, an der eigenen Kraft, an den Beziehungen – und der Atmosphäre unserer Wohnung.

Natürlich gibt es auch positiven Stress, der motiviert und das Interesse wach hält. Aber auch der kann ins Gegenteil umschlagen, manchmal ganz unbemerkt. Wenn Sie sich ständig erschöpft oder überfordert fühlen, stehen vielleicht ein paar Veränderungen an. Was nützt Ihnen die perfekte Wohnung, wenn Sie dort trotzdem nicht entspannen können? Finden Sie Ihren eigenen Rhythmus und richten Sie Ihr Leben und Ihr Zuhause so ein, dass Sie und Ihre Mitbewohner sich darin rundum wohl fühlen.

# Lebensrhythmen

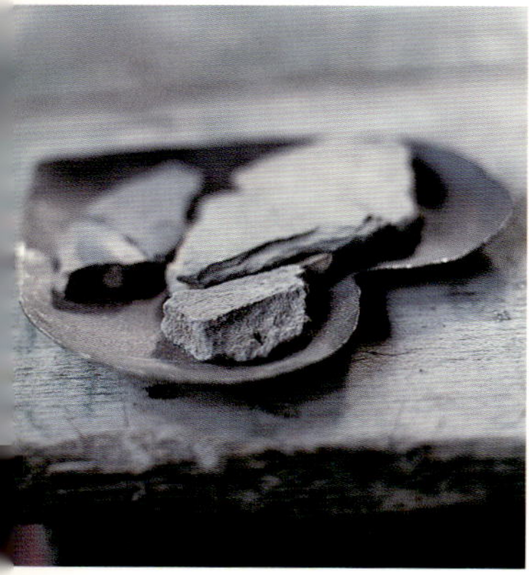

Ausgeglichenheit bedeutet für jeden Menschen etwas Anderes. Manche brauchen viel Aktivität, andere mehr Zeit zum Stillsitzen, Nachdenken und Entspannen. Wenn Sie ein Morgenmensch sind, werden Sie sich die wichtigsten Aufgaben des Tages am Vormittag vornehmen. Ein Nachtmensch dagegen kommt erst am Nachmittag richtig auf Touren. Wer den natürlichen Rhythmus seines Körpers akzeptiert, ist auf dem richtigen Weg zum inneren Gleichgewicht.

Vor gar nicht langer Zeit richtete sich das Leben der Menschen nach den Jahreszeiten und den Mondphasen. Die Erfindung des elektrischen Lichts und der Zentralheizung haben uns von den natürlichen Rhythmen unabhängig gemacht. Dass wir auch ein Teil der Natur sind, daran erinnert uns oft erst unsere innere Uhr. Und die tickt im Rhythmus des Mondes, der Sonne und der Jahreszeiten.

Vielleicht können Sie diese natürlichen Rhythmen für sich nutzen, besonders wenn Sie überarbeitet und erschöpft sind. Ebenso wie ein paar Elemente aus der Natur in der Wohnung etwas „Erdendes" haben können, spielt der Stand des Mondes eine Rolle. Immerhin setzt die Kraft des Mondes die Wassermassen der Ozeane in Bewegung. Und da der Mensch zum größten Teil aus Wasser besteht, ist es nur logisch, dass diese Kraft auch auf uns wirkt. Früher glaubte man fest an den Einfluss des Mondes auf alle Lebewesen. Noch heute berücksichtigen viele Gärtner bei der Wahl der Aussaat-, Pflanz- und Erntetermine den Stand des Mondes.

Ein Mondzyklus besteht aus etwa 28 Tagen. Innerhalb von rund zwei Wochen wächst der fast unsichtbare Neumond zum Vollmond, danach nimmt er ebenso langsam bis zum nächsten Neumond wieder ab. Jede Mondphase hat ihre spezifische Wirkung auf die Erde und begünstigt bestimmte Handlungen.

**Neumond** Der beste Zeitpunkt, um etwas Neues zu beginnen, etwa ein Projekt oder ein Übungsprogramm.

**Zunehmender Mond** Packen Sie etwas an, das wachsen und gedeihen soll, oder regenerieren Sie einfach Ihre Kräfte.

**Vollmond** Ein guter Zeitpunkt, um ein Problem zu lösen.

**Abnehmender Mond** Zeit, sich von schlechten Angewohnheiten und Unordnung zu trennen oder ein Reinigungsritual durchzuführen.

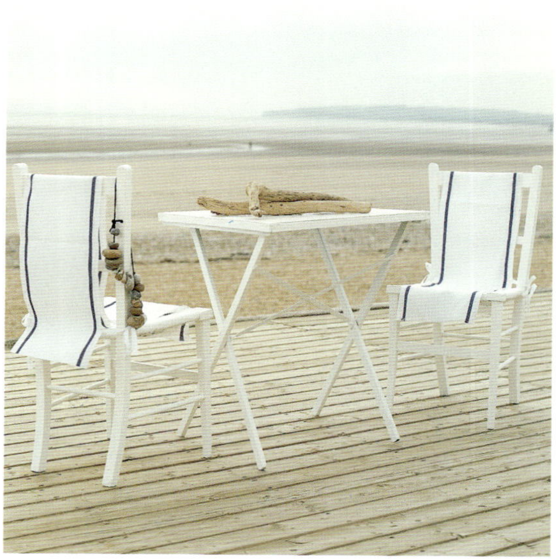

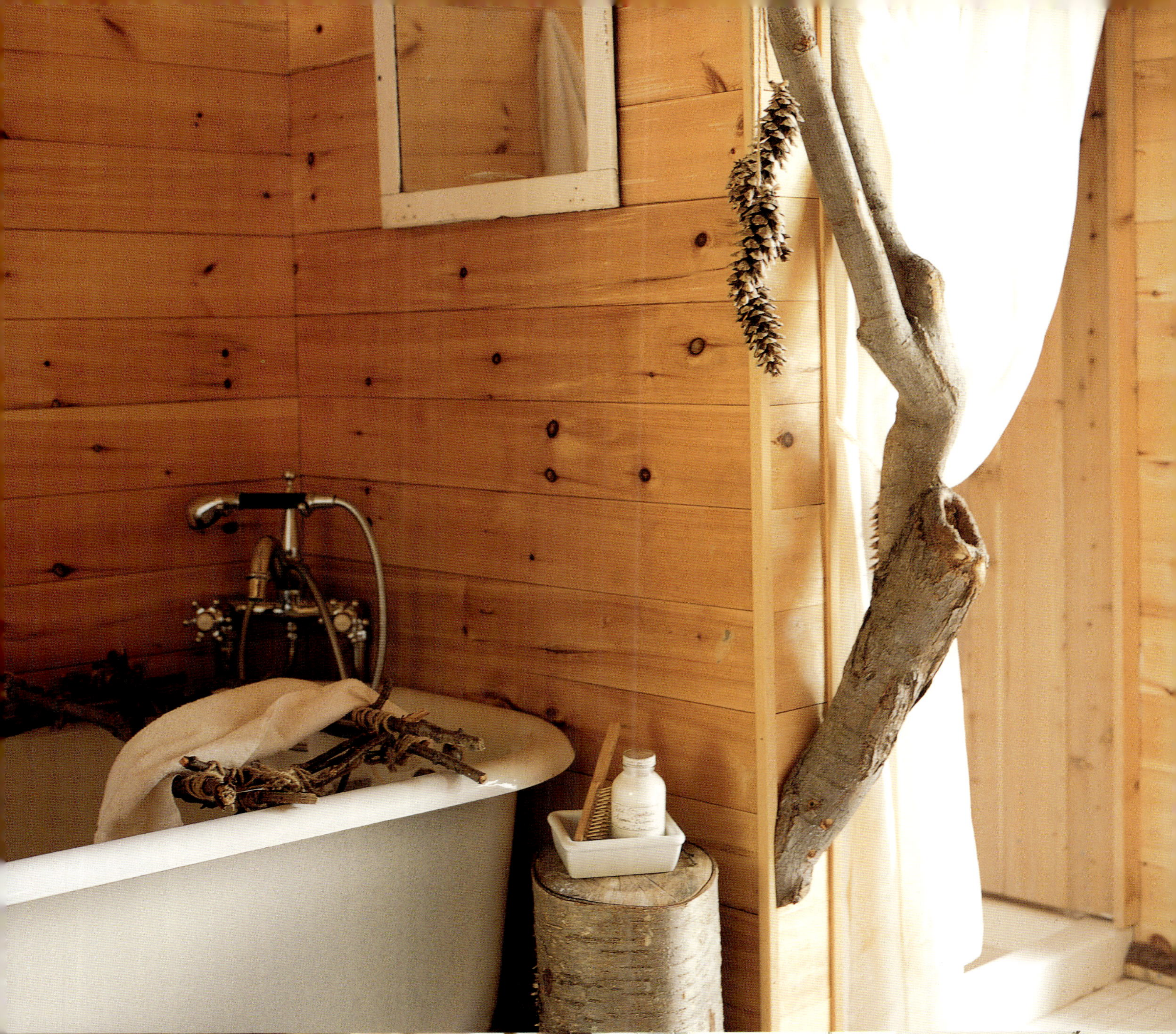
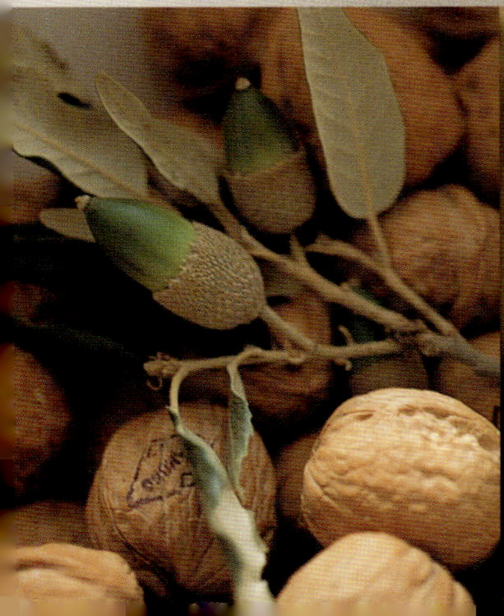
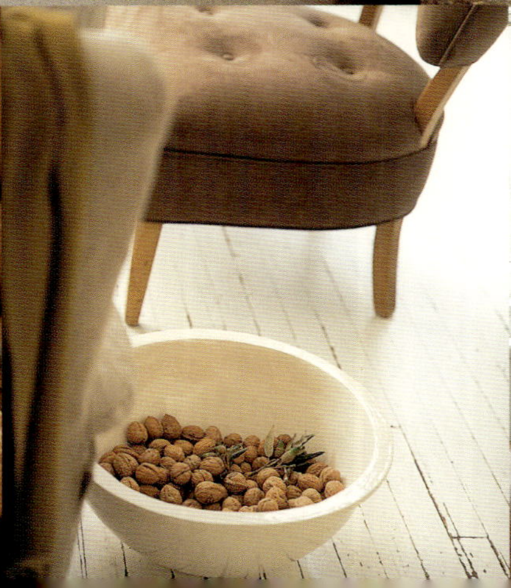
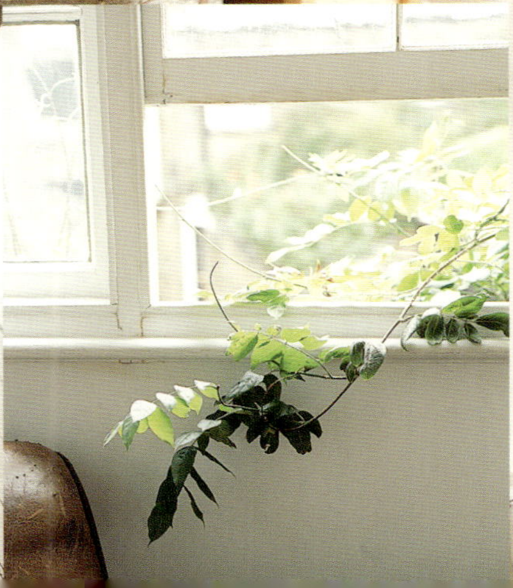
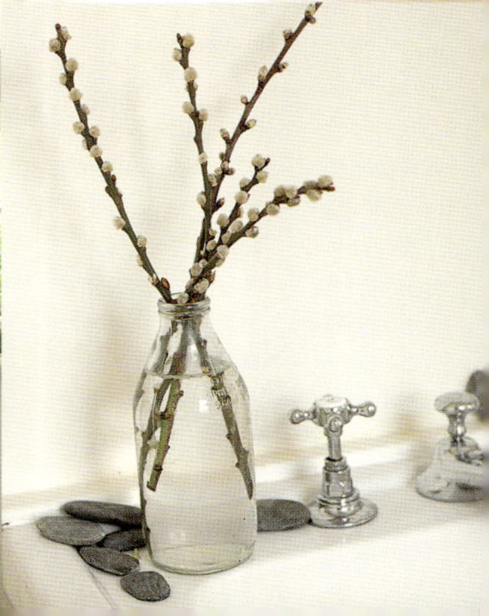

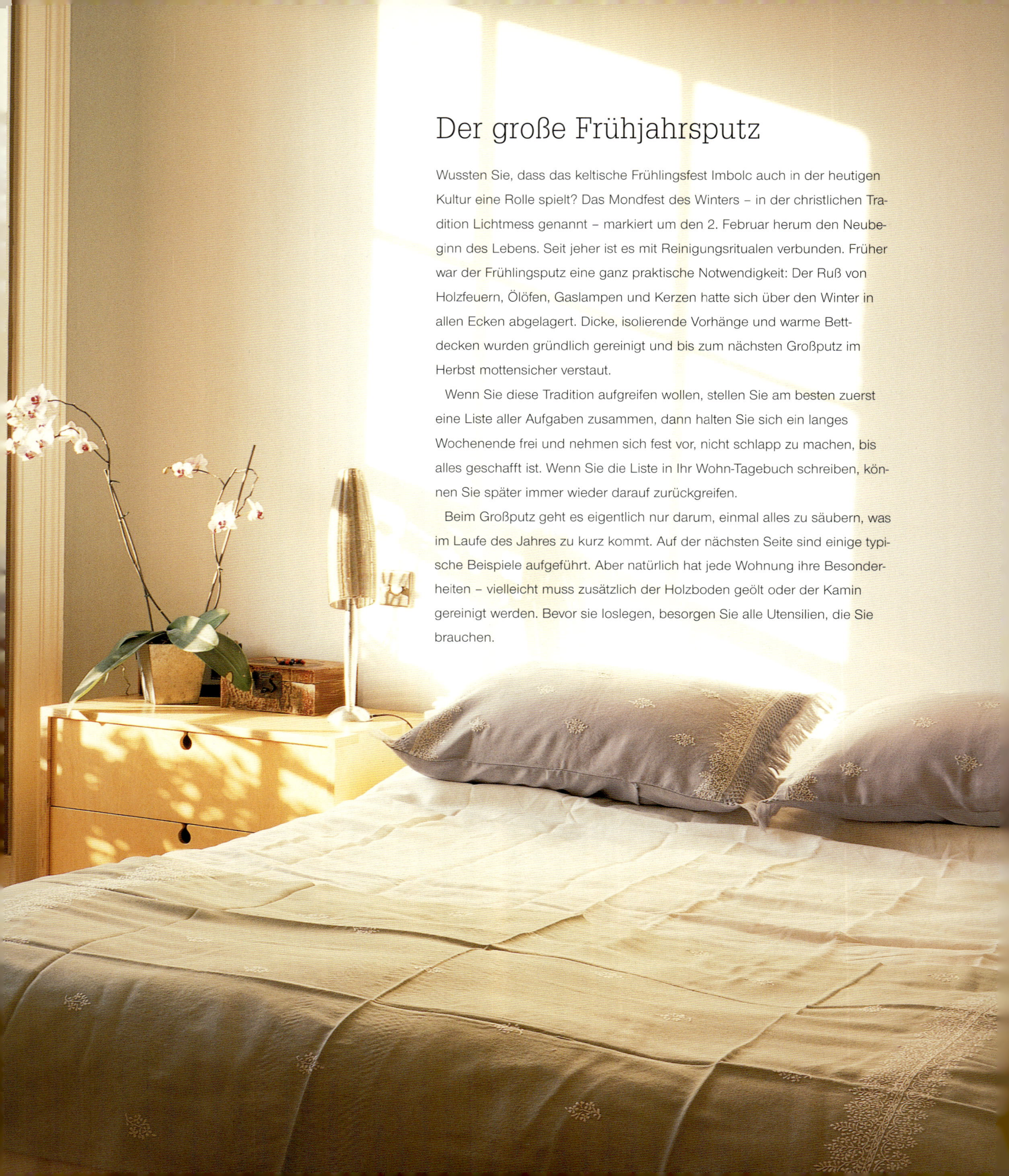

# Der große Frühjahrsputz

Wussten Sie, dass das keltische Frühlingsfest Imbolc auch in der heutigen Kultur eine Rolle spielt? Das Mondfest des Winters – in der christlichen Tradition Lichtmess genannt – markiert um den 2. Februar herum den Neubeginn des Lebens. Seit jeher ist es mit Reinigungsritualen verbunden. Früher war der Frühlingsputz eine ganz praktische Notwendigkeit: Der Ruß von Holzfeuern, Ölöfen, Gaslampen und Kerzen hatte sich über den Winter in allen Ecken abgelagert. Dicke, isolierende Vorhänge und warme Bettdecken wurden gründlich gereinigt und bis zum nächsten Großputz im Herbst mottensicher verstaut.

Wenn Sie diese Tradition aufgreifen wollen, stellen Sie am besten zuerst eine Liste aller Aufgaben zusammen, dann halten Sie sich ein langes Wochenende frei und nehmen sich fest vor, nicht schlapp zu machen, bis alles geschafft ist. Wenn Sie die Liste in Ihr Wohn-Tagebuch schreiben, können Sie später immer wieder darauf zurückgreifen.

Beim Großputz geht es eigentlich nur darum, einmal alles zu säubern, was im Laufe des Jahres zu kurz kommt. Auf der nächsten Seite sind einige typische Beispiele aufgeführt. Aber natürlich hat jede Wohnung ihre Besonderheiten – vielleicht muss zusätzlich der Holzboden geölt oder der Kamin gereinigt werden. Bevor sie loslegen, besorgen Sie alle Utensilien, die Sie brauchen.

**Spinnweben** Verschmutzte Luft, Zigarettenrauch, große und kleine Finger und die Knüffe des Alltags hinterlassen ihre Spuren auf den Wänden – auch hinter Bildern und Spiegeln und auf den Oberseiten der Rahmen. Fegen Sie die Decke ab und wischen Sie die Wände sauber.

**Schränke** Leeren Sie alle Schränke und Schubladen, säubern Sie die Fächer und räumen Sie alles, was Sie nicht aussortieren, wieder ein. Das ist ziemlich viel Arbeit, nehmen Sie sich deshalb einen Schrank nach dem anderen vor. Küchenschränke sollten Sie zweimal im Jahr auswischen – dabei können Sie gleich die Vorräte entsorgen, deren Verfallsdatum überschritten ist.

**Teppiche** Hängen Sie Teppiche und Läufer im Freien über eine Teppichstange oder eine Mauer und klopfen Sie sie gründlich aus – das geht zur Not auch mit dem Besen. Handgeknüpfte Teppiche lüften Sie an einem sonnigen Tag nur aus und geben sie gelegentlich in eine Spezialreinigung.

**Teppichboden** Leihen Sie sich ein Shampooniergerät, um die Auslegeware zu reinigen. Sie werden staunen, wie viel frischer die Wohnung danach wirkt.

**Staubverstecke** In jedem Haus gibt es Ecken, die bei der laufenden Reinigung leicht vergessen werden: unter Betten, Kommoden und Sofas. Hier kommen jetzt Staubsauger und Lappen zum Zug.

**Kissen und Federbetten** Modernes Bettzeug ist waschbar. Wenn das Volumen Ihrer Waschmaschine nicht ausreicht, gehen Sie einfach in einen Waschsalon.

**Matratzen** Stellen Sie die Matratzen zum Lüften aufrecht und klopfen Sie sie aus – am besten in der Sonne.

**Vorhänge** Gardinen und Vorhänge werden gewaschen oder gereinigt. Wenn Sie im Herbst Wintervorhänge aufgehängt haben, wechseln Sie sie jetzt.

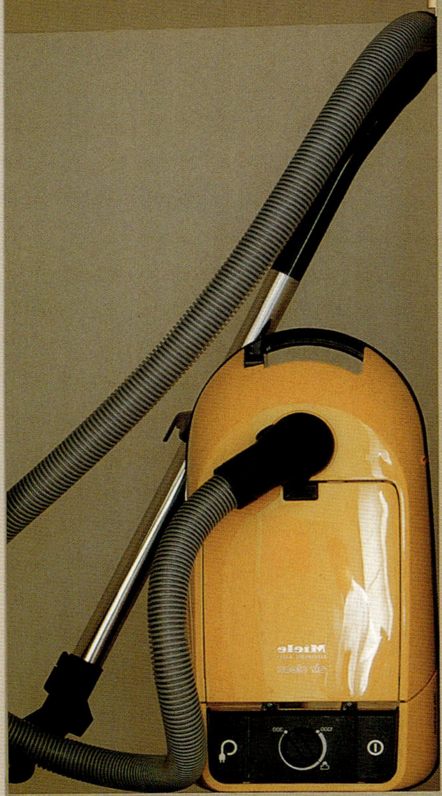

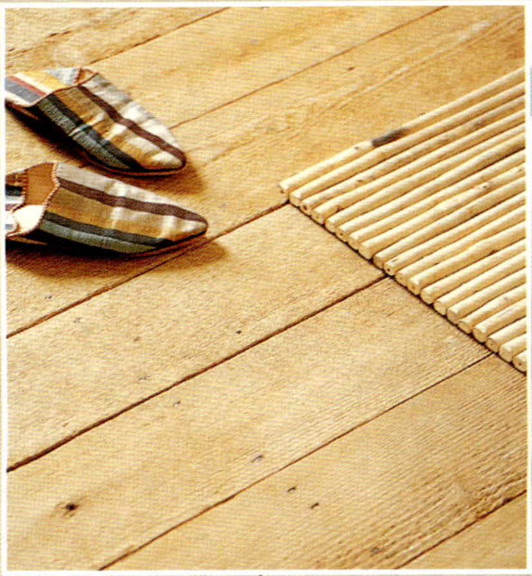

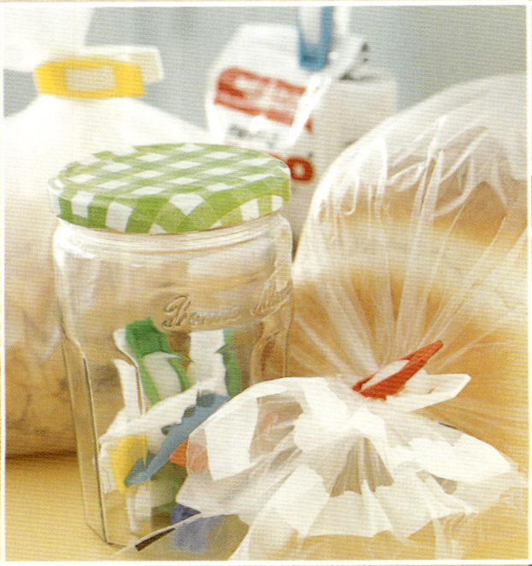

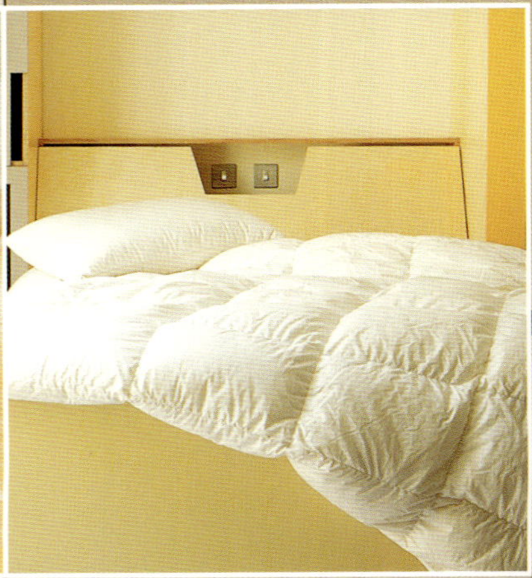

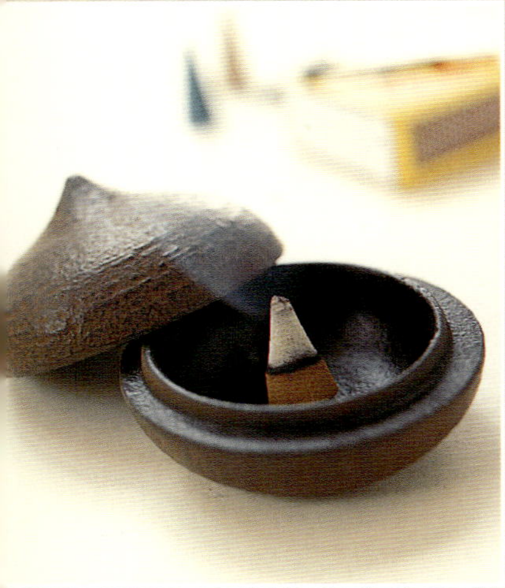

# Die spirituelle Frühlingsreinigung

An manchen Orten fühlt man sich einfach wohl, weil sie eine friedliche Ruhe ausstrahlen. So ein Ort sollte Ihre Wohnung sein. Sie haben geputzt, vielleicht etwas renoviert, Krimskrams aussortiert und einige ausgewählte Stücke liebevoll in Szene gesetzt. Aber irgendetwas fehlt noch. Vielleicht ist es die positive Energie.
Gehen Sie gezielt auf die Suche nach Bereichen mit gestörter Atmosphäre. Was genau damit gemeint ist, lässt sich nur vor Ort klären. Vielleicht empfinden Sie dort Kühle, Spannung oder ein vages Unbehagen. Oft reicht schon eine Dekoration in helleren oder wärmeren Farben, um für ein besseres Gefühl zu sorgen. Vielleicht können Sie auch mehr Tageslicht einlassen oder die Beleuchtung verändern. Wenn das nichts ändert, versuchen Sie, die Luft mit einem Räucherstäbchen zu reinigen. Besonders nach einem unglücklichen Ereignis oder aber, wenn der Raum längere Zeit ungenutzt war, wirkt diese Art der Reinigung sehr positiv auf die Atmosphäre. In jedem Fall konzentrieren Sie sich am besten zuerst auf Problembereiche, bevor Sie die Atmosphäre insgesamt reinigen.

Durch Räuchern lässt sich negative Energie in der Wohnung schnell neutralisieren. Dieser uralte Brauch findet sich in vielen Kulturen. In den frühen Zivilisationen Ägyptens und Indiens benutzte man Räucherwerk, um böse Geister zu vertreiben und gute gnädig zu stimmen. Nordamerikanische Indianer räucherten Salbei, um negative Gedanken, Feinde und böse Geister fernzuhalten. In buddhistischen und hinduistischen Kulturen werden Räucherstäbchen noch heute eingesetzt, um eine meditative Stimmung zu schaffen. Und in der römisch-katholischen Kirche gehört Weihrauch zu verschiedenen Zeremonien und Ritualen. Auch in der traditionellen Chinesischen Medizin kennt man heute noch die so genannte Moxibustion, das Aktivieren von Akupunkturpunkten und Meridianen durch Rauch.

So viel zur Tradition, die auch hineinspielt, wenn wir zu Hause ein Reinigungsritual vollziehen. Das Frühlingsritual besitzt eine intensiv reinigende Wirkung, darum führen Sie es am besten nach einem gründlichen Großputz durch. Besonders nützlich ist es, wenn Sie nach dem Einzug in ein neues Haus die Energien der vorherigen Bewohner neutralisieren möchten.

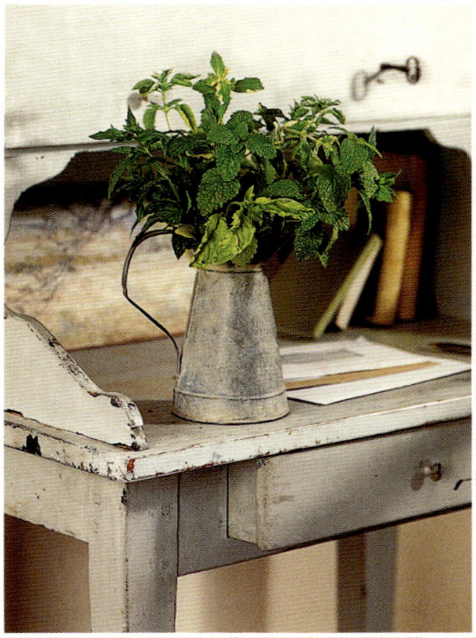

## Reinigungsritual für den Frühling

Sie brauchen:

*Räucherstäbchen (siehe unten) mit geeignetem Halter*
*Eine Schale mit Kieseln oder Sand*
*Einen Fächer, eine große Feder oder ein Stück Pappe*
*Streichhölzer*

Entscheiden Sie zuerst, ob die ganze Wohnung oder nur ein bestimmter Raum gereinigt werden soll.

Stecken Sie das Räucherstäbchen in den Halter und zünden Sie es an.

Gehen Sie mit dem Räucherstäbchen in die Mitte des Raums und sagen Sie: „Ich bitte die heilende Kraft des Salbeis, mein Haus zu reinigen. Ich danke für diese Hilfe." Natürlich können Sie auch ein anderes Kraut und dessen besondere Wirkung beschwören.

Gehen Sie nun mit dem Räucherstäbchen in jede Ecke des Raums. Stellen Sie den Halter in die Schale mit Sand, damit sie abfallende Asche auffängt. Alternativ bleiben Sie in der Mitte des Raumes und verteilen den Rauch mit dem Fächer, der Feder oder der Pappe in alle Richtungen – auch zum Boden und zur Decke.

Anschließend danken Sie dem Kraut noch einmal und löschen das Räucherstäbchen.

### Kräuter für das Reinigungsritual

Es gibt jede Menge Räucherstäbchen. Diese Sorten besitzen besonders gute Reinigungskräfte:

| | | |
|---|---|---|
| 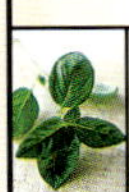 | *Basilikum* | *Fördert die Konzentration, kräftigt bei Erschöpfung, zieht Liebe und Wohlstand an.* |
| 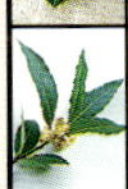 | *Lorbeer* | *Die Pflanze der Sieger und Erfolgreichen; starke Heil- und Reinigungswirkung.* |
| 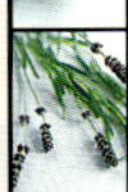 | *Lavendel* | *Ein reinigendes, ausgleichendes Kraut; schafft eine friedliche Atmosphäre. Regt den Geist an, fördert eine liebevolle Stimmung; gut geeignet zum Einweihen einer neuen Wohnung.* |
| 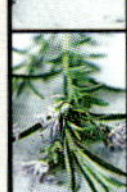 | *Rosmarin* | *Anregend, heilend und schützend; weist negative Energien ab, klärt die Gedanken; fördert Liebe und Freundschaft.* |
| 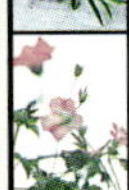 | *Rosenpelargonie (Geranium)* | *Schützt das Zuhause und die Familie, fördert die Harmonie.* |
| 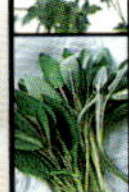 | *Salbei* | *Anregendes, heilendes und reinigendes Kraut; fördert die Weisheit.* |
| 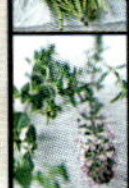 | *Thymian* | *Anregendes, klärendes, wärmendes und schützendes Kraut; stärkt den Mut.* |

# 10 Tipps, um gleich zu starten

Es kostet viel Zeit und Energie, ein Haus in Bestform zu halten – vor allem, wenn Sie noch daran arbeiten, neue Gewohnheiten zu festigen. Die nötige Geduld und Ausdauer aufzubringen fällt nicht immer leicht. Die folgenden Tipps können helfen, wenn der Schwung einmal nachlässt.

1 Schwindet nach einem guten Start allmählich die Motivation, Ihr Haus in Topzustand zu halten? Erlauben Sie sich eine kleine Pause und machen Sie sich bewusst, was Sie schon alles geschafft haben. Blättern Sie in einer guten Wohnzeitschrift, um sich schöne Ideen für weitere Projekte zu holen.

2 Nutzen Sie Ihren Biorhythmus und packen Sie an, wenn Sie besonders viel Energie und Schwung haben. Um die besten Zeiten dafür herauszufinden, führen Sie eine Woche lang Tagebuch und zeichnen auf, wie sich Ihre Hoch- und Tiefphasen über den Tag verteilen.

3 Wenn immer wieder das Chaos ausbricht, ist Ursachenforschung angesagt. Wo liegt der Knackpunkt, können Sie etwas an Ihren Gewohnheiten oder an der Alltagsroutine ändern, um gegenzusteuern?

4 Gibt es etwas Neues, das Sie gern anfangen möchten – ein Übungsprogramm, ein Verhalten oder eine Renovierung? In vielen Kalendern sind die Mondphasen abgedruckt. Beginnen Sie Ihr Vorhaben beim nächsten Neumond.

5 Sehen Sie sich in der nächsten Vollmond-Phase im Haus um und überlegen Sie, was Sie gern loswerden möchten. Der abnehmende Mond ist auch ideal, um ungeliebte Gewohnheiten zu ändern.

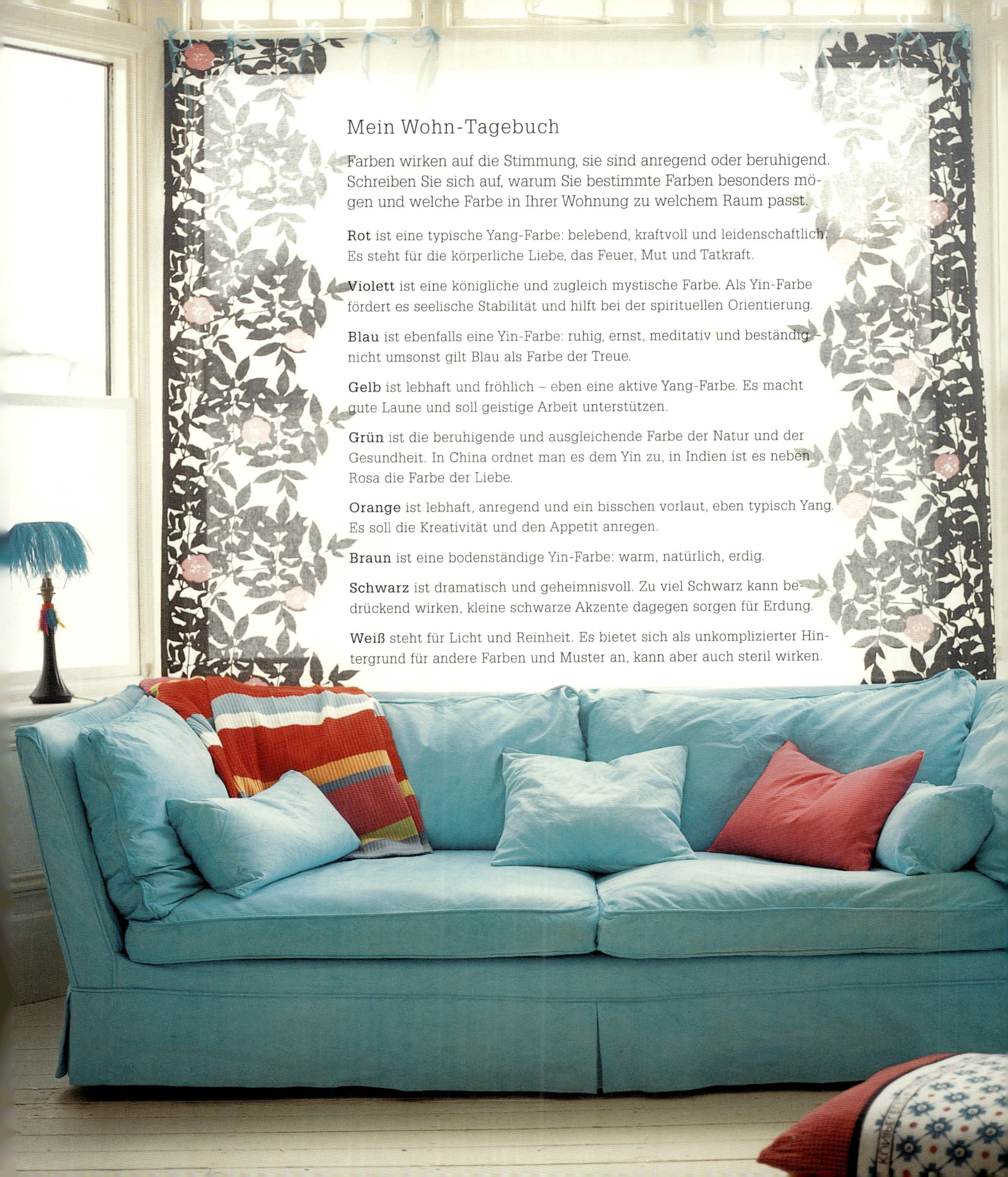

## Mein Wohn-Tagebuch

Farben wirken auf die Stimmung, sie sind anregend oder beruhigend. Schreiben Sie sich auf, warum Sie bestimmte Farben besonders mögen und welche Farbe in Ihrer Wohnung zu welchem Raum passt.

**Rot** ist eine typische Yang-Farbe: belebend, kraftvoll und leidenschaftlich. Es steht für die körperliche Liebe, das Feuer, Mut und Tatkraft.

**Violett** ist eine königliche und zugleich mystische Farbe. Als Yin-Farbe fördert es seelische Stabilität und hilft bei der spirituellen Orientierung.

**Blau** ist ebenfalls eine Yin-Farbe: ruhig, ernst, meditativ und beständig – nicht umsonst gilt Blau als Farbe der Treue.

**Gelb** ist lebhaft und fröhlich – eben eine aktive Yang-Farbe. Es macht gute Laune und soll geistige Arbeit unterstützen.

**Grün** ist die beruhigende und ausgleichende Farbe der Natur und der Gesundheit. In China ordnet man es dem Yin zu, in Indien ist es neben Rosa die Farbe der Liebe.

**Orange** ist lebhaft, anregend und ein bisschen vorlaut, eben typisch Yang. Es soll die Kreativität und den Appetit anregen.

**Braun** ist eine bodenständige Yin-Farbe: warm, natürlich, erdig.

**Schwarz** ist dramatisch und geheimnisvoll. Zu viel Schwarz kann bedrückend wirken, kleine schwarze Akzente dagegen sorgen für Erdung.

**Weiß** steht für Licht und Reinheit. Es bietet sich als unkomplizierter Hintergrund für andere Farben und Muster an, kann aber auch steril wirken.

# Licht ist Leben

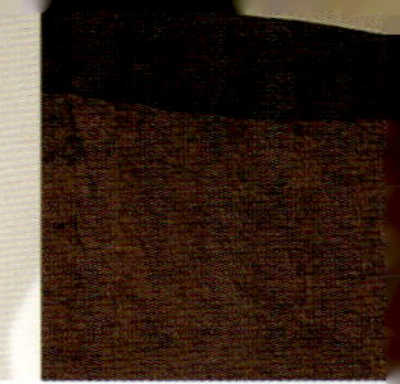

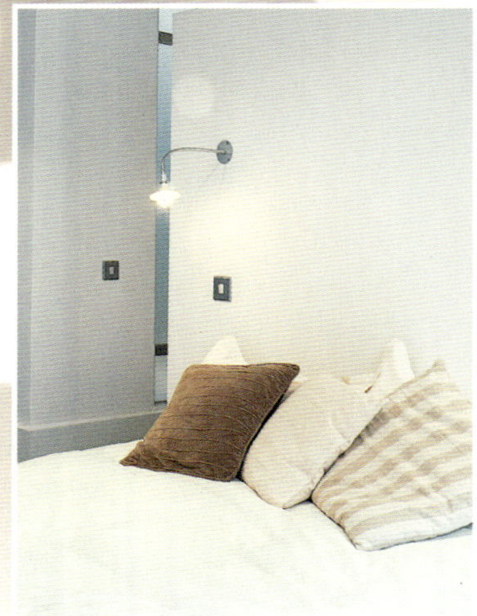

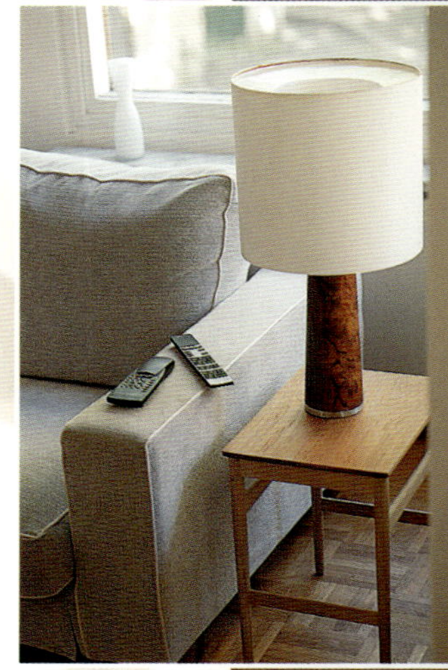

Unabhängig von der Frage, welche Funktion ein Raum hat, ist fast immer ein allgemeines Raumlicht nötig. Etwa von einer Decken- oder Hängelampe in der Raummitte, die mit einem Dimmer reguliert werden kann. Eine gute Lichtregie dagegen brauchen Sie für Arbeits- und Entspannungsbereiche. Überlegen Sie genau, welche Atmosphäre Sie erzeugen möchten und wo Sie punktgenaues Licht benötigen.

**Raumlicht** konzentriert sich nicht auf einen speziellen Bereich. Es erhellt den gesamten Raum. Beispiele sind Hängelampen, Strahler, Deckenfluter, Steh- oder Tischlampen.

**Arbeitslicht** wird zum Lesen, Schreiben oder Handarbeiten gebraucht, wenn das Tages- oder Raumlicht dafür nicht ausreicht oder nicht konzentriert genug ist. Beispiele sind Schreibtisch- und Leselampen oder auch die Beleuchtung in der Dunstabzugshaube.

**Atmosphärisches Licht** wird zum gezielten Betonen einzelner Elemente oder Bereiche im Raum verwendet, etwa zum Anstrahlen von Bildern. In diese Kategorie fallen wegen ihrer engen Lichtbündelung alle Strahler.

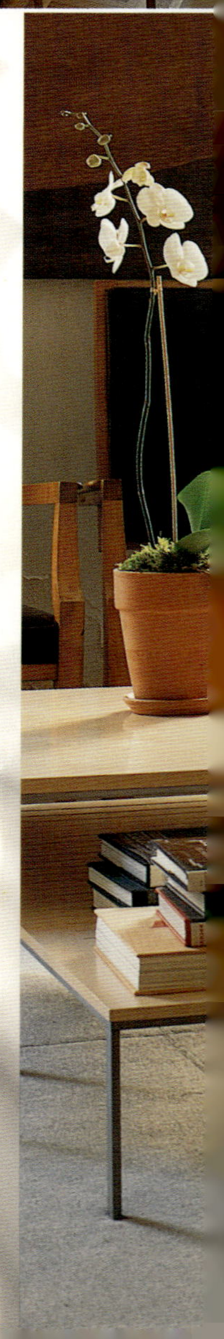

## Farbiges Licht

Mit farbigem Licht verwandelt sich ein Raum vollkommen – sei es durch einen bunten Lampenschirm oder durch farbige Glühbirnen. Stärker noch als Farbe an den Wänden kann sich farbiges Licht auf die gesamte Atmosphäre auswirken.

**Blaues Licht** wirkt beruhigend. Es kühlt Räume ab, die starker Sonneneinstrahlung ausgesetzt sind, und hilft auch, Emotionen auszubalancieren.

**Grünes Licht** fördert Entspannung und Ausgeglichenheit.

**Orangefarbenes Licht** wirkt wärmend und anregend, es hebt die Stimmung und wirkt gegen Depressionen.

**Rosa Licht** schafft eine Atmosphäre der Geborgenheit.

**Rotes Licht** erzeugt eine wärmende, exotische und emotional anregende Stimmung.

**Violettes Licht** beruhigt, hebt die Stimmung und unterstützt die seelische und emotionale Ausgeglichenheit.

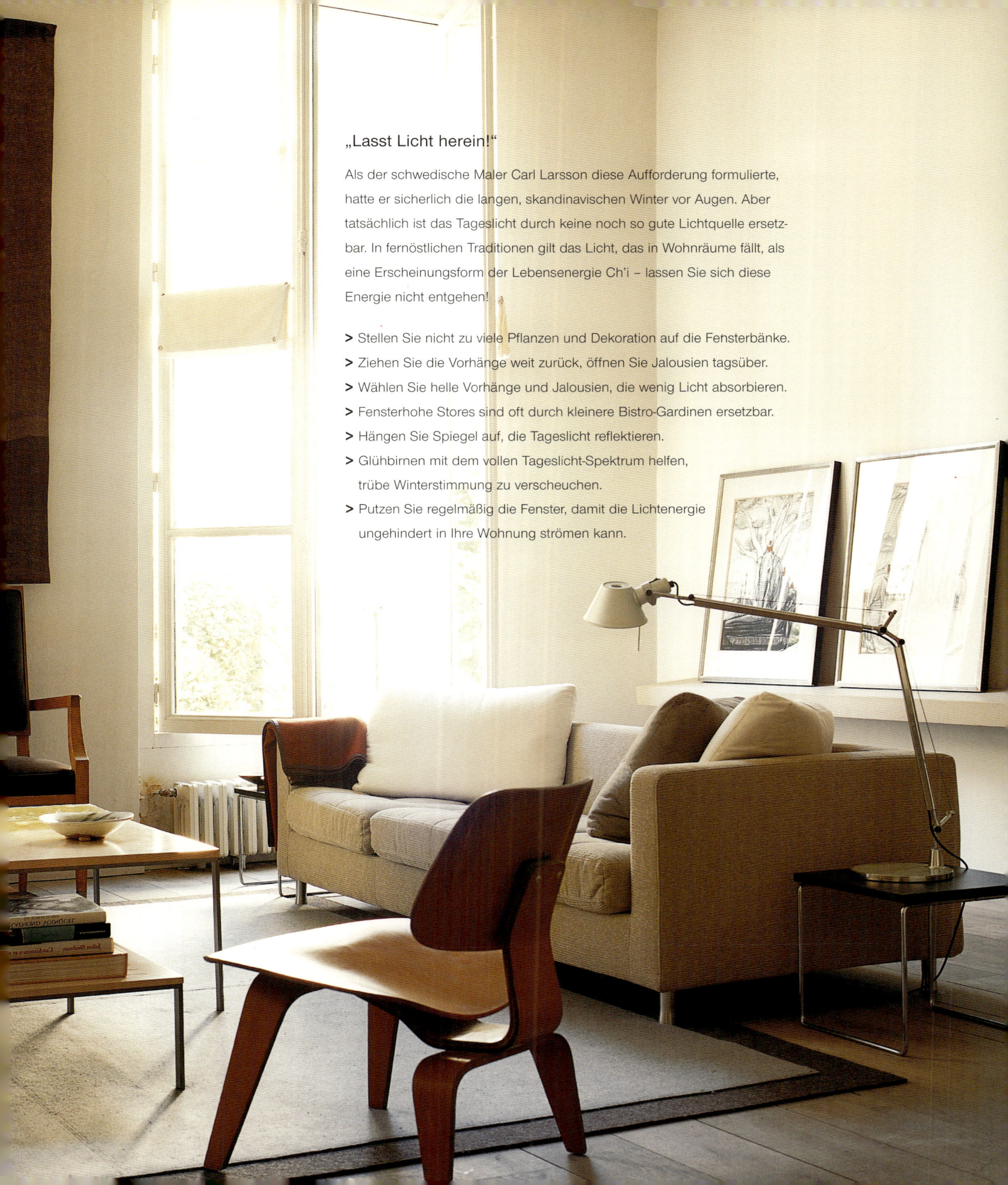

## „Lasst Licht herein!“

Als der schwedische Maler Carl Larsson diese Aufforderung formulierte, hatte er sicherlich die langen, skandinavischen Winter vor Augen. Aber tatsächlich ist das Tageslicht durch keine noch so gute Lichtquelle ersetzbar. In fernöstlichen Traditionen gilt das Licht, das in Wohnräume fällt, als eine Erscheinungsform der Lebensenergie Ch'i – lassen Sie sich diese Energie nicht entgehen!

> Stellen Sie nicht zu viele Pflanzen und Dekoration auf die Fensterbänke.
> Ziehen Sie die Vorhänge weit zurück, öffnen Sie Jalousien tagsüber.
> Wählen Sie helle Vorhänge und Jalousien, die wenig Licht absorbieren.
> Fensterhohe Stores sind oft durch kleinere Bistro-Gardinen ersetzbar.
> Hängen Sie Spiegel auf, die Tageslicht reflektieren.
> Glühbirnen mit dem vollen Tageslicht-Spektrum helfen, trübe Winterstimmung zu verscheuchen.
> Putzen Sie regelmäßig die Fenster, damit die Lichtenergie ungehindert in Ihre Wohnung strömen kann.

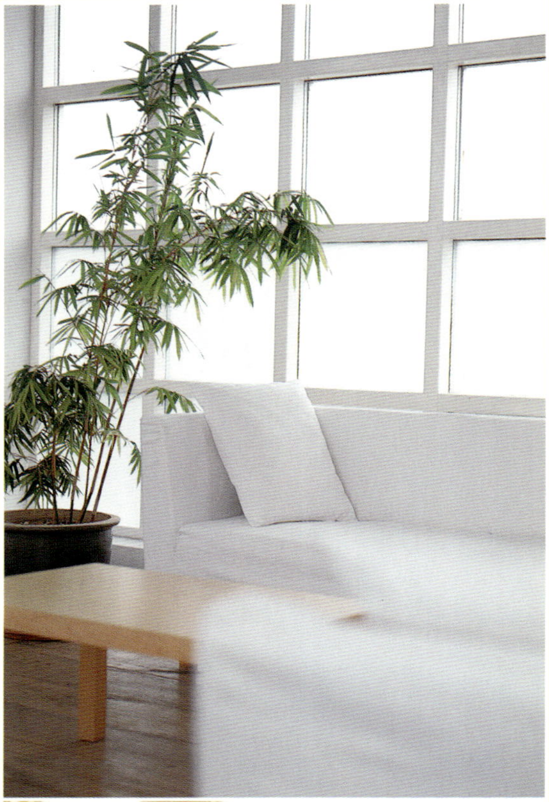

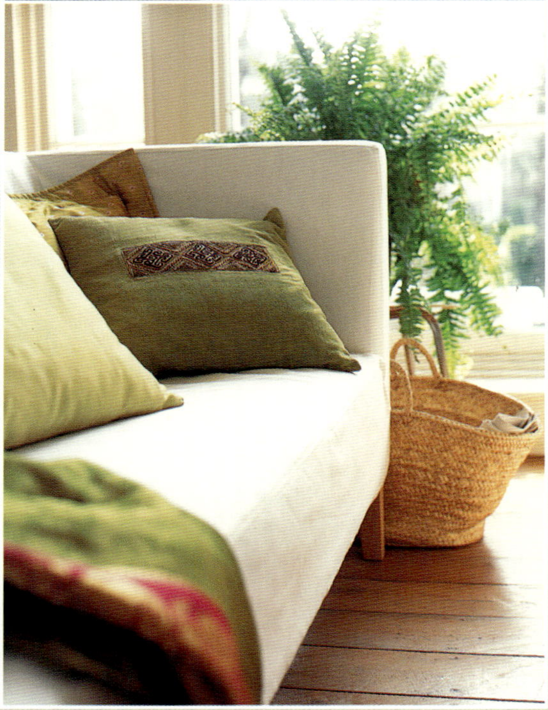

# Luft zum Atmen

Gesunde Luft ist für den Fluss unserer Lebensenergie unverzichtbar. Schlechte Luft in Wohnräumen drückt auf die Stimmung und kann sogar zu Gesundheitsproblemen führen, zumal wir heute unverhältnismäßig viel Zeit in geschlossenen Räumen verbringen. Überall sind wir von synthetischen Materialien umgeben, die jede Menge fragwürdige Stoffe an die Atemluft abgeben. Glücklicherweise gibt es inzwischen eine große Auswahl umweltverträglicher und nicht allergener Materialien, so lässt sich manche „Stoffsünde" bereinigen. Aber es gibt auch eine Reihe von Möglichkeiten, die Raumluft ohne Kostenaufwand zu verbessern.

> Erklären Sie Ihre Wohnung zur Nichtraucherzone.
> Lassen Sie die Zimmertüren öfters offen stehen und öffnen Sie regelmäßig die Fenster, damit die Luft zirkulieren kann.
> Lüften Sie getragene Kleidung, die nicht in die Waschmaschine kommt, gut aus.
> Achten Sie darauf, für die Einrichtung und Ausstattung möglichst wenig Kunststoffe anzuschaffen.
> Probieren Sie natürliche Reinigungsmittel aus (s. S. 73). Vielleicht können Sie so einige chemische ersetzen.
> Verwenden Sie ätherische Öle wie Eukalyptus und Lavendel, um die Luft zu beduften und zu desinfizieren.

Manche Menschen reagieren auf Umweltgifte besonders empfindlich – Allergien, Kopfschmerzen oder Asthma sind eine häufige Folge. Langfristig können dagegen Zimmerpflanzen helfen, weil sie Toxine in der Luft neutralisieren. Außerdem geben sie Feuchtigkeit ab, sodass trockene Heizungs- oder Klimaanlagenluft weniger schädlich sind. Feng-Shui-Berater setzen bestimmte Pflanzen bevorzugt ein, weil sie einen besonderen Symbolwert besitzen.

6 Der menschliche Rhythmus orientiert sich an den Jahreszeiten. Sie tun viel für Ihren persönlichen Energiehaushalt, wenn Sie darauf Rücksicht nehmen. Überlegen Sie, ob es Alltagsgewohnheiten gibt, die Sie dem Wechsel der Jahreszeiten besser anpassen könnten.

7 Holen Sie sich die Jahreszeiten ins Haus, um sie deutlicher zu spüren. Stellen Sie im Frühling eine Schale mit Zwiebelblumen auf, im Sommer frische Schnittblumen, im Herbst eine Schale mit rot glänzenden Äpfeln und im Winter duftende Tannenzapfen.

8 Erfrischen Sie die Atmosphäre in einem Raum, in dem Sie Spannung spüren, mit einem Räucherstäbchen. Notieren Sie Ihren Eindruck über die Wirkung des Rituals. Wenn Ihnen das Ergebnis gut gefällt, nehmen Sie sich jede Woche einen anderen Raum vor.

9 Schreiben Sie die Aufgabenliste für den Frühlings- oder Herbstputz in Ihr Wohn-Tagebuch. Zwingen Sie sich nicht, alles an einem Tag zu schaffen. Erledigen Sie jede Woche ein größeres Projekt, wie das Waschen der Vorhänge, bis alle Punkte abgehakt sind. Gönnen Sie sich für jedes Häkchen, das Sie machen, eine Belohnung.

10 Werfen Sie drei Dinge weg, die Sie nicht mehr brauchen.

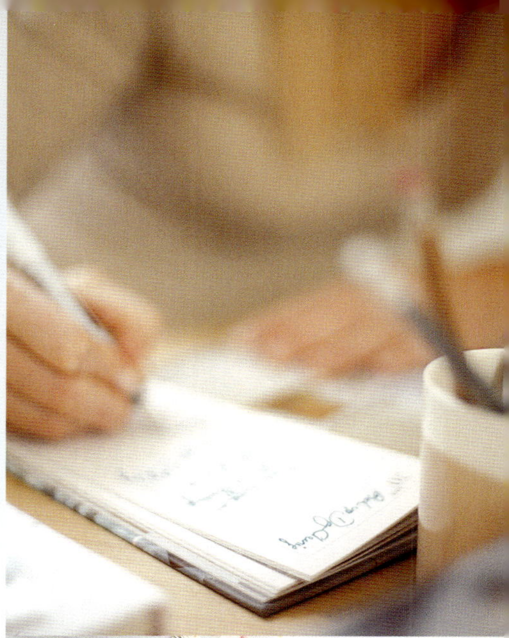

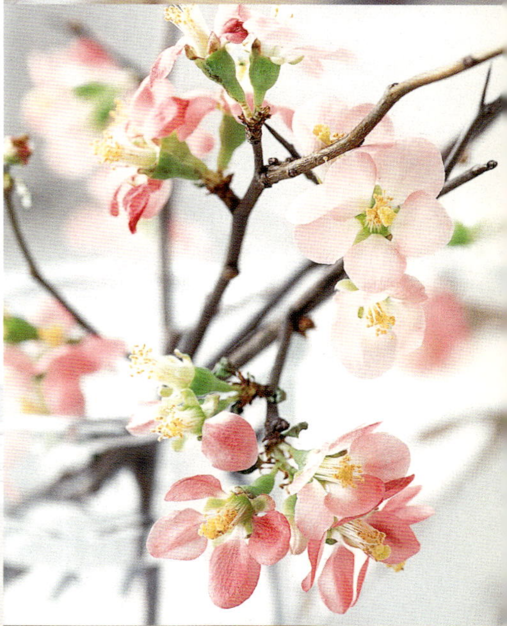

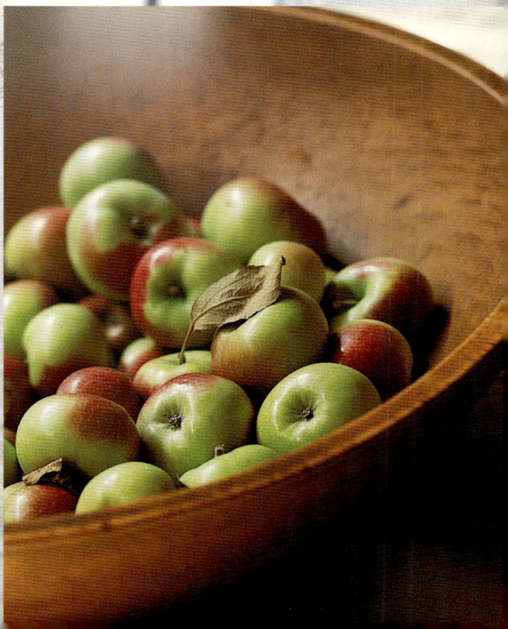

# Fotonachweis

**Umschlag** Jan Baldwin; **Vorsatz** Polly Wreford; **Nachsatz** Debi Treloar/Robert Elms' und Christina Wilsons Haus in London; **1** Debi Treloar/Susan Croppers Haus in London, www.63hlg.com; **2** Polly Wreford; **3** James Merrell/Janie Jackson, Stylist & Designer; **4** Polly Wreford; **5**, **5 o. l.,o. M.** Polly Wreford; **5 o. r.** Debi Treloar; **6 o. l.** David Brittain; **6 l.** Jan Baldwin; **6 u. l.** Debi Treloar; **6 u. l.** Dan Duchars; **6 r.–7** Jan Baldwin/The Meiré Haus, Design Marc Meiré; **8** Polly Wreford/Ros Fairmans Haus in London; **9** Catherine Gratwicke; **9 o. l.** Polly Wreford; **9 o. M.** Debi Treloar; **9 o. r.** Dan Duchars; **10 o. l.** Polly Wreford; **10 o. r., u.** Christopher Drake/John Minshaws Haus in London; **11** Polly Wreford; **11 o.** Jan Baldwin/Christopher Leachs Wohnung in London; **11 u.** Jan Baldwin/Interior Designer Didier Gomez' Wohnung in Paris; **12** Jan Baldwin/Mona Nerenbergs und Lisa Bynons Haus in Sag Harbor; **13 l.** David Montgomery; **13 r.** Tom Leighton/Roger & Fay Oates' Haus in Herefordshire; **14 o. l.** Jan Baldwin; **14 M. l.** Jan Baldwin/Philip Cox' Haus in Palm Beach, Design The Cox Group; **14 M.r.** Jan Baldwin; **14 u. l.** Debi Treloar; **14 r.** Chris Tubbs; **15** Jan Baldwin; **15 o. r.** Jan Baldwin/David Davies Haus in East Sussex, England; **15 u. r.** Jan Baldwin; **16** Debi Treloar/Nicky Phillips' Wohnung in London; **17 o. r.** Dan Duchars; **17** Debi Treloar/Clare und David Mannix-Andrews' Haus, Hove, East Sussex; **18 o., M.** Tom Leighton; **18 u.–19 o. l.** Debi Treloar/Kristiina Ratias und Jeff Gockes Haus in Norwalk, Connecticut; **19 o. M.** Jan Baldwin/The Meiré Haus, Design Marc Meiré; **19 o. r.** Catherine Gratwicke/Francesca Mills Haus in London; **19 u. l.** Richard Learoyd/Morag Myerscoughs Haus in Clerkenwell, London; **19 u. M.** Polly Wreford/Ros Fairmans Haus in London; **19 u. r.** Debi Treloar/Susan Croppers Haus in London, www.63hlg.com; **20** James Merrell/Janie Jackson, Stylist & Designer; **21 o.** Dan Duchars; **21 u.** Andrew Wood/Ian Bartlett and Christine Walshs Haus in London; **22 o. l., M. l.** Polly Wreford; **22 M. l. u.** Jan Baldwin; **22 u. l.** David Montgomery; **22 r.–23** Jan Baldwin/The Meiré Haus, Design Marc Meiré; **24 M.** Polly Wreford/Francesca Mills' Haus in London; **25 l.** Polly Wreford/House Stylist Clare Nashs Haus in London; **25 r.** Polly Wreford/Glen Carwithens und Sue Millers Haus in London; **26** Debi Treloar/Robert Elms' und Christina Wilsons Haus in London; **27 o.** Christopher Drake/Roger & Fay Oates Haus in Herefordshire; **27 M.** Polly Wreford/Mary Foleys Haus in Connecticut; **27 u.** Debi Treloar/Sarah Munros und Brian Aylings Haus in London; **28 o. l.** Polly Wreford; **28 u. l.** Andrew Wood/Gabriele Sanders Wohnung in New York; **28 r.** Tom Leighton; **29 o.** Sandra Lane; **29 u.** Andrew Wood/Mikko Puotilas Wohnung in Espoo, Finnland/Interior Design Ulla Koskinen; **30** Andrew Wood/Alastair Hendys und John Clinchs Wohnung in London, Design Alastair Hendy; **31 o.** Polly Wreford/Carol Reids Wohnung in Paris; **31 u.** Andrew Wood/Gabriele Sanders Wohnung in New York; **32–33 l.** Jan Baldwin/The Meiré Haus, Design Marc Meiré; **33 M.** Polly Wreford; **33 r.** James Merrell/Janie Jackson Stylist & Designer; **34 o.** Jan Baldwin/Mark Smiths Haus in den Cotswolds; **34 u.** Melanie Eclare/Elspeth Thompsons Garten in Süd-London; **35 o. l.** Chris Tubbs/Jonathan Adler und Simon Doonans Haus auf Shelter Island nahe New York/Design Schefer Design; **35** Jan Baldwin; **36** Simon Upton/Zara Colchesters Haus in London; **37 o.** Christopher Drake/Vivien Lawrence, Interior Designer in London; **37 u.** Debi Treloar/Haus in London von Paul Balland und Jane Wadham, jwflowers.com; **38** Andrew Wood/Mikko Puotilas Wohnung in Espoo, Finnland/Design Ulla Koskinen; **39 o.** Chris Everard/Interior Designer Ann Boyds Wohnung in London; **39 u.** Debi Treloar/Nicky Phillips Wohnung in London; **40** Debi Treloar/Robert Elms' und Christina Wilsons Haus in London; **41 o.** Debi Treloar/Susan Croppers Haus in London, www.63hlg.com; **41 u. l.** Caroline Arber/Emma Bowman Interior Design/Alle Arbeiten von Caroline Zoob; **41 u. M.** Debi Treloar/Wohnung in London, Malin Iovino Design; **41 u. r.** Debi Treloar/Ben Johns' und Deb Waterman Johns' Haus in Georgetown; **42 o. l., o. M.** Polly Wreford; **42 r.** Polly Wreford/Lena Proudlocks Haus in Gloucestershire; **42 u.** Dan Duchars; **43 l.** Jan Baldwin/Sophie Eadies Haus in London; **43 o. r.** Henry Bourne; **43 M. r.** Debi Treloar/Robert Elms' und Christina Wilsons Haus in London; **43 u. r.** Chris Everard; **44** Debi Treloar; **45 l.** Jan Baldwin; **45 o. r.** Polly Wreford; **45 M. r.** Andrew Wood/Gabriele Sanders Wohnung in New York; **45 u. r.** Debi Treloar; **46 o. l.** Alan Williams; **46 M. l., u. M. l.** Polly Wreford; **46 u. l.** Andrew Wood/Gabriele Sanders Wohnung in New York; **46r.–47** Andrew Wood/Mikko Puotilas Wohnung in Espoo, Finnland/Interior Design Ulla Koskinen; **48** Dan Duchars; **49 o.** Andrew Wood; **49 M.** Dan Duchars; **49 u.** Tom Leighton; **50** Polly Wreford; **51 u. l.** Debi Treloar; **51 u. M.** Jan Baldwin; **51 u. r.** Polly Wreford; **52 o. l.** Polly Wreford/Francesca Mills Haus in London; **52 M.** David Brittain; **52 u. r.** Polly Wreford/Karen Nicols und Peter Clarks Haus in London; **53 o. l.** Catherine Gratwicke; **53 M., u. r.** Caroline Arber; **54** Debi Treloar/Nicky Phillips Wohnung in London; **55 o.** Caroline Arber; **55 u.** Dan Duchars; **56 o.** Catherine Gratwicke; **56 u.** Catherine Gratwicke/Rose Hammicks Haus in London; **57 o.** Tom Leighton; **57 u.** Caroline Arber; **58 o. r.** Andrew Wood; **58 u. r.** Andrew Wood; **58 u.** Polly Wreford; **59** Catherine Gratwicke/Haus-Stylist Clare Nashs Haus in London; **60** Debi Treloar/Marks und Sallys (Baileys Home & Gardens) Haus in Herefordshire; **61 o.** Polly Wreford; **61 u.** Catherine Gratwicke; **62 l.** Debi Treloar; **62 o. r.** Catherine Gratwicke/Francesca Mills Haus in London; **62 u. r.** Andrew Wood; **63** Polly Wreford; **64** Debi Treloar/Imogen Chappels Haus in Suffolk; **65** Debi Treloar/Robert Elms' und Christina Wilsons Haus in London; **65 o. r.** James Merrell; **66 o. r.** David Brittain; **66 u. r.** Andrew Wood; **66 M.** Tom Leighton; **67** Dan Duchars; **68** Debi Treloar/Haus in Bankside, London; **69 o.** Sandra Lane; **69 M.** James Merrell; **69 u.** Caroline Arber; **70 r.** Debi Treloar/Haus in London von Paul Balland und Jane Wadham, jwflowers.com; **70 l.** Debi Treloar/Kristiina Ratias und Jeff Gockes Haus in Norwalk, Connecticut; **71** Jan Baldwin/Sophie Eadies Haus in London; **72 o. r.** David Brittain; **72 M.** Jan Baldwin; **72 u.** James Merrell; **73 l.** David Montgomery; **73 o. r.–u. r.** Caroline Arber; **74** Andrew Wood/Haus in London, Design Guy Stansfeld; **75 o., M.** Polly Wreford; **75 u.** Debi Treloar; **76** Jan Baldwin/Peter und Nicole Dawes Wohnung/Design Mullman Seidman Architects; **77 o.** Peter Cassidy; **77 u.** Chris Tubbs/Nickerson-Wakefields Haus im Staat New York/Design anderson architects; **78** Ray Main; **79 l.** Andrew Wood; **79 o. r., u. r.** Debi Treloar; **79 M. r.** David Montgomery; **80 o. l.** Polly Wreford; **80 M. l.** Debi Treloar/Dominique Coughlins Wohnung in London; **80 M. l. u.** David Brittain; **80 u. l.** Debi Treloar; **80 r., 81** Polly Wreford/Kimberley Watsons Haus in London; **82** Jan Baldwin/Haus in Parsons Green, London/Architektur Nicholas Helm und Yasuyuki Fukuda (Assistenz), Helm Architects; **83** Polly Wreford; **84 r.** Polly Wreford; **84 l.** Jan Baldwin; **85** David Montgomery; **86** James Merrell; **86 u.** Tom Leighton; **87 o.** Polly Wreford; **87 M.** Jan Baldwin; **87 u.** Chris Everard/Jonathan Wilsons Wohnung in London; **88 o. l., o. r., M. l.** Polly Wreford; **88 o. M. l., r.** Debi Treloar/Haus Studio Aandacht/ Design Ben Lambers; **88 u. l.** Debi Treloar/Debi Treloars Haus in London; **88 u. r.** Polly Wreford/Louise Jacksons Haus in London; **89** Debi Treloar/Debi Treloars Haus in London; **90** Ray Main; **90 o. l.** Ray Main/Loft in London, Design Nico Rensch; **90 o. r.** Andrew Wood/Christer Wallensteens Wohnung in Stockholm; **91** Jan Baldwin/Interior Designer Didier Gomez' Wohnung in Paris; **92** Jan Baldwin; **92 o. r.** Ray Main/Meditationsraum von Greville Worthington; **92 u. r.** Polly Wreford/Kimberley Watsons Haus in London; **93**, **93 o. r.** Polly Wreford; **93 u. r.** Debi Treloar; **94 o.** Caroline Arber; **94 u.** David Montgomery; **95** William Lingwood; **95 o.** Caroline Arber/Rosanna Dickinsons Haus in London; **95 u.** David Montgomery; **96 o.** Polly Wreford; **97** Dan Duchars; **98** Chris Tubbs; **98 o.** Polly Wreford; **98 u.** Dan Duchars; **99** Polly Wreford; **100** Debi Treloar/Susan Croppers Haus in London, www.63hlg.com; **101** Daniel Farmer; **101 l.** Emma Lee; **101 r.–102** Polly Wreford; **103** Simon Upton/Residenz in Highlands, North Carolina/Design Nancy Braithwaite Interiors; **104** Jan Baldwin/Claire Haithwaites und Dean Maryons Haus in Amsterdam; **105 o.** Dan Duchars; **105 u.** Debi Treloar/Catherine Chermayeffs und Jonathan Davids Wohnung in New York/Design Asfour Guzy Architects; **106–107** Polly Wreford; **107 l.** Louise Jacksons Haus in London; **108** Tom Leighton; **109** Jan Baldwin/Michael D'Souza of Mufti; **109 o. r.** James Merrell; **110 o.** Debi Treloar; **110 u.** Caroline Arber; **111** Polly Wreford/Kimberley Watsons Haus in London; **112** Debi Treloar/Clare and David Mannix-Andrews Haus; **113 o.** David Montgomery; **113 u.** Polly Wreford; **114 o. l.** James Merrell; **114 M. l.**

## Luftreiniger

**Aloe vera** *(Aloe barbadensis)*

**Bambuspalme** *(Chamaedorea seifrizii)*

**Efeu** *(Hedera helix)*

**Einblatt** *(Spathiphyllum)*

**Gummibaum** *(Ficus robusta)*

**Grünlilie** *(Chlorophytum comosum)*

**Schwertfarn** *(Nephrolepis exaltata bostoniensis)*

**Kolbenfaden** *(Aglaonema crispum)*

**Chrysantheme** *(Chrysanthemum morifolium)*

**Drachenbaum** *(Dracaena deremensis)*

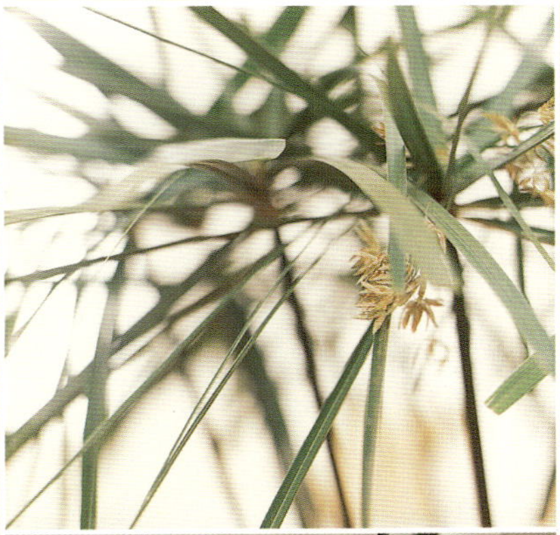

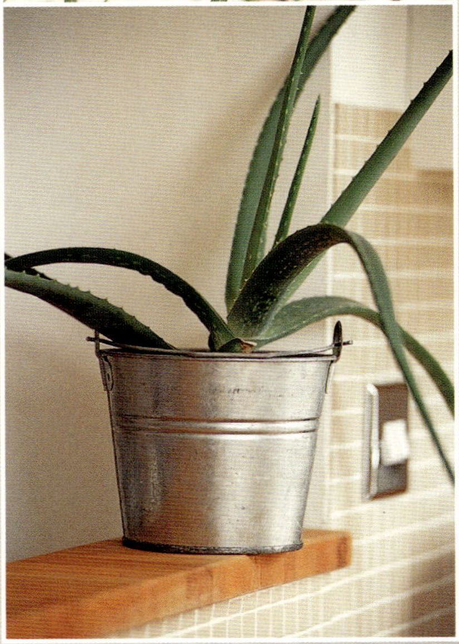

## Pflanzensymbolik

Feng-Shui-Experten empfehlen bestimmte Pflanzen zur Stärkung positiver Energien:

**Wachsbegonie** *(Begonia semperflorens)* Stabilität

**Schwertfarn** *(Nephrolepis exaltata bostoniensis)* Vitalität

**Alpenveilchen** *(Cyclamen persicum)* Aufmerksamkeit

**Efeu** *(Hedera helix)* Loyalität

**Geldbaum** *(Crassula ovata)* Wohlstand

**Einblatt** *(Spathiphyllum)* Frieden

**Weihnachtsstern** *(Euphorbia pulcherrima)* Ruhm

**Grünlilie** *(Chlorophytum comosum)* Abwechslung

# Kräuter-Magie

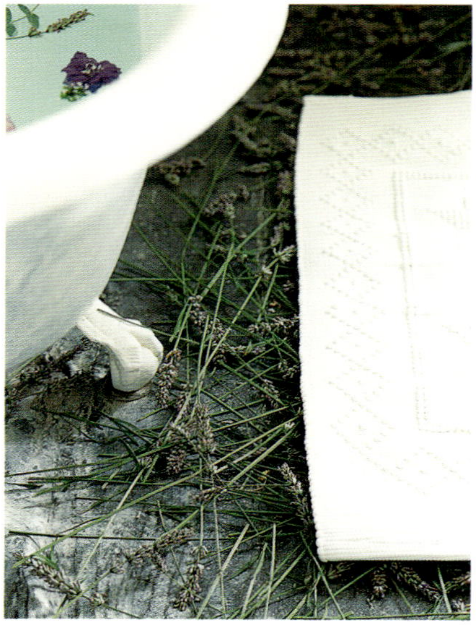

Früher durften Kräuter in keinem Haushalt fehlen. Man brauchte sie zum Würzen und Konservieren von Lebensmitteln, als Heilmittel für Mensch und Tier, zur Schädlingsbekämpfung und um störende Gerüche zu vertreiben.

Bevor sich der Teppich als Bodenbelag eingebürgert hatte, streute man Kräuter auf den Boden. So banden sie Schmutz, und unter jedem Schritt gaben sie ihren Duft ab. Lavendel, Katzenminze und Rainfarn setzte man ein, um Krankheiten übertragende Tiere wie Ratten und Flöhe fernzuhalten. Wenn diese „Streukräuter" unansehnlich wurden, fegte man sie einfach zusammen und verteilte frische.

Um die Wäsche zu parfümieren und auch als Mottenschutz legte man schon vor Jahrhunderten Säckchen mit Lavendel in Schubladen und Schränke, und war im Haus jemand krank, verbrannte man Lavendel und Weinraute, um die Luft zu desinfizieren und zu erfrischen. Schalen mit gemischten Kräutern und Blüten als Dekoration und Luftverbesserer haben eine ähnlich lange Tradition. Der Begriff Potpourri, den wir heute noch benutzen, stammt aus dem Französischen und bedeutet wörtlich „verrotteter Topf". Diese etwas unappetitliche Bezeichnung geht auf die ursprüngliche Herstellungsmethode zurück: Man vermischte leicht angetrocknete Kräuter mit Salz in einer Schüssel, sodass ein Fermentierungsprozess einsetzte und die Mischung einen intensiven Geruch abgab. Heute sind getrocknete Potpourris im Handel erhältlich – sie sehen hübscher aus und riechen weniger aufdringlich.

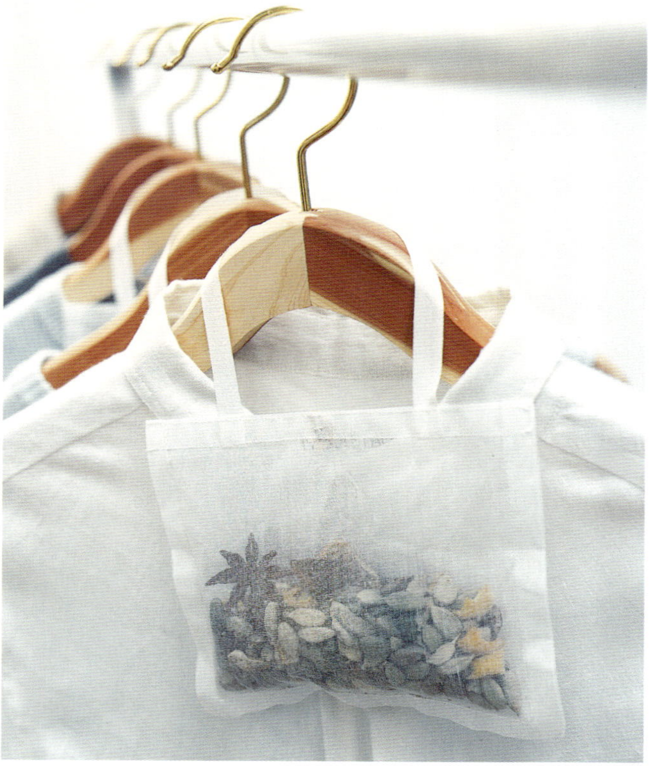

Kräuter und Gewürze sind in vielen Bereichen als natürliche Alternative zu Industrieprodukten verwendbar – im Haushalt, bei der Körperpflege und in der Gesundheitsvorsorge. Gegen Einschlafstörungen hilft zum Beispiel ein Hopfenkissen: Durch Druck und Wärme des Kopfes gibt der Hopfen seinen sanften Duft ab, der Stress und Anspannung viel sanfter löst als ein chemisches Schlafmittel.

## Belebendes Potpourri

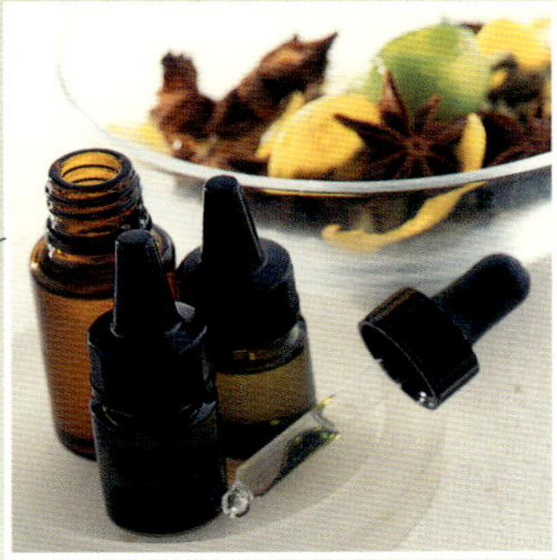

*2 Tassen getrocknete Zitronenschale*
*2 Tassen getrocknete Orangenschale*
*2 Tassen getrocknete Rosenblütenblätter*
*1 Tasse getrocknetes Basilikum*
*1 Tasse getrocknete Lavendelblüten*
*2 Tropfen ätherisches Grapefruitöl*
*2 Tropfen ätherisches Geraniumöl*
*2 Tropfen ätherisches Orangenöl*

Die Zutaten werden einfach in eine große, dekorative Schale gegeben. Wenn Sie ab und zu im Vorbeigehen die Blätter und Schalen mit den Fingern durchmischen, steigt der herb-würzige Duft auf. Die Farben des Potpourris verblassen mit der Zeit, auch der Duft wird nach einigen Monaten schwächer. Um ihn zu verstärken, träufeln Sie einfach einige Tropfen der ätherischen Öle auf die Trockenzutaten.

## Schützende Pflanzen

Feng-Shui-Experten setzen auf die Kraft der folgenden Arten:

**Aloe vera** Schützt vor negativen Einflüssen und hilft, Unfälle im Haushalt zu vermeiden.

**Kamille** An der Grundstücksgrenze verstreuen, um das Eigentum zu schützen.

**Dill** Mit rotem Baumwollfaden bündeln und nahe der Haustür an die Decke hängen, um gefährliche Raubtiere zu vertreiben.

**Fenchel** Ins Fenster hängen, um unerwünschte Besucher fern zu halten.

**Rosmarin** Verbrennen, räuchern, aufhängen oder in Potpourris geben – schreckt Diebe ab.

# Stimmungsvolle Düfte

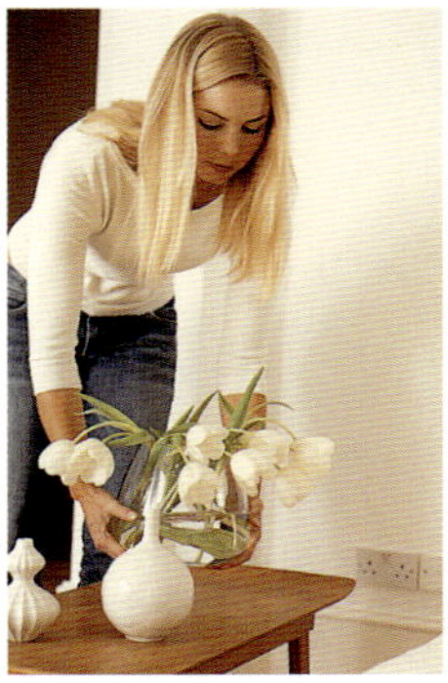

Jedes Haus hat seinen eigenen Geruch, und davon gehen viele Botschaften an das Unterbewusstsein aus. Für Sie riecht Ihre eigene Wohnung einfach nach Zuhause, und auch Besucher verbinden ihn auf die eine oder andere Weise mit den Bewohnern. Gerade der Geruchssinn des Menschen ist sehr eng mit Emotionen, Erinnerungen und seelischem Wohlbefinden verknüpft.

Unangenehme Gerüche in der eigenen Wohnung blenden wir einfach aus – seien es nun die Ausdünstungen der neuen Teppiche im Wohnzimmer oder der nasse Hund im Flur. Dabei beeinflussen gerade sie die unterschwellige Wahrnehmung der Atmosphäre negativ. Gehen Sie einmal schnuppernd durch die Wohnung: Riecht es gut? Oder hat sich klammheimlich ein Geruch ausgebreitet, der Ihnen eigentlich unangenehm ist?

Vielleicht haben die vorangehenden Kapitel dieses Buches Sie dazu angeregt, Ihren Haushalt einmal richtig umzukrempeln und vieles zu erneuern – dann dürfen auch ruhig ein paar neue, anregende Düfte hinzukommen. Überlegen Sie, was Sie besonders gern riechen. Und damit sind nicht nur Blütendüfte oder Designerparfüms gemeint: Wie wäre es mit frisch aufgebrühtem Kaffee, Freesien, Rosen, ofenfrischem Brot oder frisch gemähtem Gras?

Um ganz gezielt eine Stimmung zu erzeugen – etwa Heiterkeit oder meditative Ruhe –, sind ätherische Öle kaum zu übertreffen. Jedes Öl wirkt durch seinen charakteristischen Duft subtil auf die Gehirnströme und beeinflusst so die Stimmung. Wer den idealen Duft für seine Wohnung oder eine spezielle Stimmung finden möchte, muss einiges ausprobieren. Manche Düfte beruhigen und entspannen, andere wirken anregend, manche auch aphrodisierend. Es gibt sogar Öle mit desinfizierender Wirkung, die ganz nebenbei noch als natürliche Luftreiniger wirken. Sie können solche Öle in eine Duftlampe geben oder auf einen dekorativen Duftstein träufeln, auf dem das Öl sein Aroma abgibt.

Oder Sie vermischen 25 ml Wasser mit 25 Tropfen Öl in einer Sprühflasche, die Sie vor dem Gebrauch kurz schütteln, und kreieren so Ihr eigenes, natürliches Raumspray.

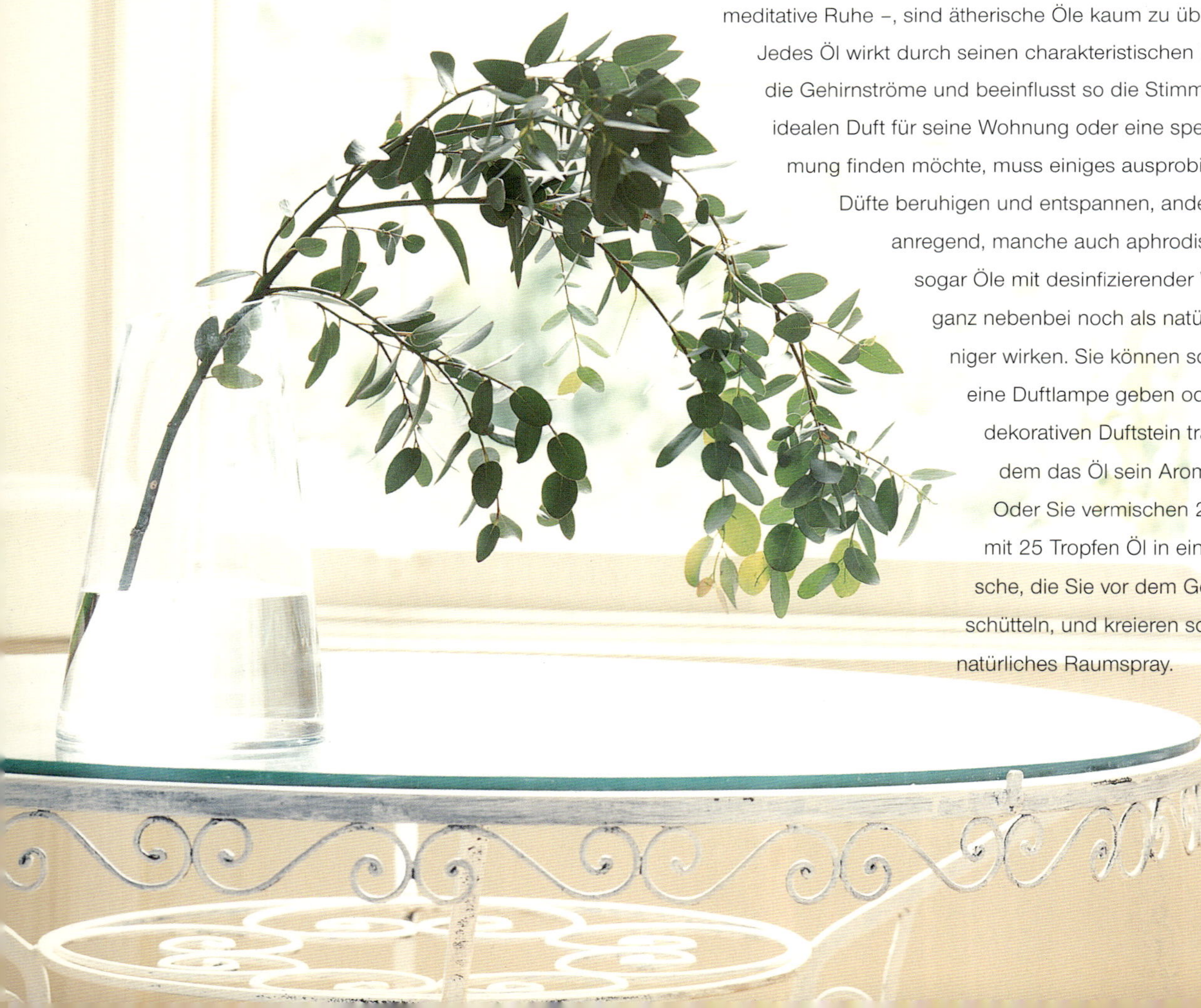

| Ätherische Öle für positive Atmosphäre und Stimmung | |
|---|---|
| *Bergamotte* | *Energetisierend und reinigend. Wirkt aufhellend auf Stimmungen und Raumatmosphäre.* |
| *Eukalyptus* | *Zur Raumdesinfektion. Fördert das klare Denken und beruhigt bei aufgewühlten Emotionen.* |
| *Geranium* | *Stärkt das Selbstwertgefühl. Lindert Ängste, Unzufriedenheit und Liebeskummer.* |
| *Gewürznelke* | *Zur Raumdesinfektion. Wirkt anregend und erwärmt die Atmosphäre.* |
| *Grapefruit* | *Zur Raumdesinfektion. Unterstützend bei Selbstzweifeln, Abhängigkeit, Enttäuschung und Trauer.* |
| *Jasmin* | *Schafft eine heitere Atmosphäre, lindert depressive Stimmungen.* |
| *Kamille* | *Beruhigend und heilend. Gut zum Ausgleichen der Atmosphäre und der Stimmung.* |
| *Kiefer* | *Zur Raumdesinfektion. Unterstützt die Überwindung von Minderwertigkeitsgefühlen.* |
| *Lavendel* | *Zur Raumdesinfektion. Wirkt heilend und ausgleichend. Entspannt bei Ängsten, Sorgen und Stress.* |
| *Neroli* | *Schafft eine heitere Atmosphäre, wirkt gegen Niedergeschlagenheit und stärkt die Widerstandskraft.* |
| *Orange* | *Anregend bei Erschöpfung und Depressionen, ausgleichend bei Stimmungsschwankungen.* |
| *Rose* | *Aphrodisierend, stimmungsaufhellend und ausgleichend. Lindert Liebeskummer, schafft klare Grenzen.* |
| *Rosmarin* | *Reinigend und stark anregend. Zieht positive Energie an und fördert klares Denken.* |
| *Vetiver* | *Stabilisiert die Atmosphäre, wirkt ausgleichend und entspannend.* |
| *Weihrauch* | *Wirkt klärend auf die Psyche, erleichtert die Meditation und stärkt bei Trauer.* |
| *Ylang Ylang* | *Aphrodisierend. Fördert die Entspannung, lindert Anspannung und Reizbarkeit.* |
| *Zitrone* | *Zur Raumdesinfektion. Fördert klares Denken und Optimismus.* |

*Wichtiger Hinweis: Ätherische Öle sind hochwirksam. Niemals direkt auf die Haut geben oder in Augennähe anwenden.*

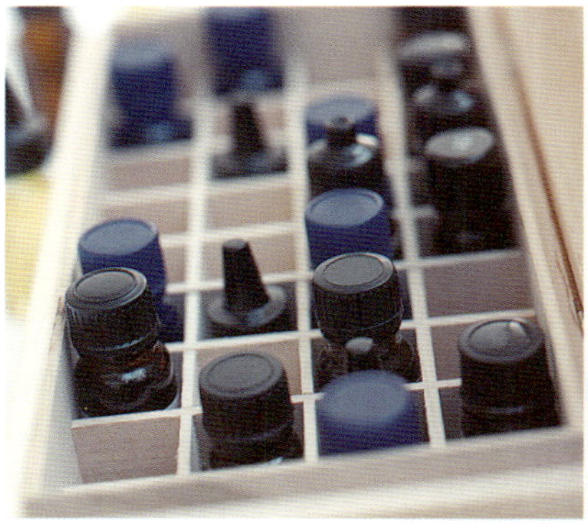

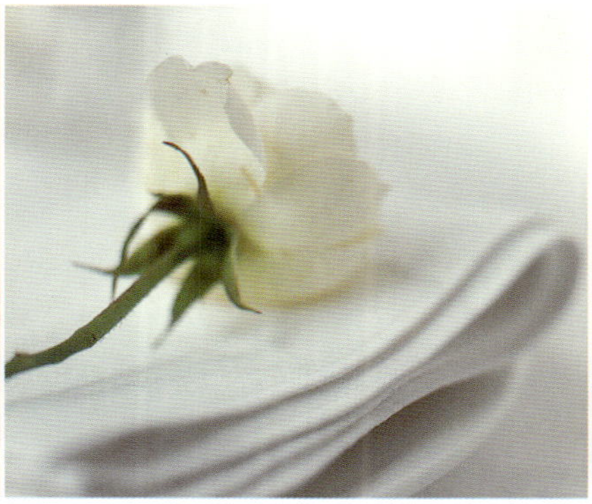

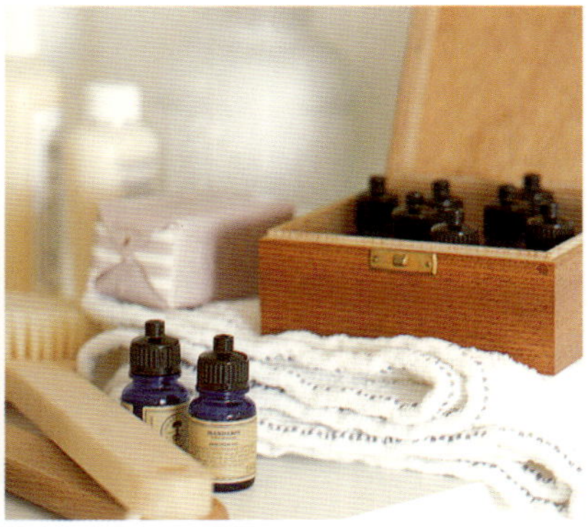

# Klangharmonien

Mit unseren fünf Sinnen reagieren wir sehr unterschiedlich auf Umwelteinflüsse. Dennoch gilt für die meisten von uns, dass Lärm nicht gerade entspannend wirkt. Verkehrslärm, knallende Türen und manche Arten von Musik können typische Stress-Symptome auslösen, etwa erhöhten Blutdruck und Puls.

Jeder hat schon die Erfahrung gemacht, dass Musik die persönliche Stimmung stark beeinflussen kann. In vielen Kulturen spielt Musik eine zentrale Rolle in religiösen Ritualen, in der Meditation und Heilkunde. Schamanen versetzen sich durch eine Kombination aus Musik und Bewegung in einen anderen Bewusstseinszustand. Im asiatischen Raum gehören bestimmte Gesänge zu den „heiligen Klängen" und werden in Heilungsritualen und zur Schärfung des Bewusstseins eingesetzt. Im alten China glaubte man, dass Musik der Ursprung aller Dinge sei, und Konfuzius vermutete, dass sich durch Veränderungen im Königreich der Musik auch die Einstellung seiner Bewohner verändern würde.

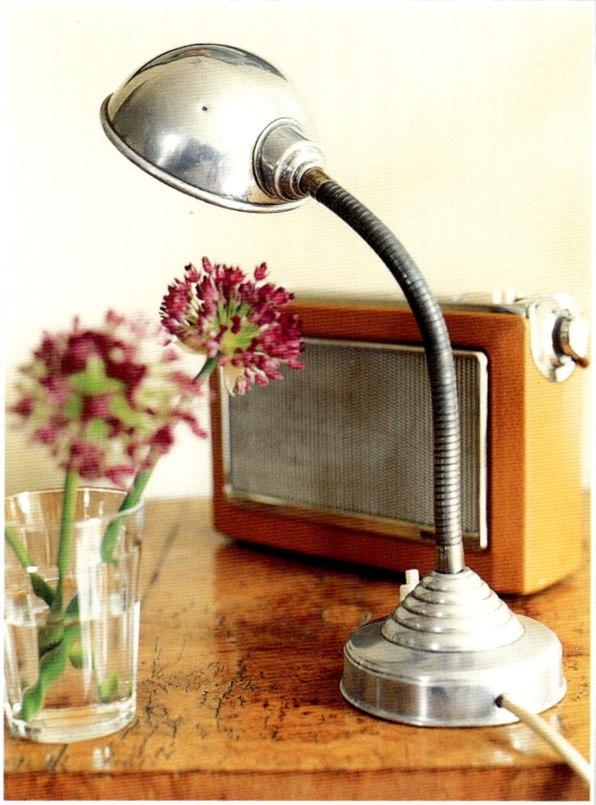

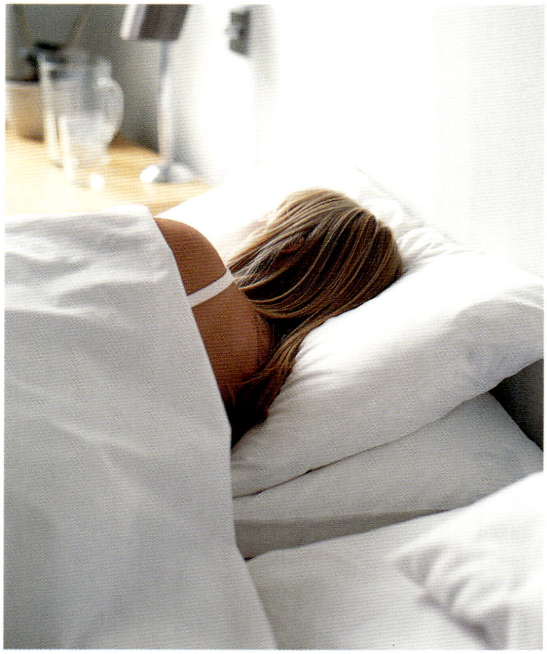

Auch in der griechischen Antike setzte man Musik als heilende Kraft ein, ganz konkret bei Verdauungsbeschwerden, Schlafstörungen und seelischen Problemen. Platon, Aristoteles und Pythagoras begeisterten sich für Musik und entwickelten Konzepte für ihre Anwendung in der Heilkunde, der Bildung und der Kultur.

Bis heute ist das Thema aktuell. Es ist wissenschaftlich erwiesen, dass Musik die Pulsfrequenz, die Hauttemperatur, den Blutdruck, die Muskelspannung und die Gehirnströme beeinflusst. Sie kann Schmerz lindern, die Erholung nach einer Operation beschleunigen und selbst bei schweren Krankheiten vorübergehend Erleichterung verschaffen. Natürlich kann sie andererseits aber auch Aggression hervorbringen oder doch zumindest Unbehagen auslösen.

Über Geschmack lässt sich nicht streiten – davon ist der Musikgeschmack nicht ausgenommen. Unabhängig von subjektiven Einschätzungen hat man aber die Beobachtung gemacht, dass Popmusik, Rock 'n' Roll, Gospel und lateinamerikanische Musik eher anregend und motivierend wirken. Klassische Orchestermusik dagegen verbreitet Ruhe und Harmonie. Meditationsmusik soll das Bewusstsein erweitern und das Wohlbefinden steigern.

Die Geräusche der Natur nehmen wir meist nicht als Musik wahr, ihre ausgleichenden und oft beglückenden Effekte sind uns aber durchaus bekannt. Weil kaum jemand heute ein rauschendes Meer, einen flüsternden Wald oder einen plätschernden Bach direkt vor dem Fenster hat, sind diese Klänge inzwischen auf CD erhältlich und können eine angenehme Geräuschkulisse im Hintergrund abgeben. Besonders in der Großstadt kann man so das allgemeine Verkehrsrauschen für eine Weile ausblenden, um zur Ruhe zu kommen.

Viele Menschen stören sich allerdings am meisten selbst, indem sie Lärm verursachen. Zum Beispiel wenn Fernseher oder Radio oft „nebenher" laufen. Die Flut akustischer Informationen einzudämmen kann manchmal eine blitzartig wirkende Therapie gegen Stressgefühl und Unruhe sein.

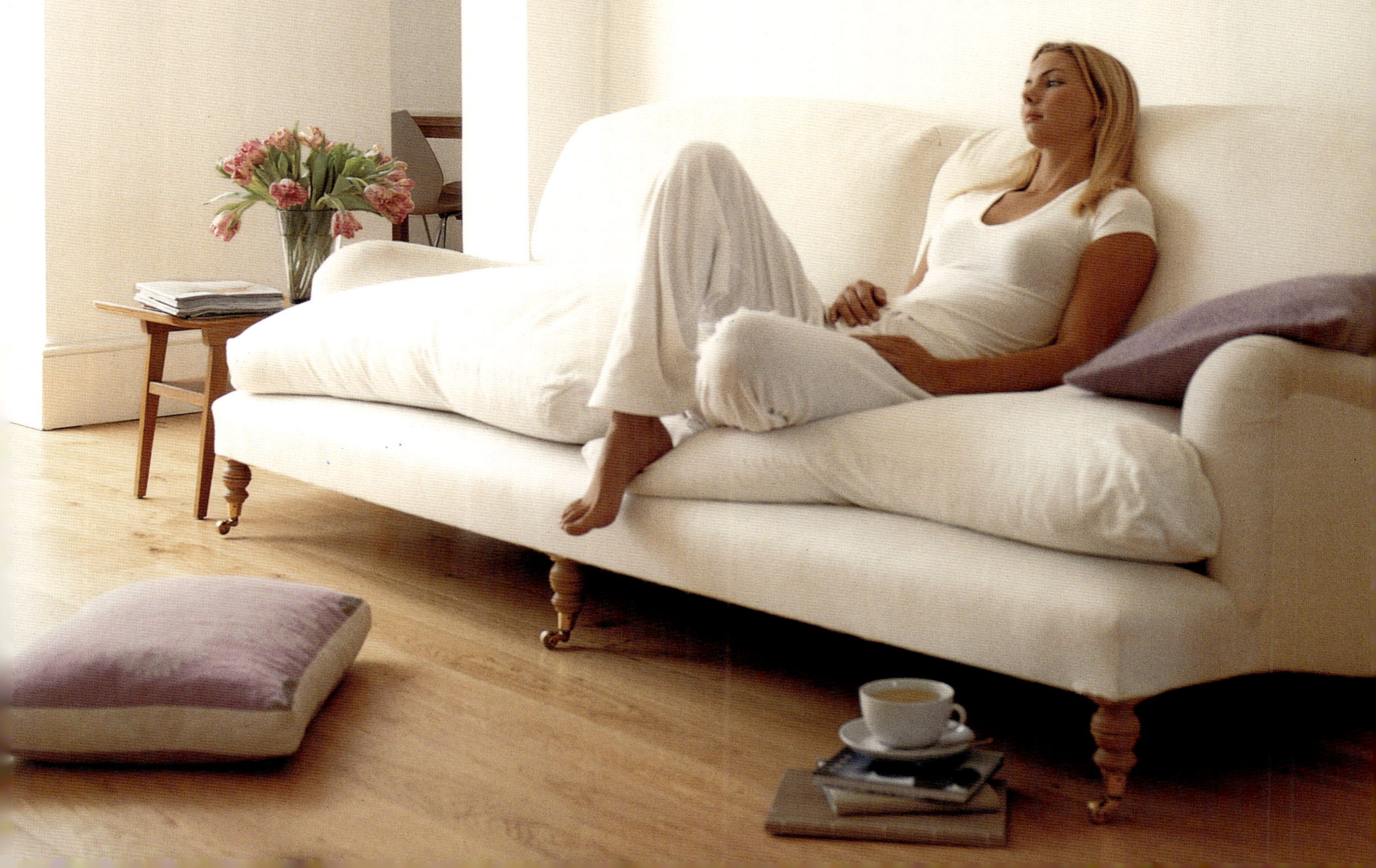

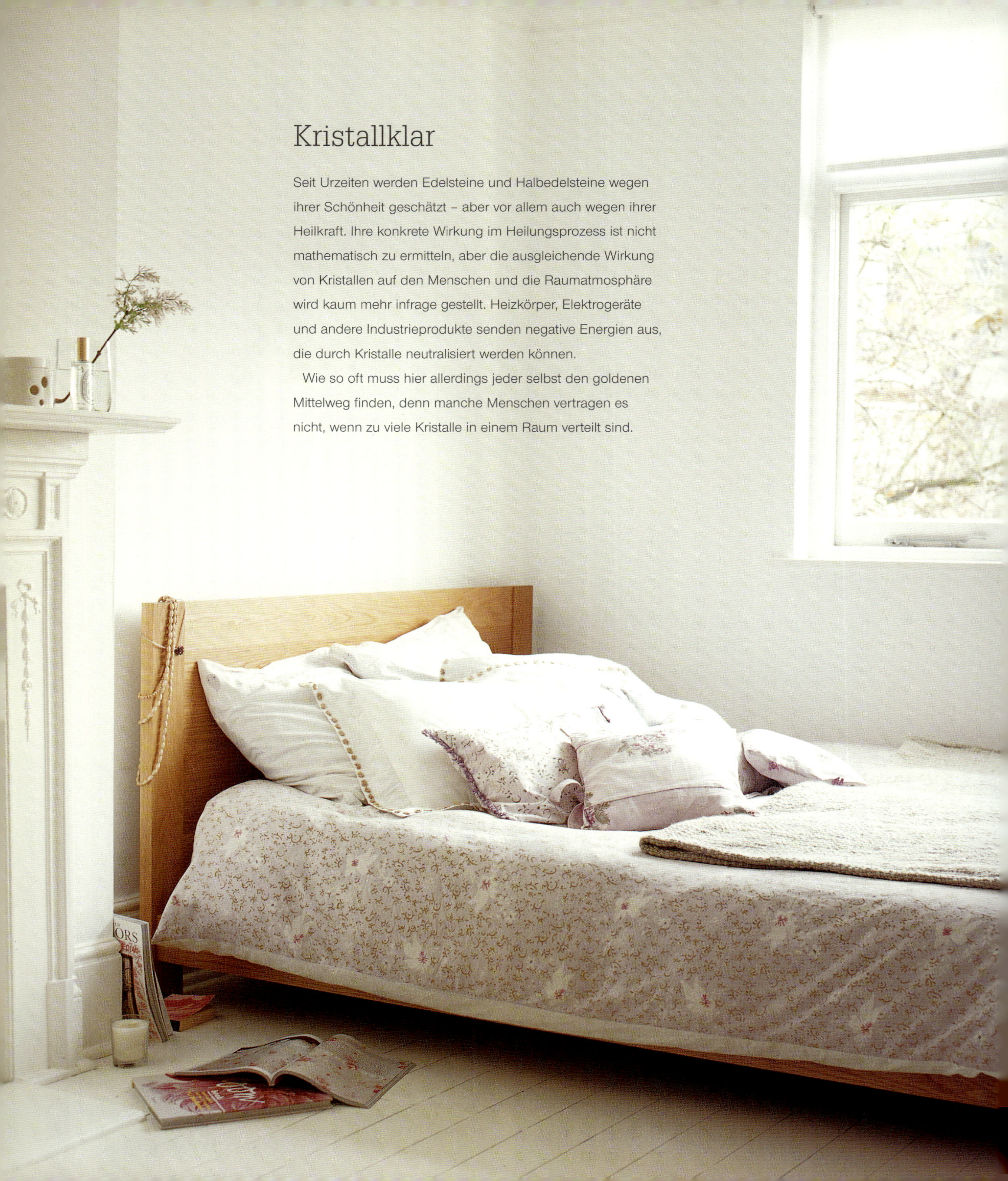

# Kristallklar

Seit Urzeiten werden Edelsteine und Halbedelsteine wegen ihrer Schönheit geschätzt – aber vor allem auch wegen ihrer Heilkraft. Ihre konkrete Wirkung im Heilungsprozess ist nicht mathematisch zu ermitteln, aber die ausgleichende Wirkung von Kristallen auf den Menschen und die Raumatmosphäre wird kaum mehr infrage gestellt. Heizkörper, Elektrogeräte und andere Industrieprodukte senden negative Energien aus, die durch Kristalle neutralisiert werden können.

Wie so oft muss hier allerdings jeder selbst den goldenen Mittelweg finden, denn manche Menschen vertragen es nicht, wenn zu viele Kristalle in einem Raum verteilt sind.

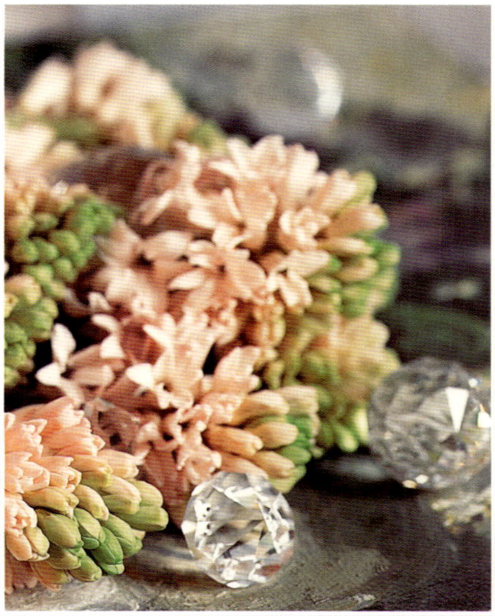

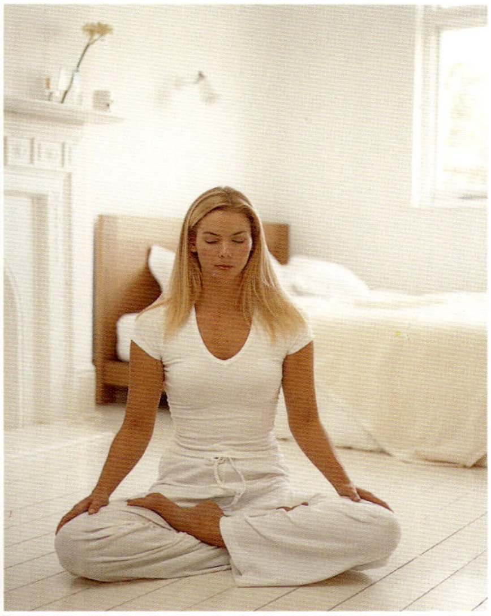

Wohin mit dem Kristall? Feste Regeln gibt es nicht, aber manche Plätze haben sich schon in vielen Wohnungen bewährt:

> Eine Obsidiankugel oder ein Amethyst gegenüber von Türen oder in deren Nähe vermittelt ein Gefühl des Schutzes.
> Ein Rosenquarz gegenüber der Eingangstür heißt Besucher freundlich willkommen.
> Ein Rosenquarz und ein Amethyst in der Mitte oder an einer Seite eines Raums schaffen eine positive, klare Raumstimmung.
> Ein Bergkristall oder ein Citrin an einem Platz zum Lesen, Lernen oder Arbeiten fördert die Konzentration.
> Ein großer Amethyst, Obsidian oder Unakit oder eine Schüssel mit kleineren Steinen in der Nähe des Computers oder Fernsehers stärkt den Organismus, sodass er sich besser vom Elektrosmog erholen kann.
> Ein großer Citrin oder eine Schüssel kleinere Citrine neben dem Telefon verbessern die Kommunikation.
> Ein Bergkristall, Fluorit oder Malachit in dem Raum, in dem Sie meditieren, verbessert die Energie der Umgebung.
> Drei kleine Amethyste oder Rosenquarze unter dem Bett – einer am Kopfende, zwei an den Ecken des Fußendes – verbessern den Schlaf. Manche Menschen reagieren allerdings auf größere Kristalle im Schlafzimmer empfindlich. Probieren Sie aus, womit Sie sich wohl fühlen.

## Entlasten Sie Ihre Kristalle

Wenn Sie einen neuen Kristall kaufen oder geschenkt bekommen, sollten Sie ihn es zuerst von negativer Energie befreien. Dazu gibt es mehrere Möglichkeiten.

**Fließendes Wasser** Spülen Sie die verbrauchte Energie des Kristalls unter fließendem kaltem Wasser ab. Sie können den Kristall auch für einige Stunden in eine Schüssel mit Wasser und Meersalz legen – wenn er nicht wasserlöslich ist oder leicht zerkratzt.

**Sonnenlicht** Legen Sie den Kristall einen Tag lang nach draußen in die Sonne, um ihn neu aufzuladen. Das ist auch eine gute Ergänzung, wenn Sie ihn unter fließendem Wasser gereinigt haben.

**Klänge** Sie können den Kristall auch reinigen, indem Sie schöne Musik einschalten oder eine Glocke mit klarem Ton daneben anschlagen.

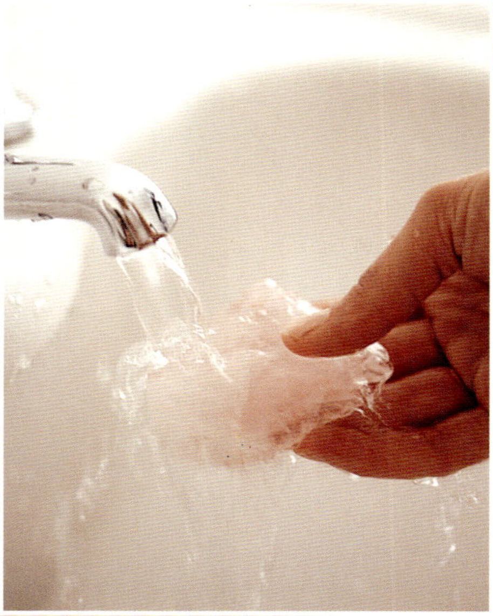

### Sensible Kristalle

Kristalle sind empfindlich. Sie können zerbrechen, sich auflösen oder ihre Farbe verlieren, wenn sie falsch behandelt werden. Hier einige Beispiele:

| | |
|---|---|
| *Wasserempfindlich* | *Halit, Selenit, Lapislazuli, Malachit, Türkis* |
| *Lichtempfindlich* | *Amethyst, Rosenquarz, Türkis, Hämatit* |
| *Hitzeempfindlich* | *Amethyst, Quarz, Lapislazuli, Malachit, Turmalin, Türkis* |
| *Kratzempfindlich* | *Metallische Kristalle, Coelestin, Malachit, Rhodochrosit, Fluorit, Apatit, Lapislazuli, Türkis* |

| Kristalle und ihre Wirkung | |
|---|---|
| *Achat* | *Beruhigt, stabilisiert und stärkt bei Herausforderungen.* |
| *Amethyst* | *Reinigt, schützt, bindet atmosphärische Verunreinigungen, fördert den Schlaf.* |
| *Aquamarin* | *Lindert Ängste und Spannungen, fördert die Kreativität und Zielstrebigkeit.* |
| *Aventurin* | *Fördert das allgemeine Wohlbefinden und die Kreativität, lindert Stress.* |
| *Bergkristall* | *Fördert Ausgeglichenheit, Klarheit, Konzentration und Meditation.* |
| *Citrin* | *Regt an, fördert eine positive Lebenseinstellung, stärkt das Gedächtnis.* |
| *Coelestin* | *Stabilisiert, strukturiert und hilft dabei, sich an Träume zu erinnern.* |
| *Fluorit* | *Schützt, belebt und beruhigt. Ein guter Meditationskristall.* |
| *Hämatit* | *Schützt, erdet und hilft, negative Stimmungen abzuschütteln.* |
| *Heliotrop* | *Harmonisiert; stärkt und fördert die Entscheidungsfähigkeit.* |
| *Jade* | *Stärkt Harmonie und Gesundheit, unterstützt den Schlaf und die Träume.* |
| *Lapislazuli* | *Fördert das klare Denken und stärkt das Immunsystem.* |
| *Malachit* | *Ein guter Meditationsstein. Hebt die Stimmung und schärft das Bewusstsein.* |
| *Mondstein* | *Beruhigt, wirkt ausgleichend auf die Emotionen und fördert die Intuition.* |
| *Obsidian* | *Stärkt und schützt, neutralisiert negative Einflüsse.* |
| *Rosenquarz* | *Schafft eine liebevolle, friedliche Atmosphäre und stärkt das Selbstwertgefühl.* |
| *Sodalit* | *Fördert die Harmonie, das spirituelle Bewusstsein und den Schlaf.* |
| *Tigerauge* | *Stärkt den Optimismus und gibt Kraft bei Herausforderungen.* |
| *Türkis* | *Schützt, harmonisiert und stärkt das Selbstbewusstsein.* |
| *Unakit* | *Schafft eine ruhige Atmosphäre, kräftigt und hebt die Stimmung.* |

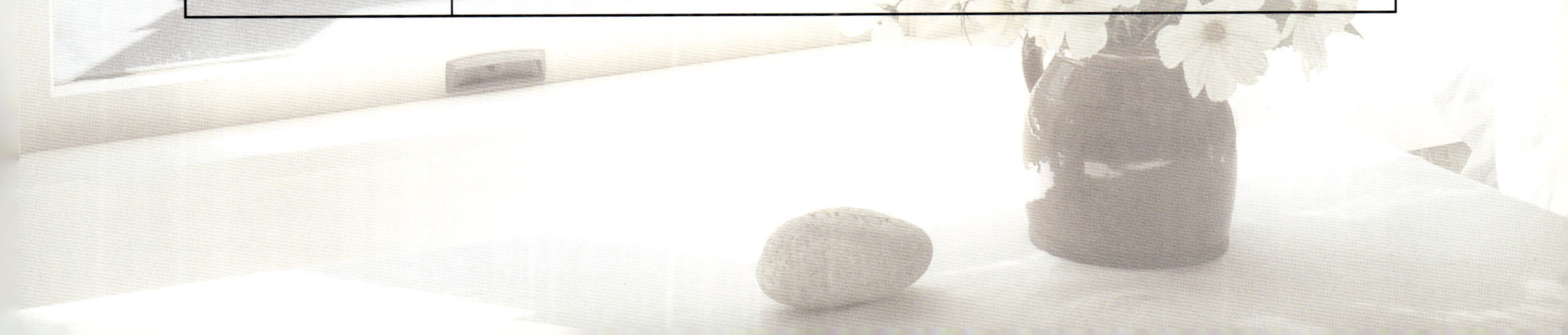

# Ein Ort zum Durchatmen

Das Zuhause ist ein Ort, an dem Geist und Seele auftanken können. Schaffen Sie sich in Ihrem Refugium noch ein Allerheiligstes – ein eigenes Zimmer oder einen kleineren Bereich, in dem Sie für sich sind und ungestört zur Ruhe kommen können.

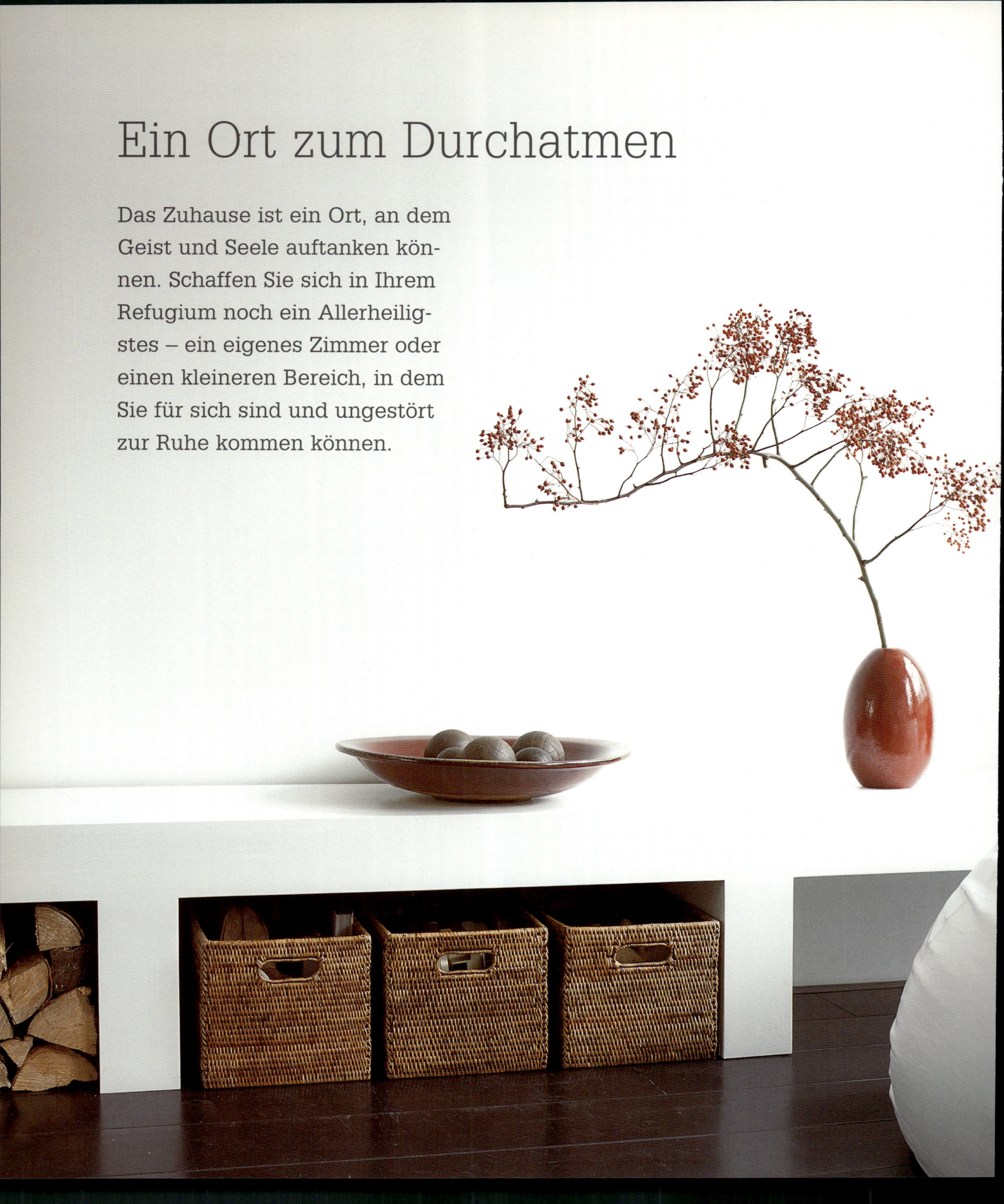

„My home is my castle“, damit liegen die Engländer gar nicht so falsch. Zuhause – das ist der eine Ort, an dem wir das Gefühl haben möchten: „Hier gehöre ich hin.“ Meist braucht es gar nicht viel, um dieses Gefühl entstehen zu lassen. Vertraute Dinge geben Sicherheit – das können Dinge aus der Kindheit sein ebenso wie Fotos oder einfach der Lieblingssessel. Unsere Biographie mit all den Dingen, die uns an schöne Erlebnisse und Gefühle erinnern, steht an erster Stelle, wenn es darum geht, unsere Wohnung emotional in Besitz zu nehmen.

Neben der Verbindung zu den eigenen Wurzeln sollte ein Zuhause aber auch Raum zur spirituellen Entfaltung geben. Für religiöse Menschen mag das ein Platz zum Beten sein. Aber auch wer nicht im engeren Sinne gläubig ist, kann manchmal einen spirituellen Ort gebrauchen. Die eigene Kreativität auszuleben hat zum Beispiel viel mit Spiritualität zu tun. Und dafür hat jeder seine eigene Sprache: Blumen in einer Vase oder Steine in einer Schale zu arrangieren, zu meditieren oder zu musizieren. In einer Tätigkeit voll und ganz aufzugehen kann als Meditation verstanden werden.

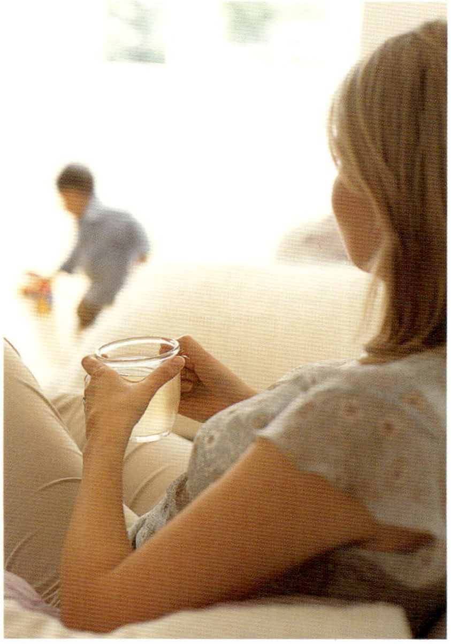

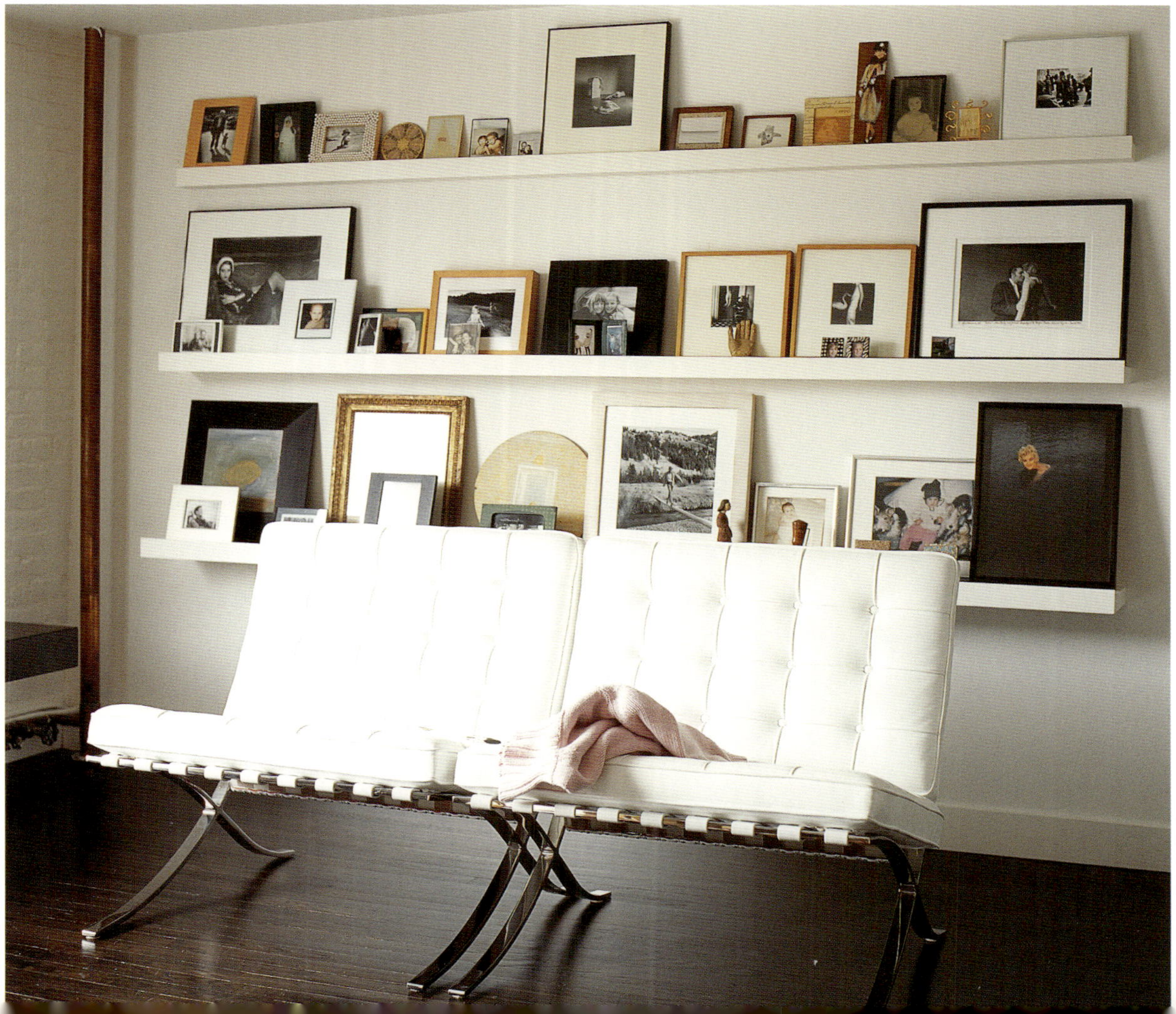

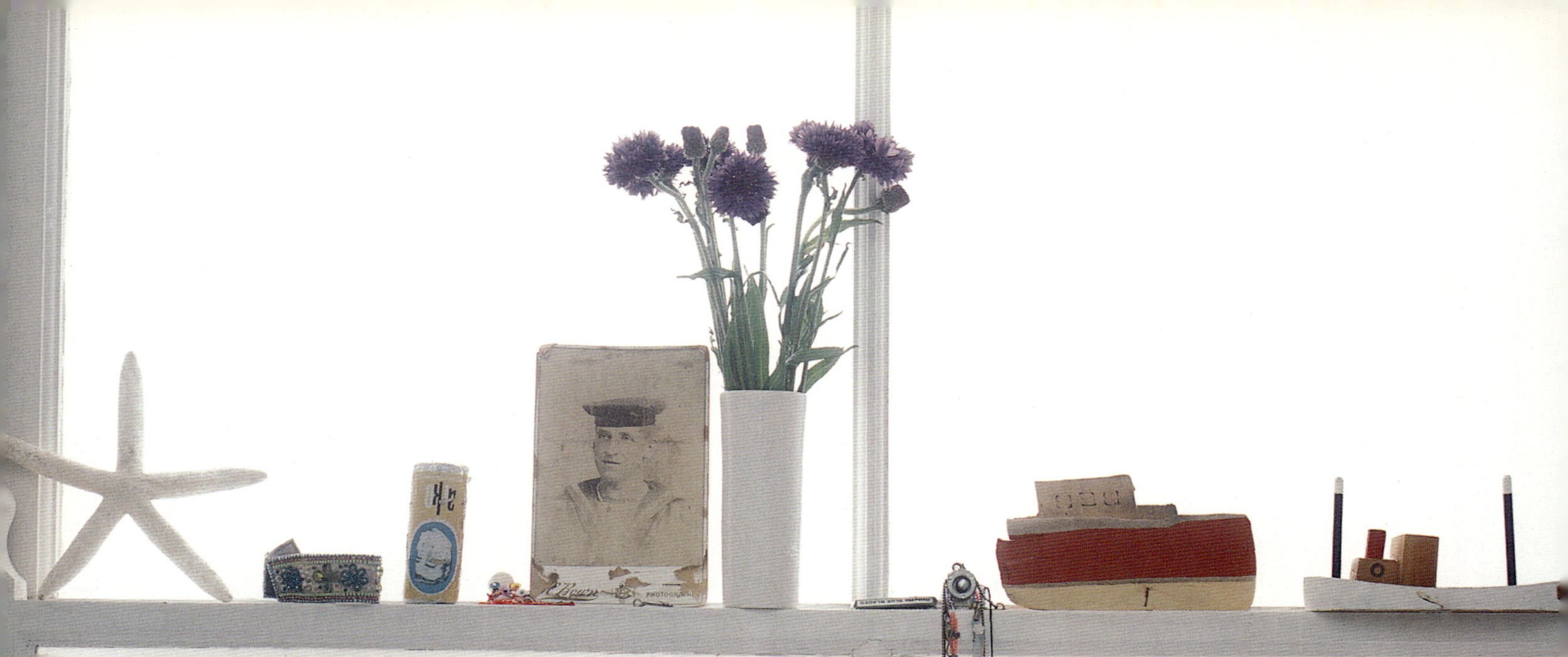

# Der Hausaltar

Ein Zuhause ist nicht nur ein Ort, um sich vor der Außenwelt zurückzuziehen. Vor allem können Sie hier – und nur hier – ganz Sie selbst sein. Stärken Sie Ihre Persönlichkeit, indem Sie auch zu Hause eine Verbindung zu Personen, Momenten oder Werten herstellen, die Ihnen wichtig sind.

Richten Sie sich Ihren ganz persönlichen Altar ein: Gestalten Sie einen individuellen Blickfang durch Objekte, die Ihnen etwas bedeuten und positive Gefühle wecken. Sie brauchen nicht viel Platz dafür – der Kaminsims, eine Fensterbank oder ein freies Regalbrett genügt vollkommen. Wichtig ist nur, dass sich der Platz in einem Raum befindet, in dem Sie Ruhe haben – den Sie aber dennoch häufig benutzen, denn so können Sie im Laufe eines Tages immer wieder positive Energie tanken.

Sinn und Zweck dieses Altars ist es, Ihnen Ihr Potenzial und Ihre eigene positive Energie bewusst zu machen. Darum gehören dorthin nur Dinge, die für Sie eine positive Bedeutung haben und angenehm anzuschauen sind. Wählen Sie gezielt Stücke aus, die Ihnen durch ihre besondere Aussagekraft Ihre persönlichen Wünsche und Ideale vor Augen führen, etwa ein Bild einer Person, die Sie bewundern, oder ein Symbol für ein Ziel, das Sie anstreben. Natürlich wird sich die Zusammenstellung

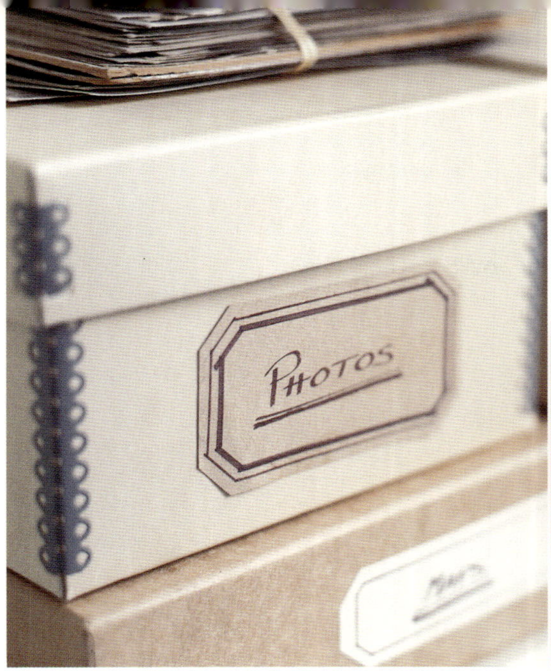


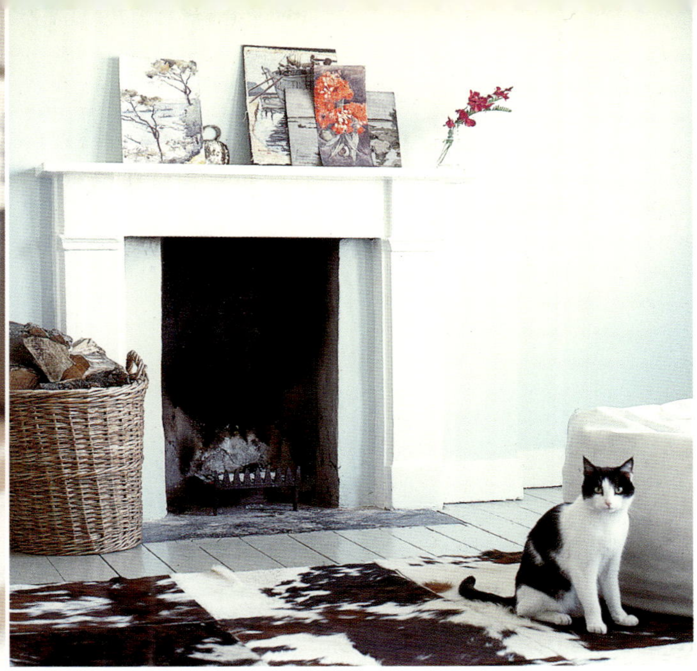

der Gegenstände mit der Zeit immer wieder verändern. Nehmen Sie sich Zeit, um die Dinge auszuwählen, die auf Ihrem persönlichen Altar Platz finden sollen. Hier sind einige Anregungen:

> Fotos von Verwandten, Freunden, Haustieren oder besonderen Orten
> Religiöse oder spirituelle Bilder
> Kristalle
> Frische Blumen oder Pflanzen
> Persönliche Symbole (siehe Seite 108–109)
> Ausgewählte Briefe
> Bunte Stoffe
> Ein Potpourri oder eine Aromalampe mit einem angenehmen Duft

## Das Schatzkästchen

Vielleicht liegt Ihnen ein solcher persönlicher Altar nicht, oder Sie zeigen Ihre persönlichen Symbole ungern offen. Dann probieren Sie es mit einer Art Schatzkästchen: Ein Schuhkarton genügt und kann – mit schönem Geschenkpapier beklebt – sehr attraktiv aussehen. Bewahren Sie darin Bilder und andere Dinge auf, die für Sie eine besondere Bedeutung haben, und öffnen Sie die Schachtel, wenn Sie Kraft, Energie oder Inspiration tanken möchten.

# Die Macht der Symbole

Nicht jeder kann seine individuelle Symbolik spontan beschreiben. Dennoch: Wir alle umgeben uns zu Hause mit Gegenständen, die einen wichtigen Bezug zu unserem Leben und unserer Persönlichkeit haben.

Seit Jahrtausenden dienen Symbole als universelle Sprache; sie bezeichnen Wünsche und Ideale, die das Handeln und Denken der Menschen lenken. Überall auf der Welt gibt es Beispiele für Symbole, die für eine Gemeinschaft Bedeutung haben, seien es die Totems der nordamerikanischen Indianer oder die Ikonen der orthodoxen Kirche. Symbole stehen auch heute über den Gebeten der Menschen – und über Kriegen.

Der starken Ausstrahlung solcher Zeichen können wir uns kaum entziehen. Diese Kraft besitzen auch unsere privaten Symbole.

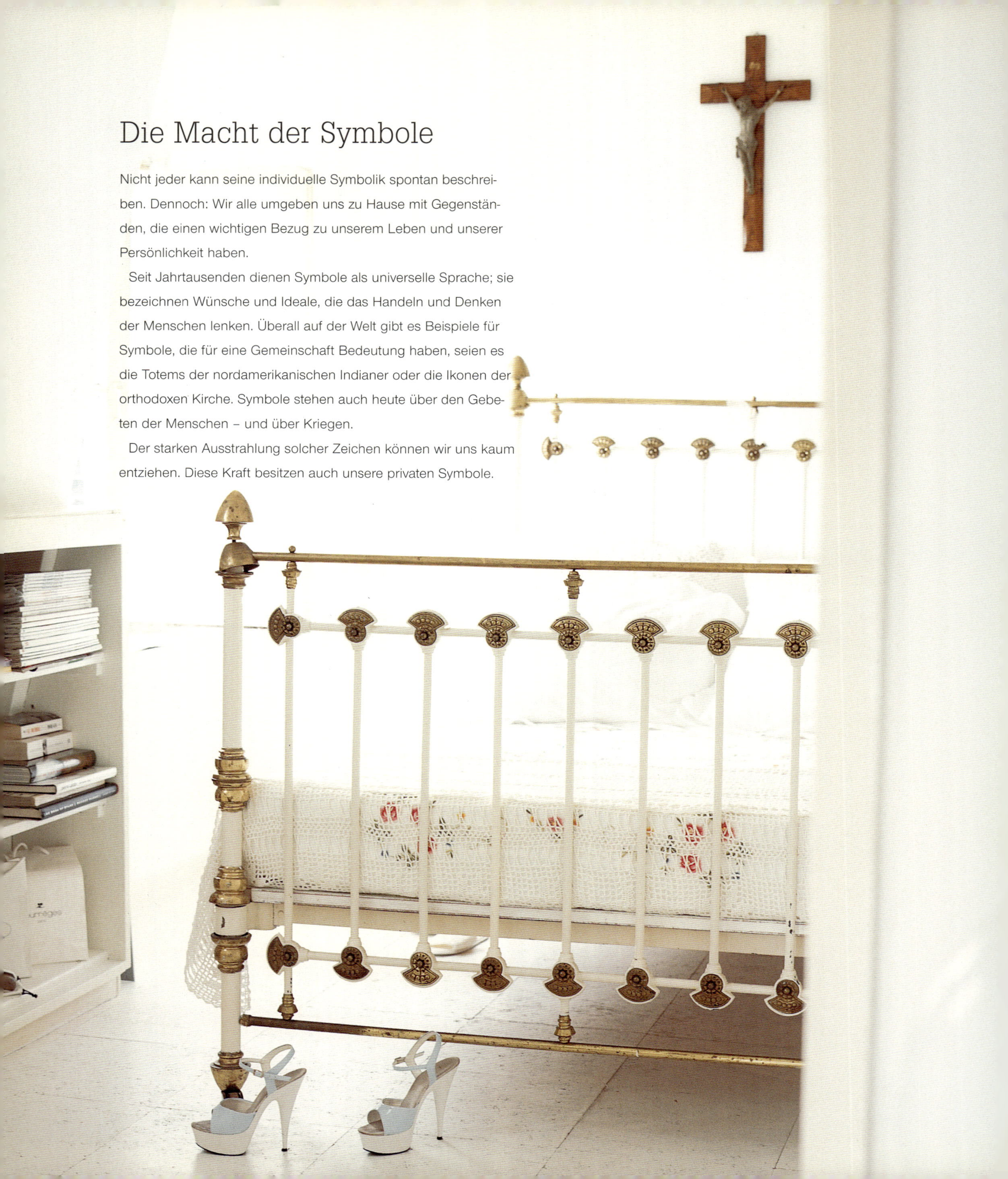

Das chinesische Symbol des Yin und Yang steht für gegensätzliche Kräfte, die nur gemeinsam ein Ganzes ausmachen und nicht allein stehen können – positiv und negativ, männlich und weiblich. Das christliche Kreuz symbolisiert ewiges Leben, Glauben, Vergebung und Erlösung: Viele traditionelle Symbole haben durch ihre lange Geschichte eine Aura gewonnen, auf die wir geradezu automatisch reagieren. Jüngere Symbole sind meist mit unserer individuellen Lebensweise, unseren Wünschen und Zielen verbunden.

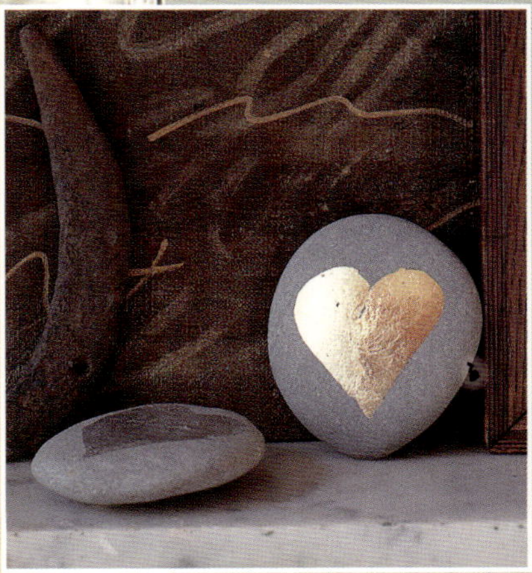

Weil Symbole motivieren und positive Emotionen wecken, sind sie eine wertvolle Ergänzung einer harmonischen Wohnumgebung. Viele Sinnbilder und Zeichen haben eine tradierte, festgelegte Bedeutung, trotzdem sprechen sie jeden auf ganz unterschiedliche Weise an. Finden Sie daher zunächst heraus, auf welche Symbole Sie instinktiv positiv reagieren.

Wohnräume können durch symbolische Bilder oder Gegenstände die positive, ausgeglichene Stimmung gewinnen, die wir zum Entspannen und Erholen brauchen. Einige davon sind Ihnen sicherlich vertraut:

## Ausgleich und Harmonie

**Waage** Ausgewogenheit, Gerechtigkeit

**Harfe** Spirituelle Harmonie

**Die Farbe Grün** Ausgleich, Beruhigung

**Yin und Yang** Balance

**Buddha** Ausgewogenheit, Freude und spirituelles Wachstum

## Ruhe und Frieden

**Stilles Wasser** Friedliche Emotionen, Klarheit und Ruhe

**Die Farbe Blau** Beruhigend und meditativ

**Blauer Himmel** Heitere Ruhe und Freiheit

**Taube** Frieden

## Heilung

**Erzengel Raphael** Körperliche und seelische Heilung

**Erzengel Uriel** Weisheit und Genesung

**Apfel** Jugend, Gesundheit und Heilung

**Schlange** Kraft und mystische Macht

## Schutz

**Erzengel Michael** Überwindung von Hindernissen, Schutz, Weisheit

**Löwe** Mut und Schutz

**Drache** Kraft, Ausdauer und Macht

**Schwert** Schutz

## Motivation

**Erzengel Gabriel** Wahrheit, Hoffnung und Zielstrebigkeit

**Sonne** Wärme und positive Kraft

**Die Farbe Gelb** Positive Kraft und Lebensfreude

**Regenbogen** Glück und spirituelle Orientierung

**Stern** Hoffnung und Glück

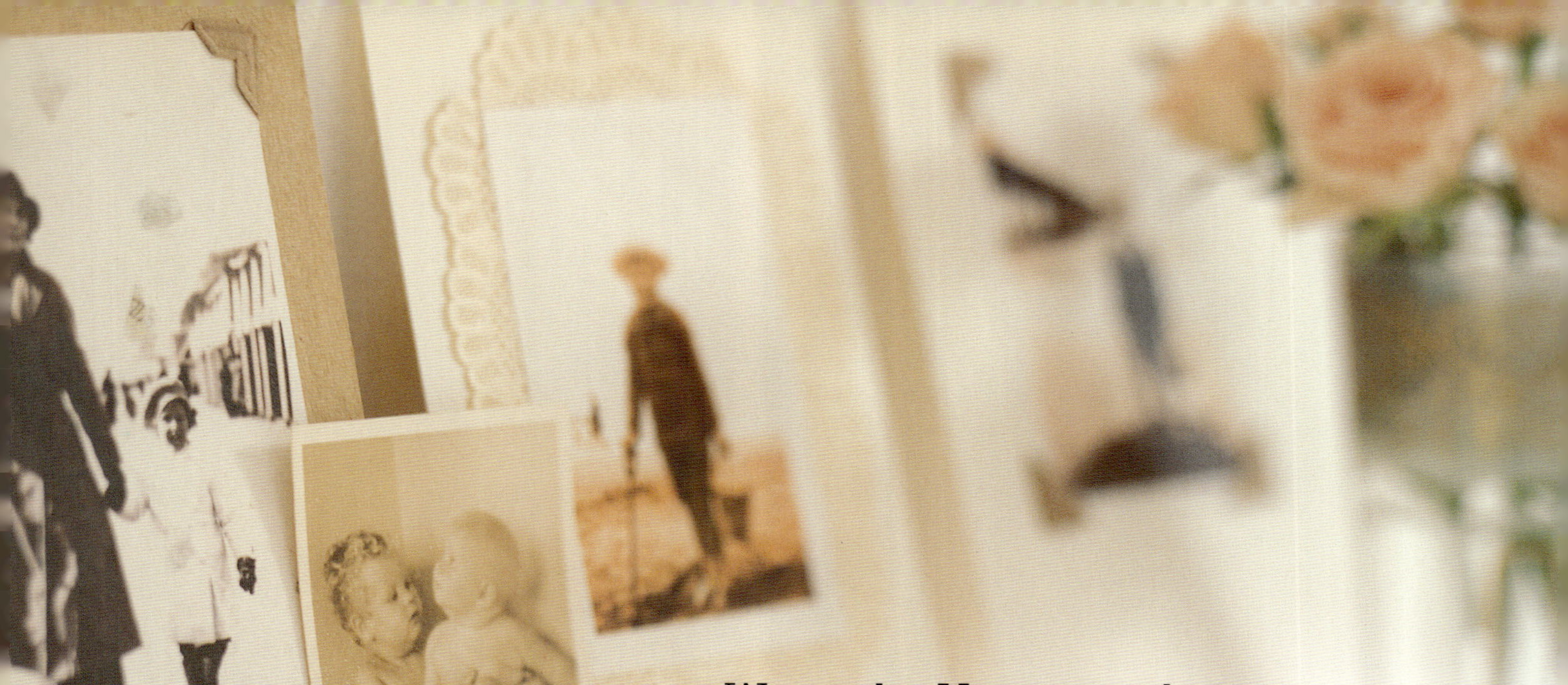

# Werte der Vergangenheit

Sie leben in der Gegenwart und blicken in die Zukunft – und Ihre Wohnung soll Ihnen Sicherheit und Geborgenheit im Hier und Jetzt geben. Das tut sie besonders dann, wenn wir auch unserer persönlichen Geschichte Raum darin geben. Wenn Sie diese bewusst vor Augen haben, finden Sie unzählige rote Fäden, die Ihnen klar machen: So bin ich geworden, wie ich bin. Von diesem Wissen kann Stabilität und Selbstvertrauen ausgehen, und viele Dinge in Ihrer Wohnung können Ihnen als Sinnbild dieser Gewissheit dienen.

Suchen Sie ein Symbol für positive Momente in Ihrem Leben, vielleicht ein Spielzeug von früher oder ein Foto, und geben Sie ihm einen Ehrenplatz auf dem Kaminsims, dem Schminktisch oder einem freien Regalbrett, damit es Sie immer wieder an eine schöne Zeit erinnert.

Vielleicht entspricht es aber auch eher Ihrem Wesen, Ihren Respekt vor der Geschichte durch die Symbolik von Mythen, Legenden und Traditionen auszudrücken. Figuren aus Sagen und Märchen des eigenen Kulturkreises können durchaus das Gefühl vermitteln, in ein großes Ganzes eingebunden zu sein.

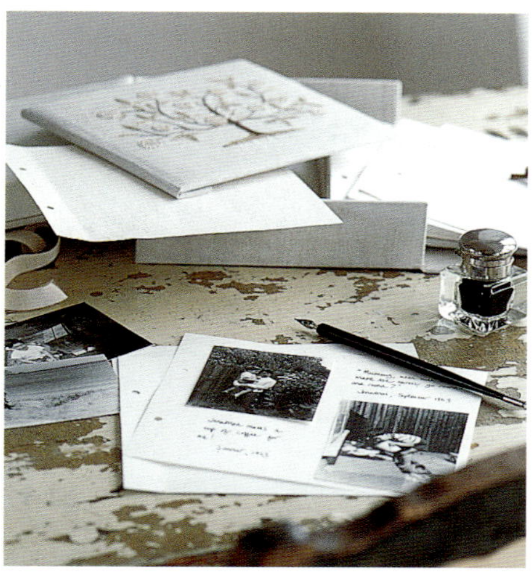

In vielen Kulturen spielt die Verehrung der Ahnen eine wichtige Rolle. Die Kelten glaubten, dass die Generationen der Vorfahren über sie wachten und die Stammesgemeinschaft stärkten. In China denkt man, dass Erfolge der Ahnen sich auf die Nachkommen übertragen, indem sie den folgenden Generationen Kraft verleihen. Aus diesem Grund empfehlen einige Feng-Shui-Experten, im Haus einen besonderen Ort zur Würdigung der Vorfahren einzurichten.

## Mein Wohn-Tagebuch

Hier sind einige Vorschläge für Dinge, mit denen Sie Ihren Altar gestalten können. Schreiben Sie sich auf, was Sie mit den Fotos oder Erinnerungsstücken verbinden, die Sie auswählen.

Hängen Sie eigene Kinderfotos und Bilder von Vorfahren auf.

Erforschen Sie die Bedeutung Ihres Nachnamens oder finden Sie ein Symbol für Ihre Familie, etwa ein Wappen.

Stellen Sie schöne Erbstücke auf – z. B. eine Teekanne oder Bücher.

Auch Symbole fremder Kulturen können uns Kraft geben.

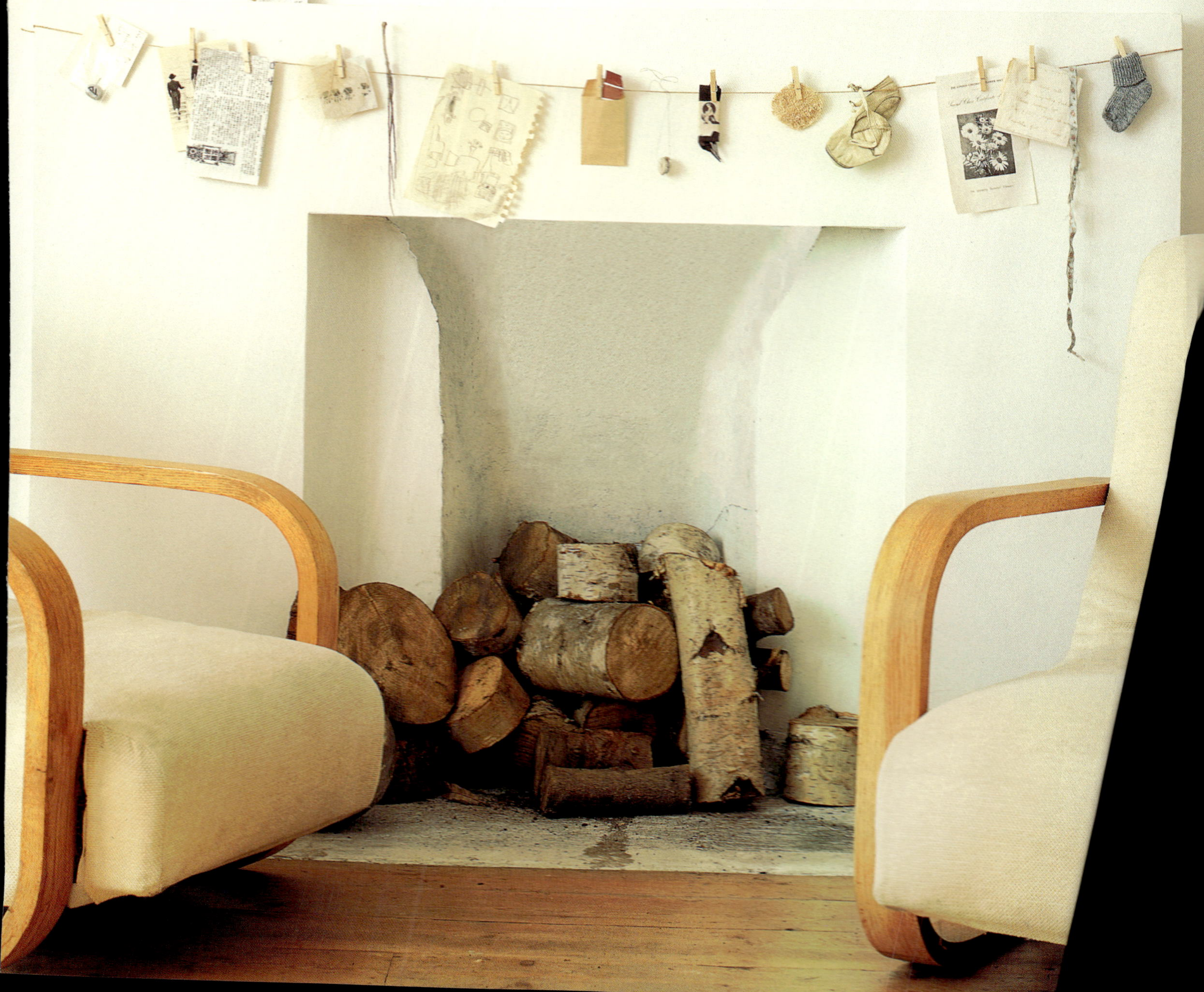

# Rituelle Reinigung

Ein Ort, an dem wir uns sicher und geborgen fühlen, wo wir die Welt aussperren und ganz wir selbst sein können – das ist schon ein kleines Heiligtum. Aber oft bringen wir den Stress und die Anspannung eines Arbeitstages mit nach Hause. Diese negative Energie summiert sich und kann mit der Zeit die Atmosphäre belasten.

Eine Räucherung, die diese negative Energie neutralisiert, tut fast jeder Wohnung gut (siehe folgende Seite). Besonders heilsam kann so eine rituelle Reinigung sein, wenn Sie an Schlafstörungen leiden, kürzlich eine Krankheit überstanden haben oder wenn nach einer Auseinandersetzung die Atmosphäre spürbar geladen ist.

## Klare Luft zum Leben

> Am intensivsten wirkt das Reinigungsritual in einer frisch geputzten Wohnung.

> Führen Sie das Ritual tagsüber und bei abnehmendem Mond durch.

> Achten Sie darauf, dass Sie selbst in positiver Stimmung sind.

> Wählen Sie einen Zeitraum, in dem Sie nicht gestört werden.

> Wenn die Atmosphäre in der Wohnung besonders angespannt ist, erhöhen Sie die Salzmenge (siehe folgende Seite).

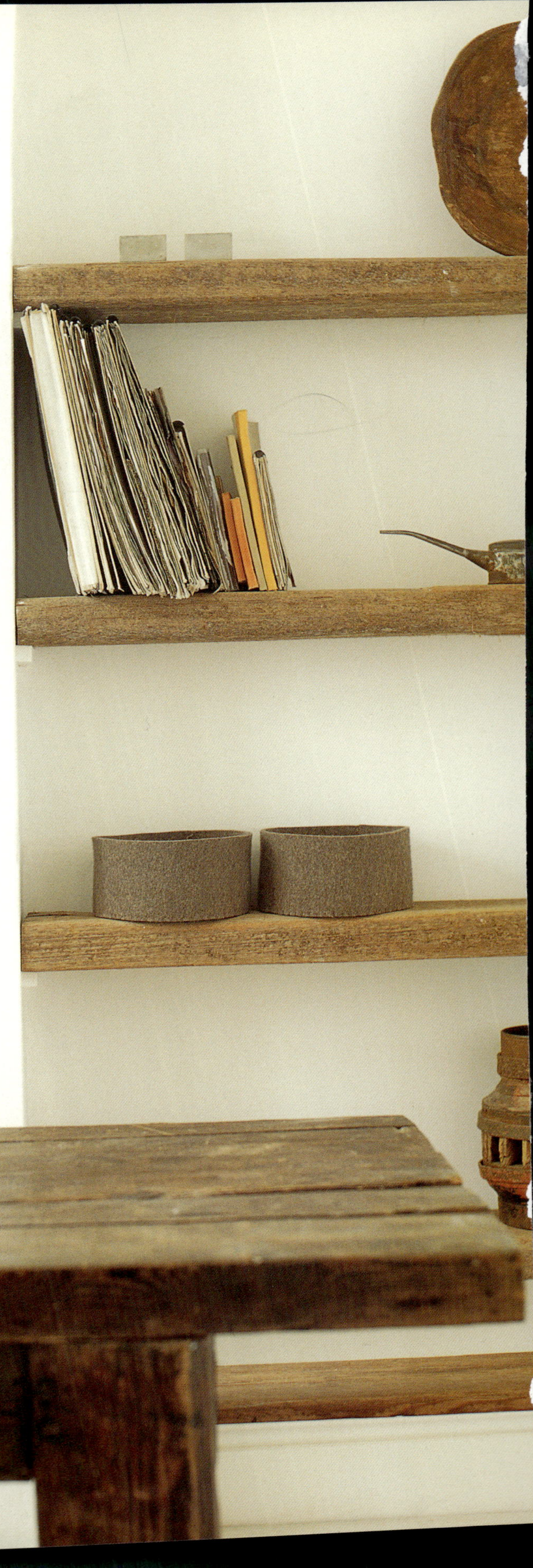

## Gesegnete Räume

Sie brauchen:

*Eine Schale Salz*
*Eine Schale Wasser*
*Ein Lavendel-Räucherstäbchen*
*Eine lange, weiße Kerze*

Öffnen Sie alle Fenster und Türen.

Tragen Sie alle Zutaten zusammen. Geben Sie Salz, Wasser, Räucherstäbchen und Kerze Ihren Segen. Bitten Sie diese Elemente, Sie bei Ihrer guten Absicht zu unterstützen und das Haus mit frischer Energie anzufüllen.

Beginnen Sie an der Eingangstür und gehen Sie mit der Schüssel Salz im Uhrzeigersinn durch die Wohnung. Jeder einzelne Raum wird im Uhrzeigersinn durchschritten. Gehen Sie langsam, verstreuen Sie dabei mit Ihrer Schreibhand kleine Prisen Salz im Haus und stellen Sie sich vor, wie das Salz die negativen Energien bindet. Sagen Sie dabei laut oder im Stillen: „Möge dieses Salz der Erde die negative Energie in diesem Raum aufnehmen und durch Liebe, Frieden und Freude für alle seine Bewohner ersetzen." Lassen Sie bei diesem Rundgang keinen Bereich aus.

Danach gehen Sie – wieder an der Eingangstür beginnend und im Uhrzeigersinn – mit der brennenden Kerze durch die Räume und sprechen dabei den Wunsch aus: „Möge das Feuer dieser Kerze die negative Energie in diesem Raum verbrennen und durch Liebe, Frieden und Freude für alle seine Bewohner ersetzen."

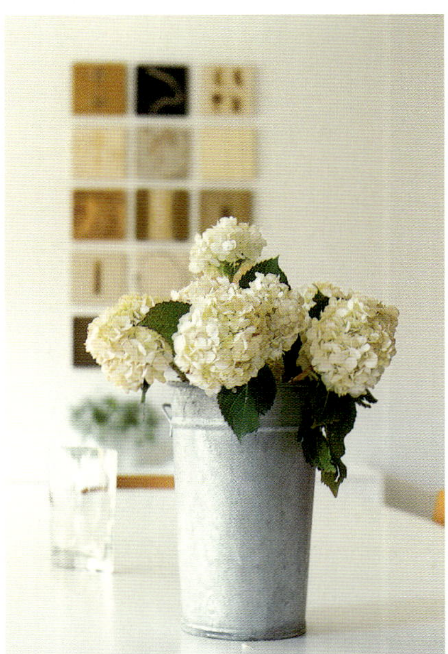

Auch mit dem brennenden Räucherstäbchen gehen Sie im Uhrzeigersinn durch alle Räume. Diesmal lautet die magische Formel: „Möge dieses Räucherstäbchen die negative Energie in diesem Raum auflösen und durch Liebe, Frieden und Freude für alle seine Bewohner ersetzen."

Zum Schluss durchschreiten Sie die Räume in der gleichen Weise mit der Schale Wasser, versprengen dabei kleine Tropfen und wünschen: „Möge dieses Wasser die negative Energie in diesem Raum wegwaschen und durch Liebe, Frieden und Freude für alle seine Bewohner ersetzen."

Nach Beendigung des Rituals vergessen Sie nicht, den vier Elementen für die Unterstützung zu danken.

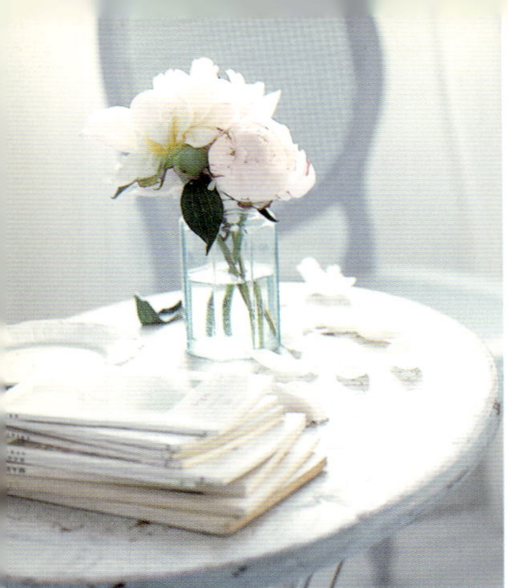
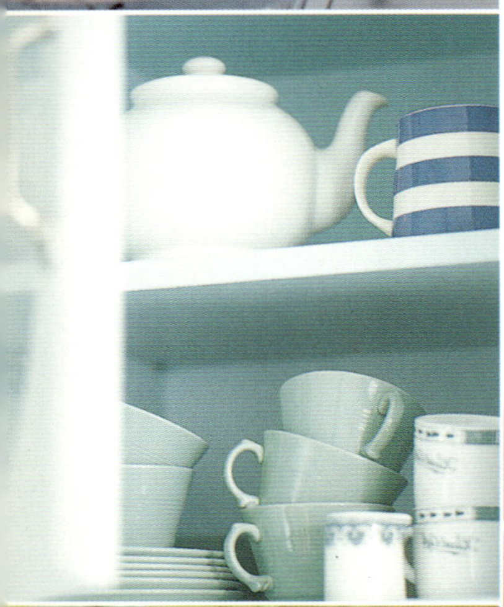
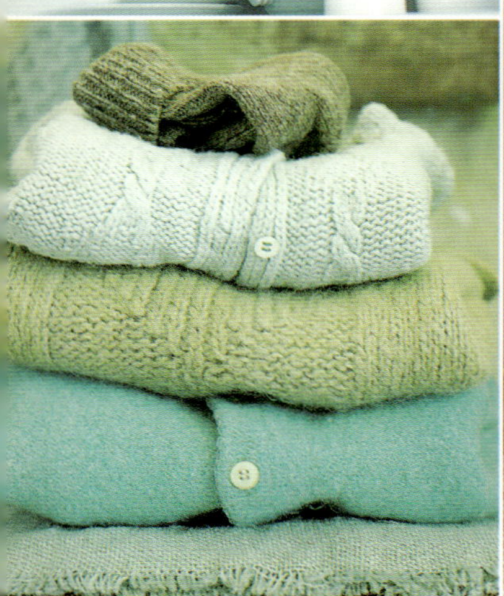
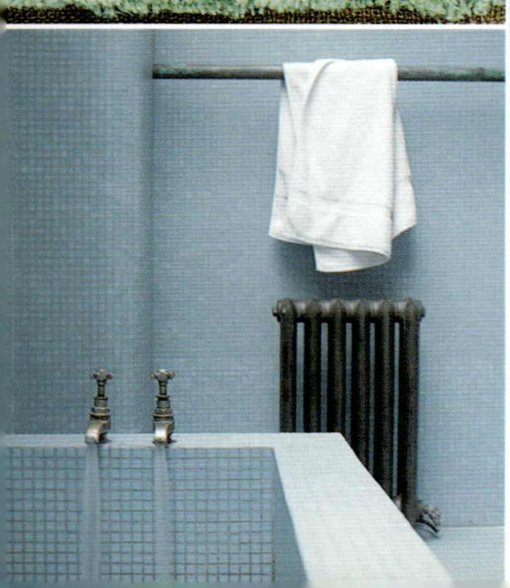
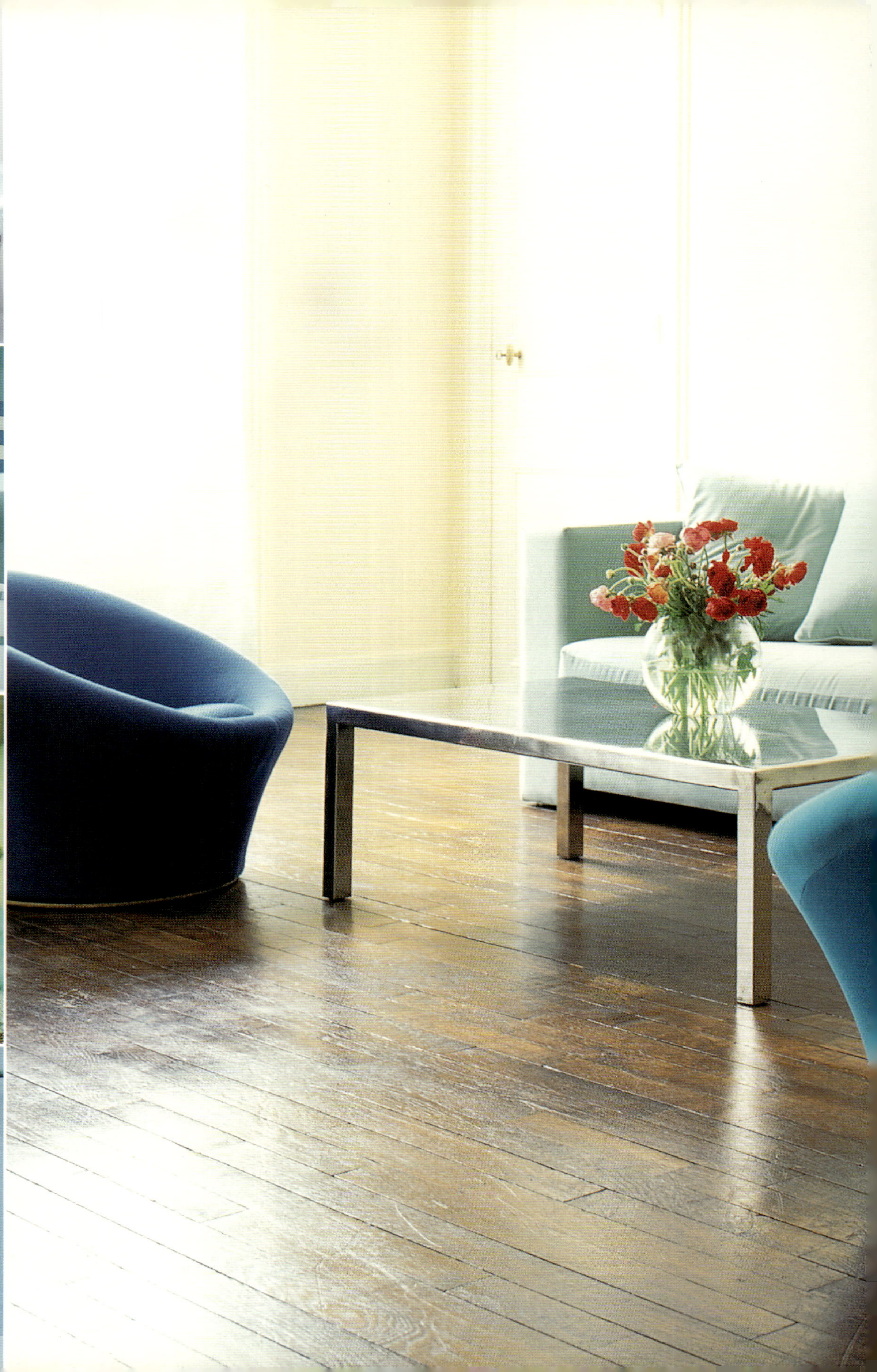

# Mein eigener Weg

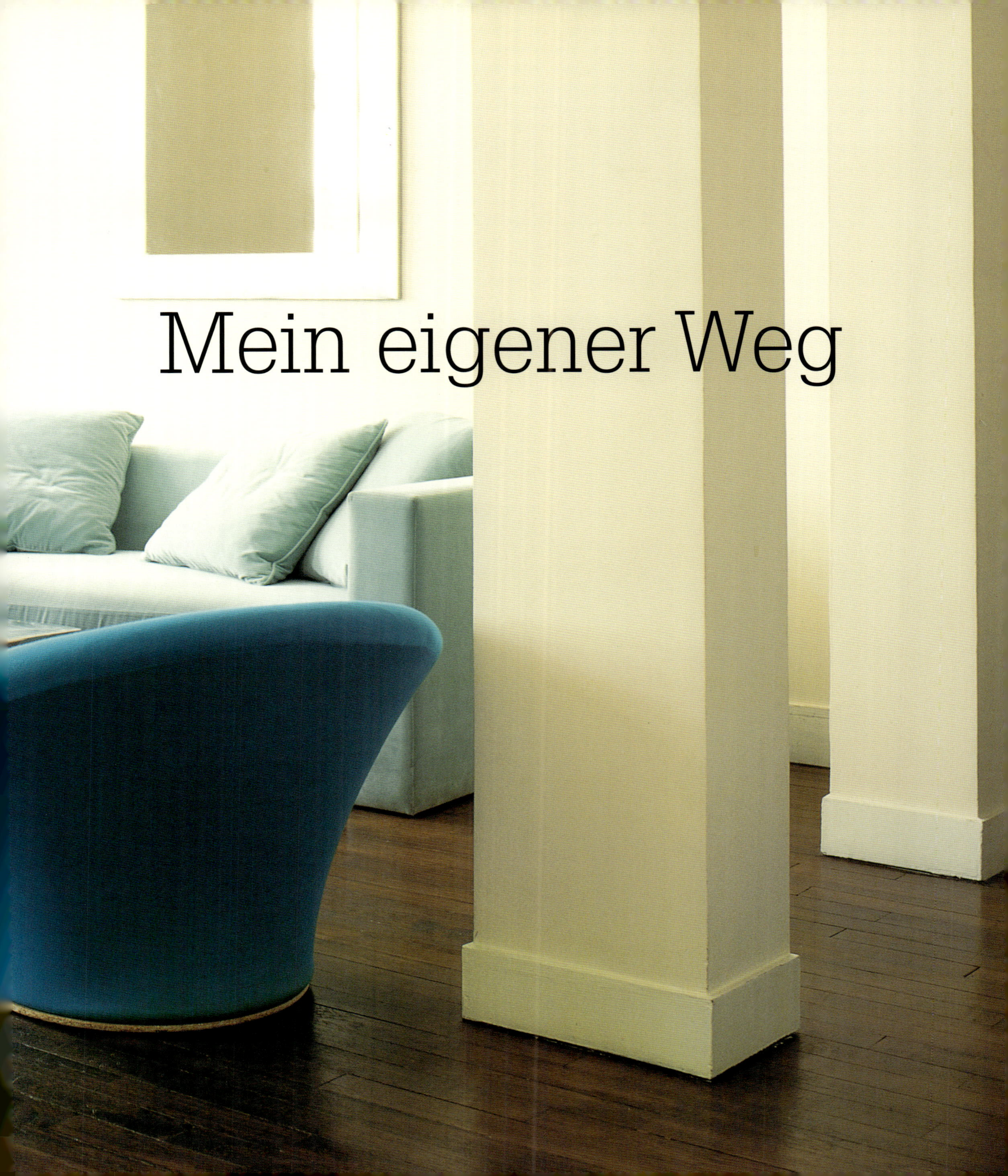

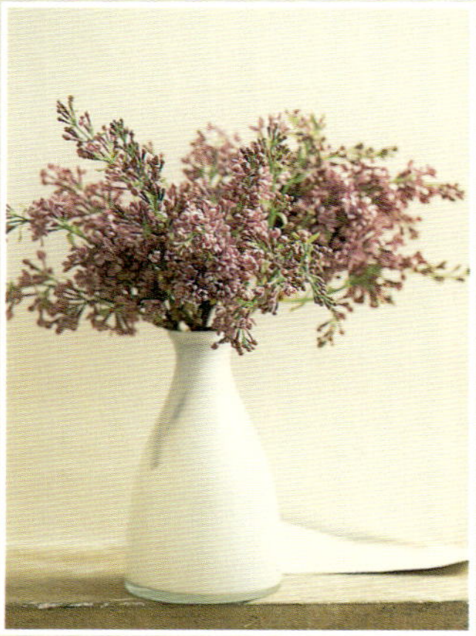

# Dranbleiben

Inzwischen haben Sie klare Ziele für Ihr Traum-Zuhause formuliert, Ihre Wohnung neu sortiert und sinnvolle Alltagsstrategien entwickelt. Durch liebevolle Details haben Sie Ihre vier Wände in einen durch und durch lebenswerten Ort verwandelt. Sie dürfen sich auf die Schulter klopfen!

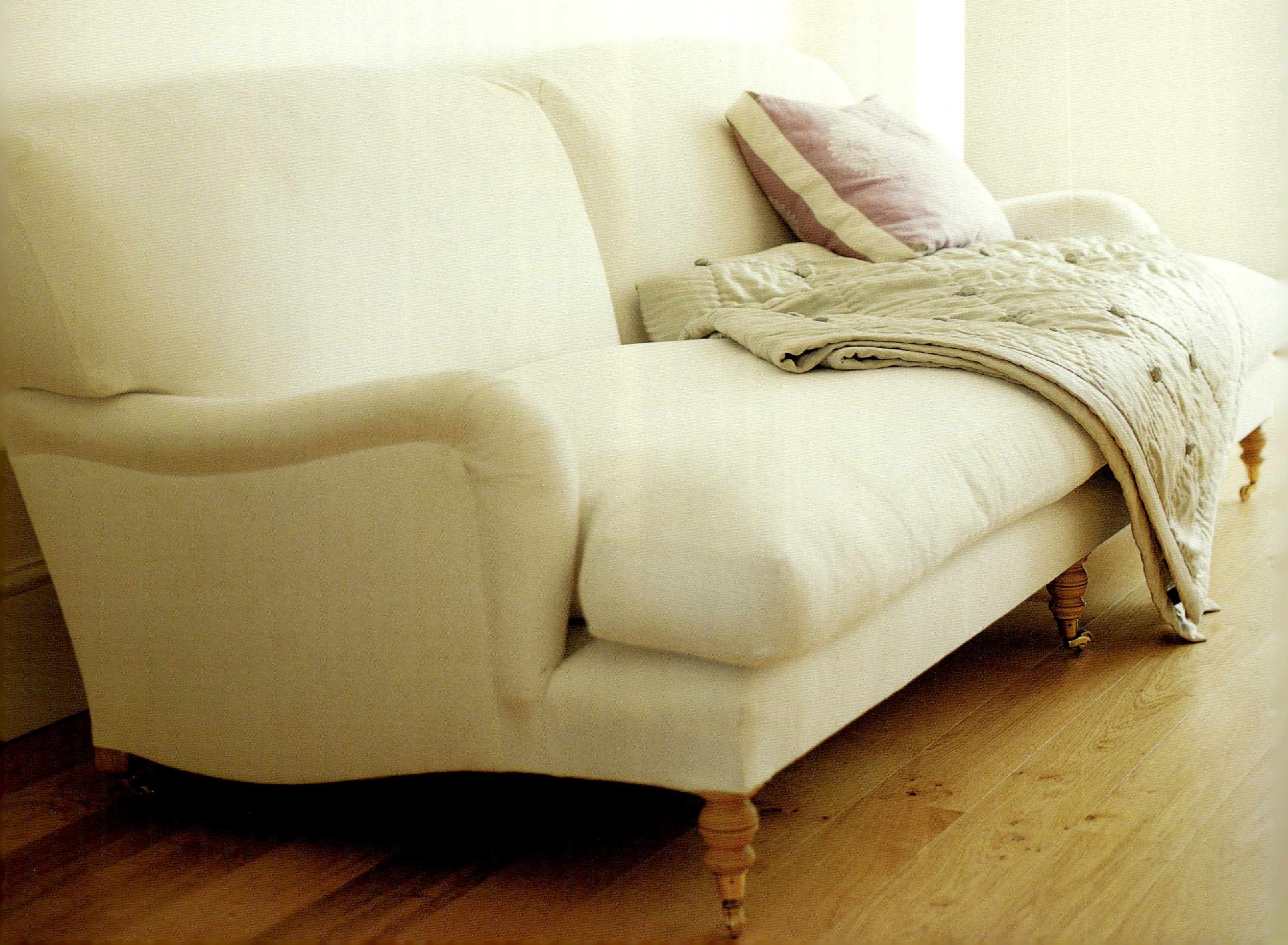

Debi Treloar; **114 M. l. u.** Christopher Drake; **114 u. l.** Andrew Wood/Alastair Hendys und John Clinchs Wohnung in London, Design Alastair Hendy; **114 r.–115** Polly Wreford/Marie-Hélène de Taillacs Zweitwohnung in Paris; **116** Debi Treloar/Susan Croppers Haus in London, ww.63hlg.com; **116 o. l.** James Merrell; **117** Polly Wreford; **118** Debi Treloar; **118 o.** Chris Tubbs; **118 u.** Henry Bourne; **119 o.** Jan Baldwin/Camp Kent/Design Alexandra Champalimaud; **119 u.** Andrew Wood/Gabriele Sanders Wohnung in New York; **120** Debi Treloar/Robert Elms' und Christina Wilsons Haus in London; **121 o.** Andrew Wood/Apartment in London, Design Hogarth Architects (vormals Littman Goddard Hogarth Architects); **121 u. l.** Debi Treloar; **121 u. M.** David Brittain; **121 u. r.** Chris Everard/Programmierbares Haus in London, Design d-squared; **122–123** Polly Wreford; **122 o.** David Montgomery; **122 u.–123 Liste** Caroline Arber; **124** Debi Treloar; **125 l.** Chris Tubbs; **125 o. r.** Polly Wreford; **125 M. r., u. r.** James Merrell; **126–127** Tom Leighton; **128** Debi Treloar

# Beteiligte Designer und Architekten

Alexandra Champalimaud & Associates Inc
One Union Square West, #603
New York, NY 10003, USA
t. +1 212 807 8869
f. +1 212 807 1742
www.alexchamp.com
*Seite 119 o.*

anderson architects
555 West 25th Street
New York, NY 10001, USA
t. +1 212 620 0996
f. +1 212 620 5299
e.info@andersonarch.com
www.andersonarch.com
*Seite 77 u.*

Baileys Home & Garden
The Engine Shed
Station Approach
Ross-on-Wye
Herefordshire HR9 7BW
t. +44 1989 563015
sales@baileys-home-garden.co.uk
www.baileyshomeandgarden.com
*Seite 60*

Emma Bowman Interior Design
t. +44 20 7622 2592
emmabowman@yahoo.co.uk
*Seite 41 u. l.*

Ann Boyd Design Ltd
33 Elystan Place
London SW3 3NT
t. +44 20 7591 0202
f. +44 20 7591 0404
*Seite 39 o.*

Nancy Braithwaite Interiors
2300 Peachtree Road
Suite C101
Atlanta, Georgia 30309, USA
*Seite 103*

Lisa Bynon Garden Design
PO Box 897
Sag Harbor
New York 11963, USA
t. +1 631 725 4680
*Seite 12*

Imogen Chappel
t. +44 7803 156 081
*Seite 64*

Zara Colchester
Autorin
20 Frewen Road
London SW18 3LP
*Seite 36*

The Cox Group
Architects and Planners
204 Clarence Street
Sydney 2000, Australia
t. +61 2 9267 9599
f. +61 2 9264 5844
www.cox.com.au
*Seite 14 M. l.*

Susan Cropper
www.63hlg.com
*Seiten 1, 19 u. r., 41 o., 100, 116*

d-squared design
6b Blackbird Yard
Ravenscroft Street
London E2 7RP
t. +44 20 7739 2632
f. +44 20 7739 2633
dsquared@globalnet.co.uk
*Seite 121 u. r.*

Ory Gomez, Didier Gomez
Interior Designer
15 rue Henri Heine
75016 Paris, France
t. +33 01 44 30 8823
f. +33 01 45 25 1816
orygomez@free.fr
*Seiten 11 u., 91*

Asfour Guzy Architects
594 Broadway
New York, NY 10012, USA
t. +1 212 334 9350
*Seite 104 u.*

Helm Architects
2 Montagu Row
London W1U 6DX
t. +44 20 7224 1884
f. +44 20 7224 1885
nh@helmarchitects.com
*Seite 82*

Alastair Hendy
Food-Autor, Art Director & Designer
f. +44 20 739 6040
*Seiten 30, 114 u. l.*

Hogarth Architects
61 Courtfield Gardens
London SW5 ONQ
t. +44 20 7565 8366
www.hogartharchitects.co.uk
*Seite 121 o.*

Vivien Lawrence Interior Design
Interior Design für private Projekte
London
t. +44 20 8209 0058/0562
vl-interiordesign@cwcom.net
*Seite 37 o.*

Malin Iovino Design
t/f. +44 20 7252 3542
m. +44 7956 326122
iovino@btconnect.com
*Seite 41 u. M.*

Janie Jackson/Parma Lilac
+ 44 20 7912 0882
Ausstattung für Kinderzimmer
*Seiten 3, 20, 33 r.*

Jacksons
5 All Saints Road
London W11 1HA
t. +44 20 7792 8336
*Seiten 88 u. r., 107 l.*

jwflowers.com
Unit E8 & 9
1–45 Durham Street
London SE11 5JH
t. +44 20 7735 7771
f. +44 20 7735 2011
jane@jwflowers.com
www.jwflowers.com
*Seiten 37 u., 70 r.*

Christopher Leach Design Ltd
Interior Designer
m. +44 7765 255566
mail@christopherleach.com
*Seite 11 o.*

Francesca Mills
Designer/Stylist
t. +44 20 7733 9193
*Seiten 19 o. r., 24 M., 52 o. l., 62 o. r.*

John Minshaw Designs Ltd
17 Upper Wimpole Street
London W1H 6LU
t. +44 20 7258 5777
f. +44 20 7486 6777
enquiries@johnminshaw designs.com
*Seite 10 o. r., u.*

Mufti
789 Fulham Road
London SW6 5HA
t. +44 20 7610 9123
f. +44 20 7384 2050
www.mufti.co.uk
*Seite 109*

Mona Nerenberg
Bloom
43 Madison Street
Sag Harbor
New York 11963, USA
t. +1 631 725 4680
*Seite 12*

Roger & Fay Oates
The Long Barn
Eastnor, Ledbury
Herefordshire HR8 1EL
t. +44 1531 632718
www.rogeroates.co.uk
Tischgestaltung, Teppiche von Roger Oates
*Seiten 13 r., 27 o.*

Kristiina Ratia Designs
t. +1 203 852 0027
*Seiten 18 u, 19 o. l., 70 l.*

Nico Rensch Architeam
t. +44 7711 412898
*Seite 90 o. l.*

Schefer Design
David Schefer & Eve-Lynn Schoenstein
41 Union Square West, No 1427
New York, NY 10003, USA
t. +1 212 691 9097
f. +1 212 691 9520
scheferdesign@mindspring.com
www.scheferdesign.com
*Seite 35 o. l.*

Guy Stansfeld
t. +44 20 8962 8666
*Seite 74*

Studio Aandacht
Art direction & interior production
ben.lambers@studioaandacht.nl
www.studioaandacht.nl
*Seite 88 o. M. l., o. M. r.*

Wallensteen & Co ab
Architect & Design Consultants
Floragatan 11
114 31 Stockholm, Sweden
t/f. +46 8 210151
m. +46 70 7203117
wallensteen@chello.se
*Seite 90 o. r.*

Christina Wilson
Interiors Stylist
christinawilson@ btopenworld.com
*Seiten 26, 40, 43 M. r., 65, 120, Nachsatz*

Caroline Zoob
Stoffkunst und Interior Design
Bestellungen unter
t. +44 1273 479274
*Seite 41 u. l.*

# Register

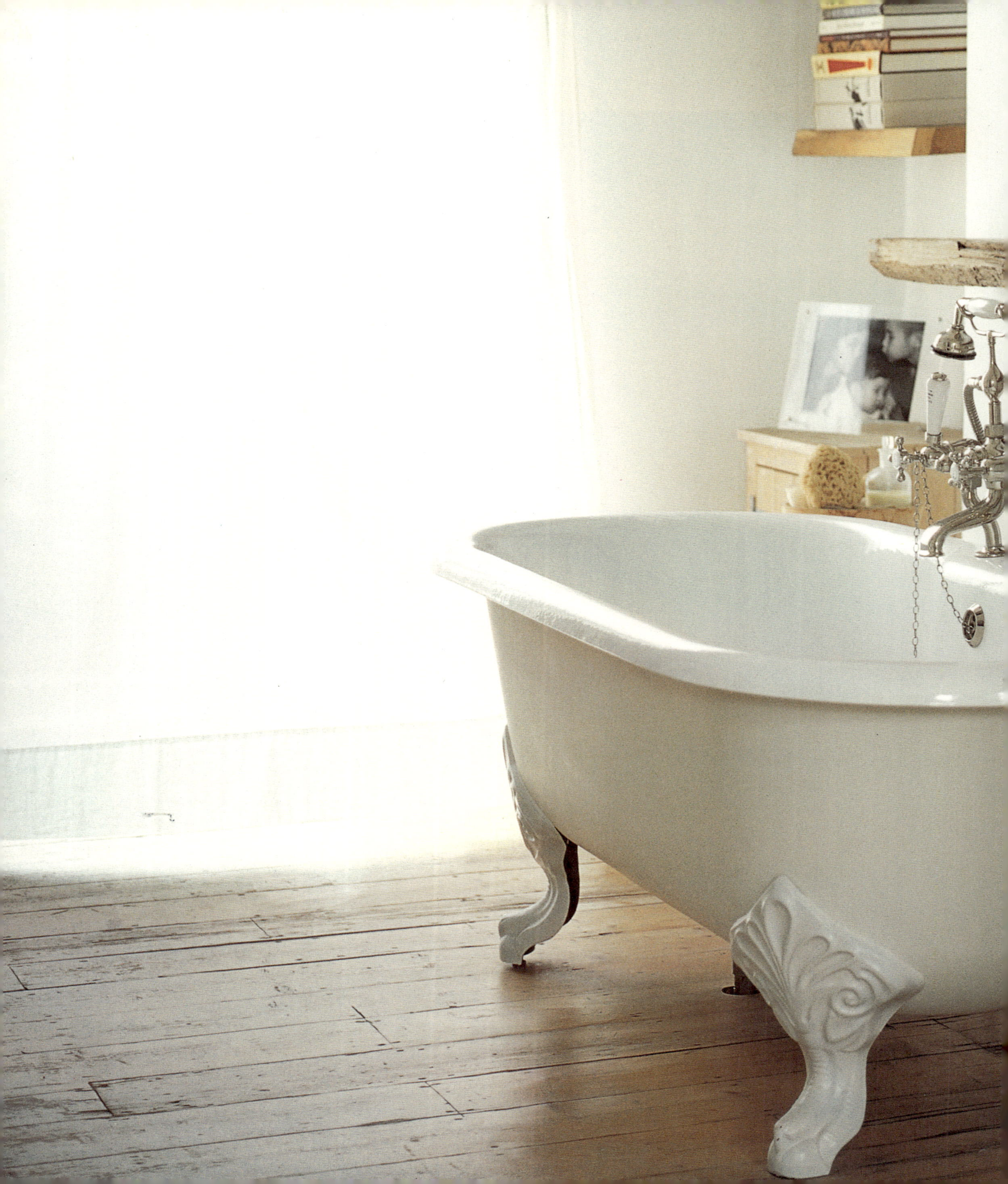